儿科疾病诊疗护理与康复

主编　王贵波　郭　玲　黄艳梅
　　　李建美　韩新新　王秀妍

四川科学技术出版社

图书在版编目（CIP）数据

儿科疾病诊疗护理与康复 / 王贵波等主编. —成都：
四川科学技术出版社，2024. 11
ISBN 978-7-5727-1632-4

Ⅰ. R72；R443.2

中国国家版本馆 CIP 数据核字第2025X7R435号

儿科疾病诊疗护理与康复
ERKE JIBING ZHENLIAO HULI YU KANGFU

主　　编　王贵波　郭　玲　黄艳梅　李建美　韩新新　王秀妍

出 品 人　程佳月
责任编辑　欧晓春
封面设计　刘　蕊
责任出版　王　英
营销编辑　刘　成
出版发行　四川科学技术出版社
　　　　　成都市锦江区三色路238号　邮政编码610023
　　　　　官方微博：http://weibo.com/sckjcbs
　　　　　传真：028-86361756
成品尺寸　185mm×260mm
印　　张　20.25
字　　数　500千
印　　刷　成都市新都华兴印务有限公司
版　　次　2024年11月第1版
印　　次　2025年1月第1次印刷
定　　价　88.00元

ISBN 978 - 7 - 5727 - 1632 - 4

邮　　购：成都市锦江区三色路238号新华之星A座5层　邮政编码：610023
电　　话：028-86361770

本书编委会

主　　编　　王贵波　　郭　玲　　黄艳梅
　　　　　　李建美　　韩新新　　王秀妍
副 主 编　　杜长虹　　朱清娜　　张慧苹
　　　　　　尹秀平　　单金霞　　周　媛
编　　委　　（排名不分先后）
　　　　　　王贵波　河北北方学院附属第一医院
　　　　　　郭　玲　潍坊市益都中心医院
　　　　　　黄艳梅　枣庄市妇幼保健院
　　　　　　李建美　利津县中心医院
　　　　　　韩新新　赤峰学院附属医院
　　　　　　王秀妍　枣庄市薛城区人民医院
　　　　　　杜长虹　滨州医学院附属医院
　　　　　　朱清娜　滨州医学院附属医院
　　　　　　张慧苹　滨州医学院附属医院
　　　　　　尹秀平　滨州医学院附属医院
　　　　　　单金霞　滨州医学院附属医院
　　　　　　周　媛　重庆大学附属江津医院（重庆市江津区中心医院）
　　　　　　付先云　滨州医学院附属医院
　　　　　　李秀丽　滨州医学院附属医院
　　　　　　赵振越　滨州医学院附属医院
　　　　　　高彬昌　青岛大学附属青岛市海慈医院
　　　　　　彭　洁　滨州医学院附属医院
　　　　　　潘菲菲　连云港市第一人民医院

前　言

近年来,随着医学科学的进步,基础医学及临床医学发展迅速,小儿疾病预防、诊断、治疗及护理理论与技术不断提高,广大儿科医护人员迫切需要不断补充新知识,提高临床诊治及护理水平。为此,作者结合国内外临床及科学研究的最新资料编写了《儿科疾病诊疗护理与康复》一书。

全书内容包括新生儿疾病、营养性疾病、呼吸系统疾病、消化系统疾病、循环系统疾病、泌尿系统疾病、血液系统疾病、神经系统疾病、内分泌系统疾病的诊断、治疗和护理康复。

本书编写以科学性、先进性、指导性和实用性为原则,力求反映儿科疾病诊断、治疗与护理的新进展,使读者能更全面、系统地领会和掌握儿科疾病的基础理论、基本知识和临床治疗、护理与康复的基本技能。本书可供儿科医护人员、医学院师生参考使用。书中疏漏与不足之处恳请同行和广大读者批评指正,为该书的再版提供宝贵的意见。

编　者
2024 年 4 月

目　录

第一章　新生儿与新生儿疾病的护理

第一节 概 述

从出生后脐带结扎至 28 天内,这一段时期称新生儿期,此期间的小儿称新生儿。围产期是指出生前后的一个特定时间,国内外的规定各不相同,我国将围产期定为自妊娠28 周至出生后 7 天,此期间小儿称围产儿。新生儿期是儿科发病率和死亡率最高的时期。在死亡患者中,以早产儿和低出生体重儿的比例最高。因此,实行计划生育,加强围产期保健工作,对保护新生儿的健康、降低新生儿的发病率和死亡率有重要意义。

新生儿的分类如下:

1.根据胎龄分类

①足月儿:指胎龄满 37~42 周的新生儿。②早产儿:胎龄不满 37 周的新生儿。③过期产儿:胎龄等于或超过 42 周的新生儿。

2.根据体重分类

①低出生体重儿:出生体重不足 2 500 g 者。②极低出生体重儿:出生体重低于 1 500 g者。③超低出生体重儿:出生体重不足 1 000 g 者。④正常出生体重儿:指出生体重在2 500~4 000 g 者。⑤巨大儿:出生体重超过 4 000 g 者。

3.根据胎龄和出生体重关系分类

(1)小于胎龄儿(SGA):指出生体重在同胎龄儿平均体重的第 10 百分位数以下的新生儿。

(2)适于胎龄儿(AGA):指出生体重在同胎龄儿平均体重的第 10~90 百分位数者。

(3)大于胎龄儿(LGA):指出生体重在同胎龄儿平均体重的第 90 百分位数以上者。

4.高危儿

高危儿指出生后已发生或可能发生严重情况而需要严密观察的新生儿。包括:

(1)与新生儿有关的因素,如早产儿、过期产儿、小于胎龄儿、大于胎龄儿、低出生体重儿、各种手术产儿及有围产期窒息、呼吸窘迫、循环衰竭、出血、严重黄疸或感染的新生儿。

(2)与母亲有关的因素,如母亲年龄 <18 岁或 >35 岁,有异常妊娠史,并发有糖尿病、心脏病或肾脏病等,或在妊娠期患妊娠高血压综合征、感染性疾病等多种疾病,出现前置胎盘、胎盘早剥、羊水过多等情况。

(朱清娜)

第二节　足月新生儿的特点与护理

正常足月新生儿系指胎龄≥37 周和 <42 周,出生体重≥2 500 g 和≤4 000 g,无畸形或疾病的活产婴儿。

一、正常足月新生儿的特点

(一)外观特点

足月新生儿身长在 47 cm 以上,出生时哭声响亮,四肢屈曲;皮肤红润,皮下脂肪丰满,全身覆盖胎脂,毳毛少;头发分条清楚、有光泽;耳软骨发育良好,耳舟成形、直挺;指(趾)甲超过或达到指(趾)端;足底纹遍及整个足底;乳腺结节 >4 mm;男婴睾丸已下降至阴囊,女婴大阴唇可覆盖小阴唇及阴蒂。

(二)生理特点

1.皮肤黏膜及脐

新生儿皮肤薄嫩,血管丰富,易损伤而引起感染。口腔黏膜柔嫩,唾液腺发育不良,较干燥。脐带于生后 3 ~ 7 天脱落。

2.体温调节

足月新生儿体温中枢发育不完善,体温调节功能差,故体温不稳定,易随外界环境温度变化而变化,在保暖不当时容易发生低体温,应按中性温度(又称适中温度,指一种适宜的环境温度,既能保持新生儿正常体温,又能使机体耗氧量最少、新陈代谢率最低)保暖。

3.呼吸系统

在胎儿期,胎儿肺内充满液体,足月儿为 30 ~ 35 mL/kg。分娩时由于产道的挤压,约 1/3 经口、鼻腔排出,其余部分在呼吸建立后经肺间质内的毛细血管和淋巴管吸收。如肺液的吸收延迟,则可导致湿肺的发生。新生儿的呼吸频率较快,为 40~60 次 / 分。胸廓呈圆桶状,肋间肌薄弱,主要靠膈肌运动,故呈腹式呼吸。呼吸道管腔狭窄,黏膜柔嫩,血管丰富,故易发生气道阻塞而导致呼吸困难。

4.循环系统

出生后血液循环的动力学发生了变化,表现为:

(1)脐带结扎后,胎盘—脐血循环终止。

(2)出生后呼吸建立和肺的膨胀,使肺循环阻力下降,肺血流增加。

(3)左心房压力增加,使卵圆孔发生了功能性的关闭。

(4)动脉血氧分压(PaO_2)的增高,使动脉导管收缩,继之关闭,从而完成了胎儿循环向成人循环的转变。若因某种原因(缺氧或酸中毒等)使肺血管的阻力增加,当肺动脉压力超过体循环时,可使动脉导管或卵圆孔重新开放,出现右向左分流,即持续胎儿循环或持续肺动脉高压。新生儿心率波动范围较大,通常为 90~160 次 / 分。足月儿血压平均为 70/50 mmHg[①]。

5.消化系统

足月儿出生时,虽吞咽功能已完善,但由于食管下部括约肌松弛,胃呈水平位,幽门括约肌较发达,故易溢乳,甚至发生胃食管反流。消化道的面积相对较大,管壁较薄,黏膜通透性高,虽有利于乳汁中营养物质的吸收,但肠腔内的毒素和消化不全产物也容易进入血循环,引起中毒症状。消化道已能分泌充足的消化酶,但淀粉酶于生后 4 个月方达成人水平,因此不宜过早喂淀粉类食物。胎粪是由胎儿肠道分泌物、胆汁及吞咽的羊水等组成,为糊状,呈墨绿色,于生后 10~12 小时开始排出,2~3 天排完,若生后 24 小时仍不排胎粪,应检查是否有肛门闭锁或其他消化道畸形。此外,因肝内尿苷二磷酸葡萄糖醛酸基转移酶的量及活力不足,故多数生后出现生理性黄疸。

6.血液系统

足月新生儿出生时血液中红细胞数较多,不久逐渐下降。血红蛋白(Hb)中胎儿血红蛋白(HbF)约占 70%,以后逐渐被成人血红蛋白(HbA)替代。足月新生儿出生时脐血血红蛋白均值为 170 g/L,红细胞计数均值为(5.5~5.8)×10^{12}/L。新生儿白细胞总数为(10~26)×10^9/L,以中性粒细胞为主,逐日下降,淋巴细胞及单核细胞上升,在第 4~6 天发生第一次交叉。正常新生儿出生 2 周内周围血中可见有核骨髓细胞。新生儿血小板计数在生后第一天均值为 192×10^9/L,凝血酶原时间较儿童长。

7.泌尿系统

新生儿肾脏功能尚可,新生儿出生的当日即能排尿,少数到第二天才开始排尿,如生后 48 小时仍无尿,需要检查原因。新生儿肾脏浓缩功能较差,最大浓缩能力为 700 mmol/L,而成人可达 1 800 mmol/L。新生儿肾脏排磷功能差,牛乳喂养者血磷偏高、血钙偏低,是新生儿易发生晚期低血钙的重要原因之一。

8.神经系统

新生儿脑相对大,占体重的 10%~20%,脊髓相对较长,其下端在第 3~4 腰椎下缘,故腰椎穿刺时,进针位置应在第 4~5 腰椎间。新生儿脑脊液量较少,压力较低,卧位时为 3~8 cmH₂O[②]。新生儿克氏征、巴氏征、佛斯特征均可呈阳性反应。足月新生儿具备下列几种特殊的原始反射:

觅食反射:新生儿一侧面颊被触及时,头即转向该侧,呈觅食状。正常情况下于生后 3~4 个月此反射消失。

吸吮反射:将物体放入口中或触及口唇时,即引起吸吮动作。于生后 4 个月此反射消失(睡眠中或自发的吸吮活动可维持较久)。

握持反射:将手指或笔杆触及手心时,立即握住不放。于生后 3 个月此反射消失。

拥抱反射:将小儿放于床上,检查者用手击头侧床面,或检查者手托住小儿伸在检查台一侧外面的头及颈后,突然放低头部(手仍托住头颈部),使头向后倾 10°~15°,则小

---

① 1 mmHg≈0.133 kPa。② 1 cmH₂O≈0.1 kPa。

儿两臂外展,继而屈曲内收到胸前,呈抱球状。于生后 3~4 个月此反射消失(怀疑颅内出血者禁做此反射检查)。

颈肢反射:将仰卧小儿的头突然转向一侧,则该侧上下肢体伸直,对侧上下肢屈曲。于生后 3~6 个月此反射消失。

上述反射均为非条件反射。如有颅内出血、核黄疸、神经系统损伤或其他颅内疾病者,这些反射可能消失。有脑发育不全或脊髓运动区病变者常延迟消失。

9.能量和体液代谢

新生儿总热能需要量取决于维持基础代谢和生长的能量消耗,每日总热量为 100~120 kcal①/kg,其中,基础代谢热能需要量为每日 50 kcal/kg,母乳、配方乳或牛乳的正确喂养都能达到这些要求。

新生儿体液总量占体重的 70%~80%,第 1~2 天液体需要量为每日 60~100 mL/kg,3 天后液体需要量为每日 150~180 mL/kg。电解质 Na^+ 为每日 1~2 mmol/kg,K^+ 为每日 1~1.2 mmol/kg。新生儿患病时易发生酸碱失衡,特别易发生代谢性酸中毒,需及时纠正。

10.免疫系统

新生儿对多种传染病有特异性免疫,主要是胎儿通过胎盘从母体获得免疫球蛋白(Ig)G,从而在出生后 6 个月内对麻疹、风疹、白喉等有免疫力。新生儿的特异性和非特异性免疫功能均不成熟,屏障功能又弱,皮肤、黏膜娇嫩,易擦伤;脐部为开放伤口,细菌易繁殖并进入血液。新生儿巨噬细胞对抗原的识别能力差,免疫反应不及时,缺乏 IgA,新生儿易患大肠杆菌败血症和呼吸道及消化道感染。新生儿自身产生的 IgM 有限,又缺少补体等,因而粒细胞对细菌,特别是革兰阴性菌的杀灭能力差,容易发生败血症。血中的溶菌体和粒细胞对真菌的杀灭力也较差。在新生儿的护理工作中,应注意做好必要的消毒隔离,避免不必要的接触,以防感染。出生 24 小时内,可接种卡介苗和乙型肝炎疫苗。

(三)几种常见的特殊生理状态

1.生理性黄疸

50%~75%的新生儿生后 2~3 天出现黄疸,是由于新生儿胆红素代谢特点所致,并排除任何共存的致病因素。

生理性黄疸具有以下特点:①黄疸出现时间在生后 2~3 天。②高峰时间在生后 4~6 天。③消退时间,一般 7~10 天消退,足月儿不超过 2 周,早产儿不超过 4 周。④程度轻到中度,呈浅杏黄色或黄红色、有光泽,进展缓慢。⑤血清胆红素的最高限为足月儿 205 μmol/L,早产儿 257 μmol/L。⑥除黄疸外,无其他伴随症状,如贫血、肝脾大或发热等,一般情况良好。总之,生理性黄疸是新生儿的特殊生理状态,对机体无害,一般不需治疗,提早喂养,保持室内空气流通、光线充足,则可使黄疸减轻或消退加快。

2.新生儿脱水热

部分新生儿在生后 3~4 天有一过性发热,体温可骤升为 39~40℃,除烦躁外,一般状况无特殊变化,补足水分(喂糖水或静脉滴注 5%~10%葡萄糖液)后,体温可在短时间内降至正常,否则应筛查致病原因。

---

① 1 kcal≈4.18 kJ。

3.生理性体重下降

生后 2~4 天体重可下降 6% ~ 9%,不超过 10%,10 天左右即可恢复到出生时体重。主要是最初几天进食、饮水少,肺与皮肤不显性失水及排出大小便等。若下降过多或恢复慢者,应考虑病理因素或喂养不当。

4.阴道流血(假月经)

部分女婴于出生后 5 ~ 7 天可见阴道流出少量黏液和血性分泌物,持续 1 周自止。此因孕妇妊娠后期雌激素进入胎儿体内,生后突然中断而形成类似月经的出血,一般不必处理。若出血较多,且不止,则应按新生儿出血症处理。

5.乳腺肿大

男、女足月新生儿皆可发生。出生后 3 ~ 5 天出现。乳腺如蚕豆至鸽卵大小,有的可有初乳样分泌物,亦是孕妇雌激素对胎儿影响所致。经 2~3 周自然消退,不需处理,切勿挤压,以免感染。

二、正常足月新生儿的护理

(一)娩出后护理

婴儿娩出后应放在有保温设施的操作台上,迅速清除口、咽、鼻腔内黏液,使呼吸道通畅,建立正常呼吸。脐带结扎后立即用消毒纱布蘸温开水擦去婴儿身上的血渍。胎脂有保护皮肤作用,不必全部擦净,如耳后、腋下、腹股沟及其他皮肤皱褶处有过多胎脂时用消毒植物油轻轻擦去。清洁皮肤时注意检查婴儿有无畸形及有无产伤。测量身长和体重后用预热好的包被包裹。双眼各滴入 0.25%氯霉素眼药水 2~3 滴,预防新生儿化脓性结膜炎。

目前,国际上提倡正常新生儿与母亲同室,并强调新生儿娩出后,即让新生儿躺在母亲身边,并立即吮吸乳汁,产妇既能看到又可抚摸自己的孩子,有时还可让父亲陪在旁边,在这种和谐的气氛中,母婴往往能很快入睡,这样,不仅可使产妇乳汁分泌充足,而且由于母子的密切交流,能促进新生儿精神与智能的发育。

(二)保暖

出生后立即采取保暖措施,产房室温可根据新生儿出生时体温的高低维持在 27~31℃。新生儿居室的温度宜保持在 22 ~ 24℃,湿度保持在 55% ~ 65%。冬季环境温度低,更应注意保暖;夏季环境温度高,应随气温高低随时调节衣被和室温。

保暖时注意事项:①新生儿头部占体表面积的 20.8%,经头颅散热量大,低体温婴儿应戴绒布帽。②体温低或不稳定的婴儿不宜沐浴。③室温较低时,可在暖箱内放置隔热罩,减少辐射失热,暖箱中的湿化装置容易滋生"水生菌",应每日换水,并加 1∶10 000 硝酸银 2 mL。④使用热水袋时注意避免烫伤。⑤放置于母亲胸前保暖时,注意避免母亲因疲劳熟睡而致新生儿口、鼻堵塞,防止其窒息死亡。

(三)日常观察

经常注意观察新生儿精神、哭声、哺乳、皮肤、面色、大小便及睡眠等情况。如有异常及时查明原因并及时处理。

（四）喂养

正常足月儿生后 4～6 小时即可试哺母乳（近年来国际上提倡早哺乳，生后即可抱至母亲处给予吸吮）。提早哺乳可促进母乳分泌，对哺乳成功可起重要作用。在无法进行母乳喂养的情况下，先试喂 10% 葡萄糖水 10 mL，吸吮及吞咽功能良好者可给予配方乳。乳量根据所需热量及新生儿的耐受情况，遵循由少量逐渐增加的原则。初生 1～2 周可用 1：1 或 2：1 乳（鲜牛奶 2 份加水 1 份），逐渐增加至 3：1 或 4：1。按需喂养，根据新生儿需要，不定时、定量（人工喂养的可在初生 2～3 天每日喂 4～5 次，3 天后可每隔 3 小时喂 1 次，午夜停 1 次，每天共 7 次）喂养。

新生儿出生后应立即肌内注射维生素 K_1 1 mg，早产儿连续用 3 天。生后 4 天加维生素 C 50～100 mg/d；10 天后加维生素 A 500～1 000 IU/d 和维生素 D 400～1 000 IU/d，早产儿用量偏大。4 周后添加铁剂，足月儿每日给予元素铁 2 mg/kg。

（五）呼吸管理

保持呼吸道通畅，早产儿仰卧时可在肩下置软垫避免颈部屈曲。如有发绀则应间断供氧，以维持 PaO_2 在 50～80 mmHg。呼吸暂停者可采用拍打足底、托背呼吸、放置水囊床垫等方法；无效时可给予氨茶碱静脉滴注，负荷量为 5 mg/kg，维持量为 2 mg/kg，每日 1～2 次，血浆浓度维持在 5～10 mg/L；亦可用枸橼酸咖啡因静脉注射，负荷量为 20 mg/kg，维持量为 5 mg/kg，每日 1～2 次，血浆浓度应为 5～20 mg/L。严重呼吸暂停时需用面罩或机械正压通气。

（六）皮肤黏膜护理

衣服应柔软、宽松、不褪色。尿布用吸水性强的软布。出生后可用消毒植物油轻拭皮肤皱褶处和臀部。应注意脐部清洁，保持干燥，观察有无渗血、感染。渗血较多者，可重新结扎止血。脐带一般于生后 3～7 天自行脱落，脐带脱落后脐窝有渗出液时可涂乙醇，保持干燥；如有肉芽形成，可用硝酸银溶液点灼。

（七）体位

不宜长时间仰卧，要经常变换体位。

（八）预防感染

尽量减少不必要的人接触新生儿。凡患有皮肤病、呼吸道感染及其他传染病者，不能接触新生儿。母亲若患感冒或发热，喂乳时应戴口罩，必要时可用吸乳器将乳汁吸出，消毒后再喂新生儿。

（九）预防接种

出生后 24 小时内接种卡介苗。出生后 1 天、1 个月和 6 个月各注射乙型肝炎疫苗 1 次。

（十）新生儿筛查

有条件地区应在出生后 72 小时开展先天性甲状腺功能减低、苯丙酮尿症等先天性代谢缺陷病和先天性斜颈、先天性髋关节脱位和先天性马蹄内翻足的筛查，早诊断、早治疗，减少残疾儿的产生。

（朱清娜）

第三节 早产儿的特点与护理

早产儿是指胎龄满 28 周至不足 37 周的活产婴儿。其身体各器官尚未发育成熟,故又称为未成熟儿。母亲孕期的各种疾病、外伤、生殖器畸形、过度劳累、胎盘异常、多胎及胎儿畸形等,均可导致早产的发生,此外,种族和遗传因素也与早产有一定的关系。

一、早产儿的特点

(一)外观特点

早产儿出生时哭声低微,四肢肌张力低;皮肤薄嫩,多皱纹,发亮,有水肿,胎脂少,毳毛多;早产儿头长比例大,囟门大;头发细软,乱如绒毛;耳壳缺乏软骨,耳舟不清楚;指(趾)甲未达指(趾)端;足底纹理少;乳腺无结节,或结节 <4 mm;男婴睾丸未降至阴囊,女婴大阴唇不能遮住小阴唇。

(二)生理特点

1.体温调节

新生儿有关体温调节的特点在早产儿尤为突出,故易发生低体温和寒冷损伤综合征。早产儿因汗腺发育差,体温易升高。

2.呼吸系统

早产儿由于呼吸中枢不成熟,呼吸常不规则,甚至有呼吸暂停现象(指呼吸停止在 20 秒以上,伴心率减慢,心率 <100 次 / 分,并出现青紫)。由于肺泡表面活性物质缺乏,易发生肺透明膜病。

3.消化系统

早产儿吸吮和吞咽反射差,且与呼吸不能很好协调,容易出现呛咳而发生乳汁吸入;胃容量小,贲门括约肌松弛,而幽门括约肌易痉挛,极易发生溢乳,使入量不足;早产儿生长发育快,所需营养物质多,但各种消化酶分泌不足影响消化与吸收。故喂养一定要细致,奶量必须逐步增加。早产儿肝功能差,肝酶不足,肝糖原储存及合成蛋白质功能均不足,因而生理性黄疸重而持续时间长,易引起核黄疸。

4.循环系统

早产儿心音钝,有时可有期前收缩和杂音。不同胎龄、出生体重及日龄的早产儿,其心率及血压各不相同。早产儿心率偏快,血压较低,出生后早期部分早产儿可伴有动脉导管的开放。毛细血管脆弱,在无外伤情况下,有缺氧或凝血障碍时,极易出血,尤以脑和肺的血管为甚,容易患脑室出血和肺出血。由于微循环不畅,故早产儿在地心引力作用下,不同体位时出现不同的皮肤色泽变化。

5.泌尿系统

肾小球滤过率低,对尿素、氯、钾、磷的清除率也低。因缺乏抗利尿激素,故肾小管浓缩功能较差,尿渗透压偏低。早产儿出生后从尿中排出水分较多,体重下降较剧。因肾功能不完善,稍有感染、吐泻,环境温度变化或喂养不当,常呈酸碱平衡失调。如健康早产儿在生后第 2～3 周可出现代谢性酸中毒,称为"晚期代谢性酸中毒",系由于在此期间,每日蛋白质摄入量都达最高水平,引起非挥发性酸负荷增加,超过了肾对氢离子的排泄能力,加上体内 HCO_3^- 储量不足,造成暂时性酸碱平衡失调,特别是牛奶喂养者,发生晚期代谢性酸中毒者可比母乳喂养儿多 4 倍。

6.神经系统

其完善程度与胎龄有关,胎龄越小,各种反射越差,长期呈似睡非睡状;哭声低微,哭时无泪,不舒服时仅示皱眉或苦脸;吸吮、吞咽、觅食反射比较敏感,拥抱反射不完全,前臂弹回无或慢。

7.肝脏功能

由于早产儿肝脏葡萄糖醛酸转移酶的不足,胆红素代谢不完善,故易出现高胆红素血症及核黄疸,生理性黄疸延迟;肝脏内合成 Ⅱ、Ⅶ、Ⅸ、Ⅹ 凝血因子较低,凝血机制不全,易引起颅内出血、肺出血;肝糖原储备量少,易致低血糖;铁及维生素 D 储备不足,肝脏羟化酶少易致佝偻病;肝脏合成蛋白质不足,形成低蛋白血症致水肿。

8.血液系统

刚出生早产儿的周围血红细胞计数和血红蛋白并不低,但几天后迅速下降;出生体重越低,就越早出现数值下降,有核红细胞持续时间也越长,并逐步呈现贫血。血小板数略低于足月儿,且常因维生素 E 缺乏而呈轻度溶血性贫血。

9.免疫系统

因早产,来自母体的 IgG 量及补体少,故免疫功能差,对各种感染的抵抗力低下,易患败血症。

10.生长发育

出生后生长发育较足月新生儿迅速,1 岁时体重为出生时的 5~7 倍。

二、早产儿的护理

早产儿抵抗力低下,需加强护理,严密观察病情,早发现异常并及时处理,这是提高成活率的关键。

(一)日常护理

1.保持呼吸道通畅

早产儿断脐后,应先保持安静 4 小时,头侧向一边,使口内黏液流出,以后每 2~3 小时更换体位 1 次,密切注意有无呕吐,以防误吸引起窒息。

2.测体温

早产儿体温中枢发育不完善,体温常升降不定,应每 4 小时测体温 1 次,若体温稳定在 36～37℃3 天以上,改为每天测体温 2 次。

3.称体重

每天称 1 次以了解体重增长情况,判断营养是否充足,如体重不增反而下降,要找出原因。

4.沐浴

根据每个早产儿的情况决定是否沐浴。沐浴时室温应保持在28℃左右,水温在38℃左右。沐浴时可做全身检查,注意皮肤颜色,有无损伤、皮疹、黄疸等。

(二)保暖

1.早产儿

早产儿出生时应在婴儿辐射保暖台上护理,生后即擦干全身,用温暖柔软的衣被包裹,包被外用热水袋保暖,1~2小时换水1次,以保持温度的恒定,注意防止烫伤。

2.环境温度

提供合适的环境温度,保持室温在24~26℃,相对湿度在55%~65%。体重<2500 g者尽早置于暖箱中,暖箱温度视小儿体重情况及生后天数决定,体重越轻箱温越高。保持体温在36~37℃,昼夜波动勿超过1℃。能维持正常的体核温度,而蒸发散热量最少,代谢需要和氧耗量最低的环境温度称适中温度(又称中性温度)。

3.头部保暖

注意早产儿头部保暖,因其头部散热面积大,应戴上帽子,防止散热过多。

(三)给氧

给氧方式依缺氧和呼吸衰竭程度而定,有呼吸困难、发绀、一般情况不佳者可给氧,但并非常规给氧,一般给氧数小时后,发绀消失、呼吸正常时便可停用。

给氧需注意:

(1)持续给氧以不超过3天为宜,最好间断给氧。

(2)氧浓度保持在30%~40%。

(3)避免给氧过速、浓度过高、时间过长,以免发生晶体后纤维增生症及肺发育不良。

(4)喂奶时发生发绀可在喂奶前后给氧。

(5)鼻导管给氧时,氧流量为0.3~0.6 L/min,需经常检查,勿使分泌物堵塞管口。如发生呼吸暂停,可用氨茶碱,每次4~6 mg/kg,加入10%葡萄糖液稀释后静脉滴注。

(四)喂养

早产儿各种消化酶不足,消化吸收能力差,但生长发育所需营养物质多。因此,早产儿可用母乳或乳库奶喂养,无法母乳喂养者亦可使用适合早产儿的配方乳。由于早产儿胃容量小,食管下端括约肌压力低,容易溢乳,开始先试喂10%葡萄糖液1~2 mL/kg,以后每次给奶量为2~5 mL。如能耐受,则每次增加1~2 mL,直至达到每日需要量。体重<1500 g者哺乳间隔时间为1~2小时,>1500 g者则2~3小时1次。吸吮能力差或不会吞咽的早产儿可用鼻胃管喂养,每次进食前应抽吸胃内容物,如残留奶量大于前次喂奶量1/3者则减量或暂停1次;如持续有较大量残留奶者则可改用鼻空肠管;仍有困难者,改用全肠外或部分肠外高营养液。

(五)预防感染

早产儿因免疫系统不成熟、皮肤薄且具有通透性,抵抗力比足月儿低,容易受到感染。一些侵入性的治疗和检查,如插脐导管和使用呼吸器,以及长期住院,都会使早产儿处于更大的感染危险中。在护理上应注意:

（1）严格执行手卫生制度,接触早产儿前后皆应洗手。

（2）工作人员应注意按无菌技术操作。

（3）早产儿皮肤尽量维持干净、干燥及完整。

（4）每名早产儿应有单独的用物,例如安抚奶嘴、听诊器。听诊器共用时,使用前应用乙醇消毒。

（5）暖箱每日以温水清洁并每周更换,且需经紫外线消毒后方可使用。水槽中的蒸馏水应每日更换。

（6）所有使用的仪器应保持干净及干燥。

（7）限制访客,并要求访客洗手、穿隔离衣、戴口罩及帽子。

（8）静脉输液管及液体、呼吸器接管等应定时更换,以避免革兰阴性菌生长。

（9）注意脐带、眼睛、伤口及输液部位的感染征兆,如有发红、分泌物或体温不稳等感染征兆时,应立即报告医生处理。

（六）维生素及铁剂供给

因早产儿各种维生素及矿物质贮存量少,而生长快需求量大,故极易致缺乏。出生初3天可给予维生素 K_1 1~3 mg,维生素 C 从生后开始每日 50 ~ 100 mg。生后 10 天起给予浓鱼肝油滴剂,从每日 1 滴开始,逐渐增加为每日 7~8 滴。生后 1 个月起加铁剂,给予 10% 枸橼酸铁铵每日 2 mL/kg。出生体重 <1 500 g 者, 生后 10 天起另加服维生素 E 每日 5~20 mg,共 2 个月。

（七）常见并发症处理

感染、呼吸暂停、呼吸窘迫综合征、脑室内出血、高胆红素血症、新生儿坏死性小肠结肠炎、动脉导管重新开放和低血糖是早产儿常见的并发症,均需高度警惕,并予以相应的防治措施。

1.预防

做好围产期保健工作,减少早产儿发生率,在我国已初具成效。胎内预防方法:①使用抑制宫缩药物或使用宫颈环扎等。②促使胎肺成熟,在羊膜腔中注射地塞米松,从而有效地防止早产儿发生呼吸窘迫综合征。

2.出院标准

如婴儿吃奶良好,在一般室温中保持体温稳定,体重每日增加 10~30 g,体重达 2 000 g,无并发症,可考虑出院。

对于适于胎龄早产儿如护理得当,一般于 2 岁左右可赶上正常足月儿,体格及智能发育完全正常。小于胎龄早产儿则可能有体格发育障碍和智能落后。

附:暖箱的使用

1.入暖箱条件

（1）出生体重在 2 000 g 以下者。

（2）异常新生儿,如新生儿硬肿症、体温不升者。

（3）需要保护性隔离者,如剥脱性皮炎者等。

2.早产儿暖箱温度与湿度的标准

暖箱温度应根据早产儿体重与出生天数决定。相对湿度为 60% ~ 80%。

3.暖箱的使用及注意事项

(1)使用前在水槽中加入50℃左右的温蒸馏水,接通电源,打开开关及湿度发生器,将暖箱预热,一般先调至34℃,再根据早产儿需要调至所需温度。

(2)室温适宜时,病情变化多的早产儿可裸体入箱便于观察。室温较低,暖箱温度不够高时应穿柔软单衣或包以包被。

(3)一切护理操作应尽量在暖箱内进行,如喂奶、换尿布、擦油浴、查体等应从袖孔伸入操作,尽量少打开箱盖,以免箱内温度波动。如遇称量体重、静脉注射或抢救时应在婴儿辐射保暖台上进行。

(4)定时测体温,记录箱温,根据体温的高低调节箱温,使早产儿体温保持在正常范围以内。暖箱内放温度计时,不要靠近暖箱金属壁,以免温度计读数不准确。

(5)每天用消毒液将暖箱内外擦拭1次,并随时将玷污处用湿布擦净。水箱的水每天更换1次,以防细菌滋生。每班均应观察水箱液面高度,水少时随时添加。

(6)暖箱被阳光直射,可产生"温室效应",故不要将暖箱放在阳光直射处,否则箱温过高,早产儿会很快发生高热。

(7)严禁骤然提高暖箱温度,要逐渐升温,并定时测量,根据体温调节箱温,并做好记录,在早产儿体温未升至正常之前每小时监测1次,注意保持体温在36~37℃,并维持相对湿度。

(8)医护人员在接触早产儿前要严格洗手,保持箱内的清洁,每周更换暖箱1次,并用紫外线消毒。定期进行细菌培养,以检查清洁消毒的质量。如培养出致病菌应将暖箱搬出病房彻底消毒,防止交叉感染。湿化器水箱用水每天更换1次,湿化器的水不易全部倒净,易造成细菌污染,可在换水前无水开机半小时。有条件者能高压灭菌的部件要高压灭菌。机箱下面的空气净化垫应每月清洗1次,若已破损则需更换。早产儿住过的暖箱要进行彻底清洁并进行终末消毒。使用前做箱内细菌培养,培养阴性后方可使用。

4.出温箱条件

(1)体重增加为2 000 g以上或体温正常者。

(2)在不加热的暖箱内,室温维持在22~24℃,能保持正常体温,一般情况良好,吸吮力良好者。

(3)在暖箱中生活了1个月以上,体重虽不到2 000 g,但一般情况良好者。

(朱清娜)

第四节 新生儿窒息与复苏

新生儿窒息是指胎儿在宫内或娩出过程中由多种原因引起的呼吸功能不全和气体交换障碍,在出生后仅有心跳而无自主呼吸或未建立规律性呼吸运动,导致低氧血症、高碳酸血症及全身多脏器损伤。

凡影响母体与胎儿间血液循环和气体交换的各种造成血氧浓度降低的因素都会引起窒息,如新生儿本身的呼吸、循环、神经系统疾病,或早产、小于胎龄儿、巨大儿等也是引起新生儿窒息的常见原因。窒息是新生儿常见的症状,生后窒息常是宫内窒息的继续,全身各系统都可受累,是新生儿主要死亡原因之一。近年来,随着急救技术的改进,因窒息致死亡者有所减少,但在活产新生儿中仍占第一位或第二位。本病的预后取决于窒息的严重程度及复苏措施是否及时、正确、得力。

一、病因和发病机制

凡影响母体和胎儿间血液循环和气体交换的因素都会造成胎儿缺氧。

(一)出生前因素

出生前因素,如母亲有妊娠高血压综合征、严重贫血、心脏病、传染病等引起母体血流含氧量降低;或有子宫挛缩、子宫过度膨胀、胎盘功能不全、前置胎盘、胎盘早剥等影响了子宫胎盘间的血液循环;脐带扭转、打结、绕颈、脱垂等可使血流中断。

(二)分娩时因素

分娩时可因头盆不称、胎位不正等使产程延长而致窒息;或因母亲用了麻醉剂或镇痛剂抑制了胎儿的呼吸中枢。

(三)胎儿本身有畸形

胎儿本身有畸形,如青紫型心脏病、膈疝等,此外,肺发育不成熟、肺膨胀不全以及颅内出血等均可引起窒息。

新生儿窒息时由于呼吸障碍,血氧含量迅速下降,造成血液重新分布,非生命器官如肠、肾、肌肉及皮肤的血管收缩,以保证脑、心肌、肾上腺等重要生命器官的供血。当缺氧继续加重,乳酸堆积,会造成代谢性酸中毒、pH 值明显下降。窒息早期由于儿茶酚胺释放,可出现高血糖症,但因新生儿糖原储备少,很快因糖原耗竭而出现低血糖症。上述诸因素可导致心力衰竭(简称心衰)、心率减慢、血压下降、静脉压上升、生命器官供血不足,加重脑损害,可留有后遗症,甚至死亡。

二、临床表现

胎儿窒息早期表现为胎动增加,胎心加快,胎心率≥160 次 / 分;晚期表现为胎动减少或消失,胎心减慢或停搏,羊水被胎粪污染呈黄绿色或墨绿色。临床上根据生后 1 分钟的 Apgar 评分将窒息分为轻、重两度,0～3分为轻度,4～7分为重度。如5分钟评分仍低于6分者,神经系统受损较大。

大多数窒息新生儿经过及时抢救,能建立起有规律的自主呼吸,皮色转红。少数严重患儿虽有自主呼吸,但呼吸浅表不规则、哭声微弱、反应低下、皮肤颜色苍白、体温不升,仍呈休克状态;也有表现呼吸困难者,吸气时胸骨、剑突和肋间凹陷,伴有呻吟,听诊肺部可听到粗湿啰音或捻发音。心音大多有力,心率稍快,心前区可听到收缩期吹风样杂音,系由动脉导管开放或三尖瓣关闭不全引起的,病情好转后很快消失。新生儿窒息后可并发多脏器功能损害,如胎粪吸入综合征、缺氧缺血性脑病和颅内出血、缺氧性心肌损害、坏死性小肠结肠炎、高胆红素血症和急性肾衰竭等,因此重度窒息儿复苏后必须严密监护,发现有异常症状应及时给予处理。据统计,随访新生儿窒息者,3～5岁时重度窒息儿智能异常者占4.1%,轻度窒息儿占2.6%,新生儿窒息是围产期新生儿死亡的重要原因之一。

三、实验室及其他检查

1.血气分析

血气分析示 PaO_2 下降,动脉血二氧化碳分压($PaCO_2$)升高,pH 值下降,碱剩余(BE)值下降,为混合性酸中毒。pH 值≤7.2提示有严重缺氧。

2.血生化

血生化示低血糖、低血钙、低血钠、高血钾等。

3.X 线检查

X 线检查可见肺不张、肺气肿、肺炎等。

4.电子计算机断层扫描

电子计算机断层扫描(CT)可协助诊断缺氧缺血性脑病和颅内出血。

四、治疗

新生儿窒息的处理主要是规范化的复苏,应由产科、儿科医护人员联合进行。

(一)复苏方案

采用国际公认的 ABCDE 复苏方案。①A(airway):清理呼吸道。②B(breathing):建立呼吸。③C(circulation):维持正常循环。④D(drugs):药物治疗。⑤E(evaluation):评估。前三项最重要,其中 A 是根本,B 是关键,评估贯穿于整个复苏过程中。呼吸、心率和皮肤颜色是窒息评估的三大指标,并遵循"评估→决策→措施→再评估→再决策→再措施"程序,如此循环往复,直到完成复苏。

应严格按照 A→B→C→D 步骤进行复苏,其步骤不能颠倒。大多数经过 A 和 B 步骤即可复苏,少数则需要 A、B 及 C 步骤,仅极少数需 A、B、C 及 D 步骤才可复苏。

(二)复苏步骤和程序

1.清理呼吸道

胎头仰伸复位时或剖宫产娩头时,接生者应立即自上而下挤出胎儿鼻腔内的黏液。胎体完全娩出后应立即用吸痰管吸净新生儿口咽部黏液,吸痰动作必须轻柔,避免损伤口咽部黏膜。如为重度窒息,最好用咽喉镜,在照明下提起会厌,显露声门,插入气管导管,先吸出黏液和羊水,再加压给氧,氧气压力不可过大,以防肺泡破裂。一般加压给氧后气管内插管,给一般吸氧。如无吸痰管等设备,在紧急情况下,接生者可用口对口法吸出黏液。

2.建立呼吸

(1)触觉刺激:拍打或弹足底和摩擦新生儿背部促使呼吸出现。

(2)复苏器加压给氧:如无自主呼吸和(或)心率 <100 次 / 分,立即用复苏器加压给氧。面罩应密闭口、鼻,通气频率为 30 ~ 40 次 / 分,其压力大小随新生儿体重和肺部情况而定,手指压与放的时间比为 1:1.5,氧流量应≥5 L/min。胸廓起伏时证明通气有效。

(3)喉镜下经喉气管插管:在复苏过程中,出现以下指征时必须在 20 秒内完成气管插管和 1 次吸引。胎粪黏稠或声门下有胎粪颗粒需吸净者;重度窒息需较长时间加压给氧或人工呼吸者;应用气囊面罩复苏器效果不好,心率在 80 ~ 100 次 / 分,不继续增加者及疑有膈疝者。

3.维持正常循环

正压通气 30 秒后,心率 <60 次 / 分或在 60 ~ 80 次 / 分不再增加,需胸外按压心脏。一般采用拇指法,操作者的双拇指并排或重叠于新生儿胸骨体下 1/3 处,其他手指围绕胸廓托在后背,按压频率为 120 次 / 分;按压深度为胸廓压下 1.5~2 cm;按压有效时可摸到大动脉(如颈动脉和股动脉)搏动。

4.药物治疗

患儿无自主呼吸或呼吸频率慢、不规则,有呼吸暂停者,可用氨茶碱,首次量 5 mg/kg,静脉滴注或气管内滴入。心率每分钟 <80 次或无心跳者,用 1:10 000 肾上腺素,每次 0.1 ~ 0.3 mL/kg,静脉快速注入或直接滴入气管内(用生理盐水稀释成 1:1 浓度行气管滴入)观察 30 秒钟,心率如仍每分钟 <100 次,可每隔 5 分钟重复 1 次,剂量加倍,最大剂量每次不超过 1 mL/kg。注意肾上腺素不可与碳酸氢钠同时静脉应用,以免灭活。新生儿窒息缺氧后有代谢性酸中毒的表现或依据血气分析应用 5%碳酸氢钠,每次 2 ~ 3 mL/kg,稀释成等张液后经静脉缓慢滴注,有休克表现如血压下降、面色苍白、周围灌注不良时,应立即扩容,可用血浆 10 mL/kg,白蛋白 1 g/kg,低分子右旋糖酐 10 mL/kg。如有明显失血可用新鲜全血 10 ~ 20 mL/kg。经扩容后血压仍低可考虑用升压药物,常用多巴胺,静脉滴注剂量为每分钟 5 ~ 20 μg/kg,从小剂量开始,逐渐增量,最大剂量不超过每分钟 20 μg/kg。对其母在新生儿出生前 6 小时内曾用过麻醉药者,可用纳洛酮 0.1 mg/kg,静脉或气管内注入。

(三)窒息复苏后的处理

窒息复苏后送入新生儿重症监护室(NICU)监护,至少观察 3 天。

(1)待呼吸平稳,面色红润,心率、血压正常,心律规则后可停止给氧,因用氧过久可导致氧中毒。

(2)继续保持呼吸道通畅,及时清除分泌物。如仍有呼吸困难,胸部 X 线片示异常改变者,根据病情严重程度、血气分析结果用机械通气治疗。反复呼吸暂停,可用氨茶碱治疗。

(3)观察神经系统症状,临床疑似或 CT 明确诊断缺氧缺血性脑病或颅内出血者,应及早处理。注意有无颅内压增高症状,如拟有脑水肿者,则用 20% 甘露醇每次 0.5 ~ 1 g/kg,每日 2~4 次,2 天后减量;地塞米松每次 0.25 mg/kg,每日 2 次,呋塞米 1 mg/kg,以降低颅内压。

(4)监测肾功能,记录首次排尿时间及尿量,必要时监测尿素氮及肌酐等。

(5)疑有感染者,曾有气管插管和手术者,均应选用广谱抗生素预防感染。

(6)重度窒息者应注意监测大便潜血 3 天,适当延迟开奶时间,注意有无呕吐、腹泻、腹胀或便血等表现,必要时做腹部 X 线检查,了解有无并发坏死性小肠结肠炎。喂养困难者静脉输液,持续 3 天仍不能喂哺者,予以肠外营养以保证热量供应,有利于康复。

(7)窒息后易发生低血糖、低血钙、低血钠和电解质紊乱,应动态监测并及时做相应治疗。监测血红蛋白、红细胞比容、血胆红素以早期诊断红细胞增多症、高胆红素血症并给予及时处理。

(8)保暖:在整个复苏抢救过程中要注意保暖。

五、护理与康复

(一)护理

(1)清理呼吸道分泌物,保持呼吸道通畅。在呼吸道分泌物未清除前不要刺激患儿,使之啼哭及加压呼吸,以免分泌物吸入。

(2)建立有效的气体交换,供给氧气。在加压呼吸时应使压力 <21.75 mmHg。

(3)重度窒息新生儿在未建立通气前,不宜用碱性药物,以免加重呼吸性酸中毒。

(4)随时判定结果,进行必要的监护。

(5)新生儿娩出后应立即放置在婴儿辐射保温台上,擦干新生儿皮肤。亦可放入暖箱,可保证复苏效果。

(6)窒息后分泌物增多,应随时注意吸出新生儿口鼻、咽喉部及气管内的黏液,防止吸入再引起窒息及肺部感染。新生儿必须取侧卧位或俯卧位。

(7)重度窒息复苏后新生儿吸吮力差,吞咽功能不协调,开始喂乳时间应适当推迟。

(8)窒息复苏的新生儿在近期可有脑水肿、颅内出血、消化道等内脏出血、血肿、肺炎及其他部位感染等并发症,应密切、仔细地观察,如有气促、呕吐、抽搐、皮肤红肿等情况,应及时发现,做到及早处理。

(二)康复

(1)室内保持空气新鲜,定期通风,避免对流风和直吹风。注意保暖,房间应安静。

(2)衣着松软,打包不宜过紧,给新生儿留有活动余地。

(3)喂奶、喂水应细心缓慢,防止新生儿误吸和窒息。

(4)母乳喂养时,每次哺乳时间以 15 分钟为宜,时间过长易使新生儿疲劳、缺氧。不能让新生儿含乳头睡,以免堵塞新生儿鼻孔而引起缺氧。

(5)注意观察新生儿反应,发现异常及时去医院治疗。

(6)按时接种疫苗。

(李秀丽)

第五节 新生儿吸入综合征

新生儿吸入综合征是早期发生呼吸困难的症候之一。多见于足月儿和过期产儿,约占全部新生儿的 0.3%。若胎儿在宫内或分娩过程中因缺氧吸入大量的羊水,称羊水吸入综合征,或吸入被胎粪污染的羊水称胎粪吸入综合征,生后吸入大量乳汁至肺部称乳汁吸入性肺炎。本病主要是通气障碍,病死率较高。

一、病因

(一)母亲因素

妊娠高血压综合征、子宫血管收缩、多胎、宫缩无力、产程过长等。

(二)胎儿因素

胎位不正、过期产、宫内发育迟缓等。

(三)胎盘因素

胎盘早剥、胎盘功能不全(水肿、老化)、前置胎盘等。

(四)脐带因素

脐带脱垂、打结、绕颈、扭转等。

(五)其他

患儿有严重腭裂、食管畸形、食管功能不全或喂奶不当使新生儿发生呛咳或窒息。

二、临床表现

患儿多有宫内窘迫及生后窒息史,造成胎儿急慢性缺氧,从而发生羊水、胎粪吸入或喂奶后发生呛咳或窒息。

1.羊水吸入综合征

胎儿出生时即有窒息,复苏后出现呼吸急促、不规则,皮肤青紫。吸入羊水量少时可无症状,吸入量多时可有呼吸困难、呻吟,从口腔流出液体或泡沫,肺部可闻及粗湿啰音或细湿啰音。

2.胎粪吸入综合征

大量吸入胎粪可致死胎或新生儿生后不久死亡,吸入少者可无症状。多数患儿于生后数小时内出现呼吸急促、呼吸困难、发绀、鼻翼扇动、呻吟、三凹征,胸廓隆起,肺部可闻干湿啰音。并发气胸或纵隔气肿时,呼吸困难、发绀突然加重。出现持续肺动脉高压时皮肤呈严重青紫,并可有心脏扩大、肝大等心衰表现。严重病例可引起多器官缺氧性损害,出现缺氧缺血性脑病、颅内出血以及红细胞增多症、低血糖、低钙血症和肺出血等。

3.乳汁吸入性肺炎

吸入乳汁量少可仅表现为咳嗽、气促、喘息；吸入量多可致窒息，甚至呼吸停止，呼吸恢复后仍气促，肺部有啰音，长期反复吸入者发生间质性肺炎。

三、实验室及其他检查

1.血气分析

PaO_2 下降，$PaCO_2$ 明显升高，pH 值下降，呈混合性酸中毒。

2.X 线检查

（1）羊水吸入综合征：吸入量少者仅表现为肺纹理增粗，可伴轻度肺气肿；吸入量多者肺部出现淡薄的斑片状阴影，分布广泛，以两肺内侧带、肺底部明显。

（2）胎粪吸入综合征：本征可分轻、中、重 3 型。

轻型：肺纹理增粗，轻度肺气肿，膈肌轻度下降，心影正常。

中型：肺野有密度增加的粗颗粒或片状团块状、云絮状阴影；或有节段性肺不张及透亮充气区，心影常缩小。

重型：两肺广泛粗颗粒阴影或斑片状云絮影、透亮的泡形气肿及严重的间质性肺气肿。常并发气漏，表现为纵隔积气或气胸。

（3）乳汁吸入性肺炎：广泛肺气肿和支气管炎改变，肺纹理增粗，两肺内侧及肺底部斑片阴影。

四、治疗

（一）产房复苏

当胎头娩出时，立即做口咽和鼻部吸引；新生儿娩出后，在建立呼吸之前即用喉镜予以气管插管，进行气管内吸引。

（二）对症处理

供氧使 PaO_2 维持在 60~80 mmHg。对并发脑水肿、肺水肿或心衰者，应适当限制液体入量。用碳酸氢钠纠正代谢性酸中毒，维持正常血糖与血钙水平。若有低血压或灌注不良时，应予以扩容及多巴胺 5~10 μg/(kg·min)输注，疑似感染者可应用抗生素治疗。

（三）保暖

娩出后迅速擦干胎儿身上的羊水，以防蒸发散热。环境温度调至中性温度，皮肤温度应保持在 36.5℃，此时代谢率最低、耗氧量最小。

（四）穿刺抽气

并发气胸、纵隔气肿时，轻者等待自然吸收，重者应立即穿刺抽气，或行插管闭式引流。

（五）纠正酸中毒

根据 pH 值、PaO_2、BE、HCO_3^- 的数据进行处理，呼吸性酸中毒在改善通气，充分供氧后可以纠正；代谢性酸中毒可用 5%碳酸氢钠纠正，按下述公式计算碳酸氢钠量。

应补入的碳酸氢钠量(mmol)=BE 的绝对值×体重(kg)×0.3。5%碳酸氢钠 1 ml=0.6 mmol。

先用半量稀释为等渗液后补入。余量根据临床表现及血气分析情况酌情补入。如不能测 BE 值，则以 5%碳酸氢钠 3～5 mL/kg 可提高二氧化碳结合力 3～5 mmol/L 来计算用量。

（六）预防和控制感染

羊水、胎粪等有利于细菌生长，当 X 线胸片显示肺内有浸润病变，或进行气管插管、机械通气时，为控制和预防感染，应给予广谱抗生素，必要时取气管分泌物做细菌培养，根据培养结果选择抗生素。

（七）保证液体和营养供给

轻症患儿可少量多次喂奶，重症不能哺乳者可静脉输液，液体量不宜过多，每日 60～80 mL/kg，血浆 10 mL/kg。必要时给予静脉高营养。液量应控制，防止过量导致肺水肿、心功能不全及动脉导管开放。

（八）其他处理

在治疗过程中注意体位引流，保持头低位，以排出分泌物。监测呼吸、心率、血压、血气分析、胸片、血糖、血钙等，发现异常及时纠正。

五、护理与康复

（一）护理

（1）入院后彻底清理呼吸道，保持呼吸道通畅

如果尚未清理呼吸道，尽量不予以气道加压通气，因为胎粪吸入后先停留在大气道，如果先予以正压通气，胎粪会进入小气道，引起气道阻塞及肺内化学性炎症。

（2）合理用氧

选择与病情相适应的用氧方式，必要时进行有创通气，维持有效吸氧，改善呼吸功能。

（3）合理喂养

吞咽功能差的患儿应给予管饲喂养，必要时给予静脉营养，供给足够的能量。

（4）密切观察病情

如患儿出现烦躁不安、心率加快、呼吸急促、肝脏在短时间内迅速增大，提示可能合并心衰，应立即吸氧，遵医嘱给予强心、利尿药。如患儿突然出现气促、呼吸困难、青紫加重，可能合并肺不张或纵隔气肿，应立即报告医生，给予胸腔闭式引流。

（二）康复

（1）指导家长在患儿痊愈回家后要注意保持良好的居住条件，温差不可过大，应保持温湿度适宜。

（2）给患儿洗澡时，注意保护好耳、眼和脐部，衣服穿着舒适，不可过多或过少。

（3）耐心喂养，防止呛奶。喂养时要注意避免空气吸入，喂饱后一定要竖立抱起患儿，打嗝后方可放平，注意避免呕吐物吸入呼吸道引起窒息。

（4）随时观察，及时更换尿布，保持皮肤干燥。

（5）发现问题及时咨询或到医院就诊。

（赵振越）

第六节 新生儿湿肺

新生儿湿肺又称新生儿暂时性呼吸困难或 II 型呼吸窘迫综合征，是一种自限性疾病。新生儿出生后出现短暂气促，与新生儿呼吸窘迫综合征及羊水吸入综合征稍相似，但多见于足月儿，其症状很快消失，预后良好。1966 年 Avery 首次叙述此病。

正常情况下，新生儿出现自然呼吸后，肺泡内液体即被吸收至间质，肺间质内液体由毛细淋巴管和毛细血管所吸收，并经淋巴管和静脉转运（主要是淋巴管），如果肺泡内液体过多，或血管外渗过多，或转运功能不全都可使间质液增加，同时，也使肺泡内液体不能及时吸收而潴留。肺内液体的增加，影响呼吸和气体交换，而使婴儿出现气促和呼吸困难。

一、病因和发病机制

本病与肺内的液体增加及肺淋巴引流不足有关，为一种暂时性呼吸功能不全。正常胎儿出生前肺泡内含液体约 30 mL，在正常生产过程中通过狭窄的产道，当头部娩出而胸廓受挤压时有 1/2～2/3 的肺泡液被挤出体外。开始呼吸后，空气进入肺泡，剩下的肺泡液即被肺泡壁毛细血管所吸收。如肺泡内及间质内液体多，吸收延迟，或有液体运转困难，以致出生 24 小时内肺泡存留较多液体而影响气体交换，出现呼吸困难，再加上转运功能不全，这是本病发生的主要机理。多见于剖宫产儿，因其肺泡液未被挤出；亦多见于吸入过多羊水的窒息儿。

二、临床表现

患儿大都为足月儿，多数在出生后 6 小时内即出现呼吸加速（>60 次/分）。轻症较多见，症状仅持续 12～24 小时。重症较少见，症状可拖延到 2～5 天，表现为哭声低弱、青紫、轻度呻吟、鼻翼扇动、三凹征、呼吸急速（可超过每分钟 100 次）。

肺部阳性体征不多，听诊可有呼吸音减低和粗湿啰音，PaO_2 略下降。个别病例可见呕吐。$PaCO_2$ 上升及酸中毒均不常见。患儿一般情况较好，能哭亦能吮奶。

三、实验室及其他检查

（一）血气分析

血气分析多在正常范围，病情较重者可出现呼吸性和代谢性酸中毒。

（二）X 线检查

X 线检查肺部病变广泛多样，但吸收快，大部分于 4 天内消失。

1.肺泡积液症

两肺野透明度低而均匀的斑片状阴影,可融合成片或成结节状。

2.肺气肿

由部分肺泡呈代偿性膨胀所致。

3.肺间质积液

可见血管和细支气管周围增宽的条状阴影。

4.叶间或胸腔积液

多为右侧叶间胸腔积液。

5.肺纹理增多和增粗

因间质液的增加,使淋巴管和静脉的转运量增加,造成淋巴管和静脉扩张。

四、诊断

(1)出生时呼吸大多正常,约于出生后 6 小时内出现呼吸急促、发绀。轻者呼吸 60～80 次 / 分,一般情况好,吸乳无影响。偶尔有重者,呼吸可达 100 次 / 分,伴有呻吟、反应差、不吃、不哭等现象。窒息婴儿经抢救复苏后即出现症状,病情多较重。

(2)体温大都正常。

(3)肺部体征不明显,仅呼吸音降低或有粗湿啰音。

(4)气促多在 24 小时内消失。

(5)X 线检查可见两侧肺野透明度较低,肺纹理增多、增粗及斑点状密度增深的阴影,有时可见叶间或胸腔积液。因代偿性肺气肿而于肺野出现广泛而散在的小透亮区,胸廓前后径增宽,横膈顶扁平且位置较正常降低。第 2 天以后连续摄片时可见这些异常迅速恢复正常。

五、鉴别诊断

(一)肺透明膜病

肺透明膜病早产儿多见,患儿一般情况差,呼吸困难与皮肤青紫呈进行性加重,病情重,预后差,肺成熟度检查及胸部 X 线检查均有特殊改变。

(二)吸入性肺炎

吸入性肺炎多有窒息史及吸入史,常为复苏后出现呼吸急促,临床症状重,X 线检查结果呈支气管肺炎改变,少有叶间或胸腔积液,病变消失时间较长。

(三)羊水吸入综合征

此病有窒息或呼吸窘迫史,呼吸急促在复苏后发生,而新生儿湿肺则在出生时正常,呼吸窘迫发生较晚,X 线检查亦有助于鉴别。

(四)脑性过度换气

此为脑水肿所致。常见于足月儿伴窒息、气促,但肺部无体征,预后与病因有关。

六、并发症

重症患儿可出现呼吸性酸中毒和代谢性酸中毒,甚至窒息,应密切观察。

七、治疗

一般不须治疗。有皮肤青紫者可给予40%氧,使 PaO_2 维持在 50～80 mmHg,呼吸急促较明显而致哺乳困难者可用鼻胃管喂养。因肺部液体已多,摄入液量应适当控制。

偶遇酸碱平衡失常,应予以输液纠正。病程超过2天的病例可用抗生素防止继发感染。出现烦躁时可静脉滴注地塞米松,以减轻肺水肿。

(1)加强护理、保暖,每日供给能量至少 49 kcal/kg 和总液量 60~80 mL/kg,必要时由静脉供给。

(2)间歇给氧,不主张用持续正压呼吸,以免加重肺气肿。

(3)及时纠正酸中毒。

(4)对症治疗,如烦躁者可肌内注射苯巴比妥,每次 3～5 mg/kg。

八、护理与康复

(一)护理

1.维持体温正常

保持室内温湿度适宜,体温过高时,以物理降温为主;体温过低时,给予保暖,保持体温恒定。

2.保持呼吸道通畅

采取侧卧位,头偏向一侧,利于呼吸道分泌物排出,必要时给予翻身、拍背、雾化吸入治疗。

3.合理喂养

少量多次喂养,每次不能喂得过饱,以防呕吐和误吸,病情严重、吞咽功能差者给予鼻胃管喂养,必要时静脉营养治疗,供给足够的能量。

4.合理用氧

患儿出现呼吸急促或呼吸困难、面色发绀或苍白,立即给予氧气吸入,重度呼吸衰竭者给予呼吸机辅助通气。

5.严格控制输液速度

避免较短时间内输入大量液体引起肺水肿或心衰而加重病情。

6.病情观察

若出现烦躁不安,心率在 120 次/分以上,心音较弱,气喘、发绀加重,肝脏在短时间内增大,双下肢水肿等,要及时通知医生,按医嘱及时准确应用强心剂及利尿剂。若突然出现呼吸不规律、呼吸暂停或发绀加重,可能为呼吸衰竭。如喘憋加重并有反复窒息情况,为气道梗阻,应及时吸痰,并做好抢救准备。

(二)康复

(1)饮食指导:合理耐心喂养,逐渐增加奶量,鼓励母乳喂养,注意奶具清洁及消毒。

(2)保持室内空气新鲜,温湿度适宜,注意保暖,加强皮肤护理,避免去人口密集地方,预防感染。

(3)按时复诊,定期随访。

(潘菲菲)

第七节 新生儿肺炎

新生儿肺炎是新生儿的常见病,为新生儿死亡的重要原因之一。发生于宫内、分娩过程中感染的肺炎称产前感染性肺炎、产时感染性肺炎,发生于出生后感染的肺炎称产后感染性肺炎。

一、病因

(一)出生前感染

1.吸入被污染的羊水

由于羊膜早破或羊膜炎,阴道内细菌上行污染羊水。一般羊膜早破12小时以上羊水即可被污染,羊膜早破12~72小时,羊水的污染率为50%~80%。正常胎儿在宫内有浅表呼吸,吸入被污染的羊水可导致肺炎。常见菌为大肠杆菌、克雷伯菌、B组溶血性链球菌等。常见的病毒是肠道病毒、巨细胞病毒、单纯疱疹病毒等。

2.血行播散

妊娠后期孕母受风疹病毒、单纯疱疹病毒、巨细胞病毒、肠道病毒或弓形虫感染后,病原体可通过胎盘造成胎儿全身感染,肺炎是全身感染的一部分。

(二)分娩过程中感染

分娩过程中胎儿吸入产道内被病原体污染的分泌物,或因断脐不洁发生血行感染。致病菌以杆菌居多。此外,B组溶血性链球菌和宫内感染常见的各种病毒、弓形虫、沙眼衣原体等也常为致病病原体。

(三)出生后感染

医源性感染包括人工呼吸器、气管插管、雾化吸入等医用器械消毒不严可继发感染;新生儿患脐炎、皮肤感染、败血症等通过血行传播而致肺炎;母亲或医护人员有呼吸道感染,新生儿接触后发病。病原菌以大肠杆菌、金黄色葡萄球菌、表皮葡萄球菌、克雷伯菌、假单胞菌、枸橼酸杆菌多见。病毒以合胞病毒居多,腺病毒、肠道病毒、巨细胞病毒以及沙眼衣原体、卡氏肺囊虫亦可导致新生儿肺炎。

二、临床表现

(一)产前感染

产前感染多在娩出后24小时以内发病,婴儿出生时多有窒息,复苏后可见呼吸快、呻吟、体温不稳定、反应差,逐渐出现肺部啰音等表现。血行感染者常缺乏肺部体征,而以黄疸、肝脾大、脑膜脑炎等多系统受累表现为主。X线胸片常显示间质性肺炎改变。脐血IgM>200 mg/L,特异性IgM增高则更有诊断价值。通过羊水感染者,在国内以大肠杆菌等肠道杆菌为主,常有明显的呼吸困难和肺部啰音,X线胸片多显示支气管肺炎改变。

(二)产时感染

分娩过程中的感染需经过数日至数周的潜伏期后始发病,如细菌性肺炎常在生后3~5小时发病,Ⅱ型疱疹病毒感染多在分娩后5~10天出现症状,而衣原体潜伏期则为3~12周。产时感染的肺炎患儿因病原体不同而临床表现差别较大,且容易发生全身感染。

(三)产后感染

起病可先有(或无)上呼吸道感染症状。患儿常出现呼吸急促、鼻翼扇动、发绀、吐沫、三凹征、发热或低体温等。肺部体征早期常不典型,严重时在脊柱两旁仔细检查可闻及细湿啰音。金黄色葡萄球菌性肺炎易并发脓胸、脓气胸,X线检查可见肺大疱。呼吸道合胞病毒性肺炎可表现喘息,肺部可闻及哮鸣音。应依据鼻咽部分泌物细菌培养、病毒分离、荧光抗体和血清抗体(IgM、IgG)检查结果进行诊断。

三、实验室及其他检查

(一)周围血常规

细菌感染时,多数白细胞计数增多,中性粒细胞增加,核左移,杆状粒细胞与中性粒细胞之比≥0.2。

(二)免疫学检查

脐血或生后3天内血清IgM≥200 mg/L,提示宫内感染,确定病原菌应进一步检测血清特异性IgM(母婴同时检测)。

(三)聚合酶链反应

进行抗原检测,有助于病毒或原虫的诊断。

(四)血培养

血培养有助于细菌感染的诊断,疑似宫内感染可于生后1~2小时取胃液做涂片检查细菌,也可以从外耳道、鼻孔、鼻咽部及早取材早期培养。生后感染可取气管内分泌物培养以明确病原体。

(五)X线检查

吸入性肺炎可有肺门阴影加深,肺纹理增粗,肺内有斑片状阴影以肺底部较多,可伴有肺气肿和肺不张。胎粪吸入者有时可出现纵隔气肿或气胸。感染性肺炎胸片可见两侧肺纹理增粗,周围散布点片状浸润阴影,肺野外侧带因有代偿性肺气肿常有透亮度增加,X线透视阴性也不能排除新生儿肺炎。

(六)血气分析

轻型肺炎血气分析仅提示轻度缺氧,无明显二氧化碳潴留。重型时$PaO_2<50$ mmHg,而$PaCO_2>50$ mmHg,代谢性酸中毒明显。

四、治疗

(一)保暖

揩干羊水以防蒸发散热,将患儿置于中性环境温度中,使新生儿皮温保持在36.5℃左右,环境相对湿度为55%~65%。

（二）给氧

给氧至患儿发绀消失，面色粉红。严重患儿须采用呼吸机持续气道正压通气（CPAP）模式或插管进行间歇正压通气（IPPV）。

（三）静脉补液

维持营养、纠正酸中毒、限制入液量。

（四）控制感染

有羊水早破的孕母在分娩前用抗生素预防胎儿感染，胎儿娩出后继续用抗生素 2~3 天，根据临床表现决定是否停用。

（五）超声雾化吸入

α - 糜蛋白酶 1 mg 加入 10 ~ 20 mL1/2 张液体（蒸馏水与生理盐水各半量）。可选择广谱抗生素或对分泌物病原菌敏感的抗生素，总量为全日用量的 1/4，加入 α - 糜蛋白酶溶液中分 2 ~ 3 次雾化吸入。

（六）气管内冲洗

重症肺炎患儿呼吸道分泌物较多，$PaCO_2 > 60$ mmHg 时可考虑行气管内冲洗，所需用具有喉镜、气管导管、呼吸复苏器、内径为 1.0 ~ 1.5 mm 的吸痰管、吸引器和氧气。

操作步骤：

（2）用吸痰管吸净气管内分泌物，时间为 20 秒左右。

（3）将复苏器接上氧气，经气管内导管加压呼吸，捏球 8 ~ 12 次。

（4）将患儿头转向一侧，经导管滴入含抗生素的生理盐水 6 ~ 8 滴，接呼吸复苏器，捏球 8 ~ 10 次。使生理盐水与气管内分泌物充分混合，吸除分泌物。

（5）滴入生理盐水、捏球、吸痰，如此反复 4 ~ 5 次。

（6）将患儿头转向另一侧，重复上述过程 4 ~ 5 次，滴入液体总量为 2 ~ 4 mL。

（7）最后再次加压呼吸，捏球 20 ~ 30 次，拔管，吸净口咽部分泌物，继续吸氧。

（8）一般每日 1 次，经 1~3 次冲洗后，病情逐渐好转。

重症肺炎，分泌物多的患儿，可每日 2 次气管内冲洗。

（七）呼吸器治疗

凡有明显呼吸困难和皮肤青紫，或反复呼吸暂停，经多次吸痰、氧疗，或经气管内冲洗数次后，症状未见好转，$PaCO_2 > 70$ mmHg，$PaO_2 < 40$ mmHg，考虑用呼吸器治疗。肺炎患儿多伴有肺气肿，故吸气峰压不宜过高；初调值以 20 cmH_2O 左右为宜，呼气末正压（PEEP）一般不超过 4 cmH_2O。因 $PaCO_2$ 值较高，故初调呼吸频率可定为每分钟 40 ~ 50 次，但随 $PaCO_2$ 下降应及时调低呼吸频率，以免继发呼吸性碱中毒。

（八）积极治疗并发症

有心衰者可给予洋地黄治疗，剂量宜偏小；反复呼吸暂停者，可给予氨茶碱治疗。并发脑水肿时给予甘露醇及呋塞米处理。并发脓胸、气胸时应及时排气、抽脓及闭式引流。

五、护理与康复

（一）护理

1.保持呼吸道通畅

及时有效清除呼吸道分泌物,分泌物黏稠者应采用雾化吸入,以湿化气道,促进分泌物排出,加强呼吸道管理,定时翻身、拍背、体位引流。

2.合理用氧

有烦躁、口唇发绀等缺氧表现的患儿应及早给氧,改善低氧血症。鼻导管给氧,氧流量为 0.5 ~ 1 L/min,氧浓度 <40%,缺氧明显者可以用面罩给氧,氧流量为 2~4 L/min,氧浓度为 50% ~ 60%。出现呼吸衰竭时,应使用人工呼吸器。吸氧过程中应经常检查导管是否通畅,患儿缺氧症状是否改善,发现异常及时处理。

3.维持体温正常

体温过高时给予降温,体温过低时给予保暖。遵医嘱应用抗生素、抗病毒药物,并密切观察药物的作用。

4.供给足够的能量及水分

少量多餐,细心喂养,喂奶时防止窒息。重者给予鼻饲或由静脉补充营养物质及液体。

5.密切观察病情

注意患儿的反应、呼吸、心率、血氧饱和度(SPO_2)等的变化,做好急救准备。

6.建立静脉通道

输液要采用输液泵控制速度,速度不可过快或过慢,过快易造成肺炎患儿循环血量突然扩大,而导致心衰和肺水肿,过慢则导致液体量不能保障。

7.用药护理

重症肺炎伴心衰需要使用洋地黄制剂时,应注意心率 <100 次 / 分时停止使用,每次服药前应听诊心率并做好记录,注意观察用药后的不良反应,包括对尿量的观察,有无呕吐、心律失常等。其他保护心肌的药物等应按时使用,宜采用微量泵缓慢输入。

(二)康复

(1)加强患儿的营养,培养良好的饮食和卫生习惯。

(2)婴幼儿应少去人多的公共场所,尽可能避免接触呼吸道感染的患者。

(3)增强抵抗力,减少呼吸道感染的发生。注意气候变化,及时增减衣服。

(付先云)

第八节 新生儿肺出血

新生儿肺出血是指新生儿肺内有 2 叶以上的融合性出血,不包括散在、局灶性出血者,是新生儿疾病中的一种危重证候,多在出生后 3～5 天发病,最初表现为拒乳、哭声无力、体温不升、皮肤硬肿,逐渐出现呼吸浅慢或不规则、青紫,肺部听到细湿啰音,此为肺出血的先兆。患儿烦躁不安,表情痛苦,随即由鼻孔喷出鲜血或血性泡沫液,大多在 1～2 小时迅速恶化而死亡。病死率在 98% 左右,发病率为活产新生儿的 1%,缺乏早期诊断方法,治疗效果也极不满意,故加强本病的预防是极为重要的。

一、病因

(一)内在因素

早产儿发育不成熟,肺泡表面活性物质缺乏、肺泡壁毛细血管通透性高、凝血因子缺乏、免疫功能低下易感染等。

(二)诱发因素

缺氧、低体温、感染、心功能不全、酸中毒等可诱发本病。

(三)其他因素

补液过量、过快,核黄疸,高浓度氧吸入(损伤毛细血管),分娩时子宫强烈收缩等均易导致肺出血。

二、临床表现

有早产、缺氧、感染、低体温、心衰等病史,其中以缺氧最常见。

生后第 1 天发病约占 50%,第 6～7 天发病占 25%,2 周以上发病极少见。患儿表现为面色苍白,发绀明显,呈休克状态,同时呼吸困难严重,呈三凹征,肺部可闻及细湿啰音,心率减慢,心音无力。50% 的患儿从鼻孔或口腔流出血性或棕色泡沫样液体,甚至可喷出大量新鲜血液,此时全身情况迅速恶化,可于 1～2 小时死亡。

三、实验室及其他检查

(1)红细胞、血红蛋白降低。合并弥散性血管内凝血(DIC)时凝血酶原时间延长,凝血因子 I 降低。

(2)血气分析 PaO_2 下降,$PaCO_2$ 增高,BE 降低,可出现代谢性或混合性酸中毒。

(3)X 线表现为肺血管淤血影,两侧肺门血管影增宽,两肺呈斑片状、网状或大片团块状阴影,肺透亮度明显减低,严重者可呈白肺状。如治疗及时、措施得当,肺出血停止、吸收较快,X 线改变很快改善。因此,动态观察 X 线改变是本病 X 线检查的特点。

四、治疗

新生儿肺出血的治疗主要为对症治疗，包括保暖、吸氧、输少量新鲜血和纠正酸中毒。适当应用肝素。

用抗生素控制感染。有心功能不全者强心、利尿。IPPV 改善通气，促进动脉血氧合作用等。

（一）保暖、复温

寒冷是发病的重要诱因之一。特别是早产儿，容易受环境温度变化的影响，环境温度宜保持在 23～25℃，早产儿要求更高。

（二）应用人工呼吸器

应用人工呼吸器是治疗肺出血的有效措施。早期使用有助于肺出血及肺水肿的吸收，改善通气功能，增加动脉血的氧合作用，提高肺出血患儿的存活率。采用 IPPV/PEEP 方法，呼吸器参数调整为：氧浓度为 60%～80%，吸气峰压为 25～30 cmH$_2$O，呼气末正压为 4~6 cmH$_2$O，吸／呼比为 1∶1，呼吸频率每分钟 30～40 次。在用人工呼吸器过程中，气管内有血性分泌物时，必须吸净后用 1∶10 000 肾上腺素 0.1～0.3 mL/kg 气管内滴入，间隔半小时重复 1 次，直至无血性分泌物。当 PaO$_2$ 在 50 mmHg 以上时，逐渐降低各项参数，待肺部啰音消失，可由间歇强制通气（IMV）逐步过渡到无创呼吸机（CPAP）后撤呼吸机，继续面罩或鼻导管供氧。

（三）纠正贫血及凝血机制的紊乱

可少量多次输入新鲜血，每次 10 mL/kg，不仅可纠正贫血，并有利于止血。有凝血机制障碍者给予酚磺乙胺、维生素 K$_1$ 等。

（四）纠正酸中毒及适量补液

治疗呼吸性酸中毒主要是改善通气及氧疗，不用碱性液。pH 值在 7.25 以下的代谢性酸中毒则需适量补充碱性液，可用 5%碳酸氢钠。每日补液应按正常需要量补给，不宜过多，以免加重肺水肿和心衰。

（五）治疗心功能不全

有心功能不全时，使用洋地黄制剂，剂量应偏小，可用酚妥拉明与多巴胺扩张血管，降低肺动脉高压，减少出血。

（六）积极治疗原发病

有感染者选用有效抗生素。有 DIC 时，按 DIC 处理，高凝期可用肝素，剂量为 0.5~1 mg/kg，每 6 小时 1 次，用至血小板上升，临床症状好转，出血停止，减量后停药。

五、护理与康复

（一）护理

1.保暖

低体温是肺出血的主要原因之一，应从各方面做好患儿的保暖工作。

2.氧气吸入

缺氧引起酸中毒易诱发肺出血，及时供氧可改善缺氧从而提高 PaO$_2$。根据患儿的临床表现给予相应模式的吸氧,大量肺出血需使用呼吸机治疗,及时有效清除呼吸道内血液及分泌物。密切观察患儿面色、呼吸、缺氧状况有无改善。

3.控制出入量

使用输液泵严格控制输液速度,控制滴速为 $3\sim4$ mL/$(kg\cdot h)$,防止输液过快引起心衰、肺水肿,从而诱发肺出血。

4.保证营养供给

根据病情选择合适的喂养方式,禁食者给予静脉营养治疗。

5.病房应做好消毒隔离

病房应做好消毒隔离,避免交叉感染。

6.用药护理

患儿气道内有血性分泌物,清理呼吸道后使用 1∶10 000 肾上腺素或巴曲酶气管内滴入,并用简易呼吸器加压给氧 30 秒,若出血未停止可重复使用。使用止血药后不宜频繁吸痰,必要时使用镇静剂,以保证机械通气效果,减轻患儿痛苦,维持有效呼吸。

7.密切观察患儿病情变化

观察心率、SPO_2、皮肤弹性、尿量及颜色变化,以防脱水过度导致水电解质平衡失调,有异常通知医生,及时处理,严防并发症的发生。

(二)康复

(1)出院前教会家属如何照护患儿。

(2)不到人群聚集的地方,照顾患儿前后注意洗手,防止交叉感染。

(3)合理添减衣物,避免着凉。给患儿沐浴时注意室温、水温。

(4)在夏季早上以及冬季中午温暖而不炎热、无风的时候将患儿带到室外接受阳光照射,可促进其骨骼发育、增强抵抗力等。

(5)发现问题及时去医院咨询或就诊。

(周媛)

第九节　新生儿呼吸暂停

新生儿呼吸暂停指在一段时间内新生儿无呼吸运动;一般以呼吸停止时间超过 20 秒并伴有皮肤青紫和心率减慢(≤100 次/分)作为呼吸暂停的诊断指标。呼吸暂停超过 30 秒,则新生儿皮肤颜色苍白、肢体肌张力减弱,反应低下,处于严重缺氧状态,可危及生命。

一、病因

(一)原发性呼吸暂停

原发性呼吸暂停多为早产儿,不伴其他疾病。主要为早产儿呼吸中枢发育不成熟,以

及对 CO_2 升高反应性较差所致,一般发生于生后 2~10 天。

(二)继发性呼吸暂停

继发性呼吸暂停多见于足月儿,可继发于以下情况:

1.低氧血症

如窒息、肺透明膜病、肺炎、先天性心脏病、贫血、血容量不足等。

2.呼吸中枢受损或功能紊乱

如颅内出血、胆红素脑病、颅内感染、败血症、低血糖、低血钙、酸中毒、分娩前用过量镇静药等。

3.反射性

如导管吸引、插胃管、胃食管反流等,均可刺激咽喉部反射性地引起呼吸暂停。

4.其他

如环境温度过高或过低所致超高热或低温不升,可影响呼吸中枢而致呼吸暂停。体位不正、被动的颈部弯曲等,均可阻塞气道而致呼吸暂停。

二、发病机制

新生儿尤其是早产儿呼吸中枢发育不成熟,功能不稳定,不能正确传导生理信息,因而呼吸节律不齐,出现周期性呼吸。呼吸暂停是在此基础上的进一步发展。呼吸暂停婴儿的呼吸调节中枢处于抑制状态,此类婴儿的潮气量小,肺泡通气量低,$PaCO_2$ 增高时通气反应弱,其传出冲动也弱,是与中枢神经系统树突功能不良有关。缺氧可抑制新生儿呼吸中枢的生理功能,并可降低对 CO_2 的反应;其他如体温变化、低血糖、酸中毒等均可抑制呼吸中枢,引起呼吸暂停。

三、临床表现

呼吸暂停多见于早产儿,如为足月儿,多有其他原发病史。

除呼吸暂停原发病的症状外,主要表现为呼吸停止、皮肤青紫(或苍白)、心率减慢、肌张力低下。每日发作 3 次以上或 6 小时内连续发作 2 次。心电监护仪和呼吸心动描记仪可协助诊断。

四、实验室及其他检查

PaO_2 下降,$PaCO_2$ 增高,动脉血氧饱和度(SaO_2)下降。同时应积极查明病因,进行有关辅助检查,如测血钠、血糖,各种体液培养、X 线检查、B 型超声检查、CT 检查等。

五、治疗

(一)积极彻底治疗原发病

如纠正低血糖、低血钙、低氧血症、酸中毒、电解质紊乱,控制感染,维持体温在正常范围,早期治疗高胆红素血症、颅内出血,保持呼吸道通畅等。

(二)应用兴奋呼吸中枢的药物

首选氨茶碱,负荷量 5 mg/kg,12 小时后给维持量每日 5 mg/kg,分 2 次静脉输注。或用咖啡因,负荷量 10 mg/kg,12 小时后给维持量 2.5~5 mg/kg,每日 1 次鼻饲或口服。治疗时应监测药物浓度,氨茶碱的有效浓度为 5 ~ 15 μg/mL,咖啡因为 5~25 μg/mL,疗程 5~7 天。如出现心动过速(每分钟 >180 次)、胃潴留、利尿或低钠血症时,应减量或停药。呼吸暂停复发时可重复 1 个疗程。患儿因母亲曾有用麻醉药而引起呼吸暂停时,给予纳洛酮,剂量 0.01~0.05 mg/kg,肌内注射或静脉滴注,隔 5 分钟可重复。

(三)其他

增加传入冲动,采用刺激皮肤如弹足底、托背或摇床等方法,使小儿啼哭或清醒后呼吸暂停即消失。

应用药物治疗无效,应采用机械辅助呼吸(CPAP 或 IPPV)。

六、护理与康复

(一)护理

1.病情观察

密切观察患儿面色、肢端皮肤颜色、生命体征、SPO$_2$ 及肌张力的变化等。

2.维持体温稳定

置患儿于暖箱中,根据胎龄、体重调节暖箱温湿度,保持患儿体温在 36~37℃。

3.合理喂养

患儿喝奶时咽部受到刺激,易发生呼吸暂停。因此喂奶时要密切观察,选择合适的奶嘴,适宜体位;管饲喂养患儿、插胃管动作应轻柔,管饲过程须缓慢,避免过强刺激咽喉引起反射性呼吸暂停。

4.预防感染

认真执行消毒隔离制度,严格执行无菌技术操作,落实手卫生;做好基础护理。

5.维持有效呼吸

(1)患儿取仰卧位,肩下垫软枕使气道开放,处于鼻吸气位,避免颈部过度屈伸或伸展,保持呼吸道通畅,必要时采取俯卧位促进患儿呼吸。

(2)定时翻身、拍背,及时湿化气道,彻底清除口腔、鼻腔及气道内的分泌物,防止窒息。吸痰动作要轻柔,由下向上提拉,如有任何缺氧表现,立即停止吸痰,通知医生进行处理。

(3)呼吸暂停护理:当发现患儿呼吸暂停、心动过缓、发绀、呼吸道梗阻等,及时给予弹足底、拍背等触觉刺激;如青紫仍未好转或呼吸暂停反复发作时,可适当给予呼吸兴奋剂。

(二)康复

(1)向患儿家长讲述疾病的相关知识和护理要点,缓解家长焦虑情绪。

(2)指导家长合理喂养,预防患儿呛咳、误吸、窒息。

(3)指导家长观察患儿的面色、呼吸等,发现问题及时去医院咨询或检查。

(周媛)

第十节 新生儿呼吸窘迫综合征

新生儿呼吸窘迫综合征(RDS)又称新生儿肺透明膜病(HMD),系由于缺乏肺表面活性物质所引起,临床以生后不久即出现进行性呼吸困难为主要表现,病理以肺泡壁上附有嗜伊红透明膜和肺不张为特征。本病主要发生于早产儿。

一、病因和发病机制

本病主要是由缺乏肺泡表面活性物质引起。肺泡表面活性物质具有降低肺泡表面张力,使肺泡张开不萎缩的作用。缺乏时,肺不能张开。气体交换面积减少,出现缺氧。缺氧、酸中毒使肺血管痉挛,导致肺阻力增加,右心压力增高,动脉导管和卵圆孔发生右向左分流,加重缺氧。肺组织缺氧后毛细血管通透性增加,血浆外漏,其中纤维蛋白沉着,形成透明膜,进一步阻碍气体交换。肺泡表面活性物质由肺泡Ⅱ型细胞产生,在胎龄 20～24 周出现,胎龄 35 周以后迅速增加。肺泡表面活性物质的生成还部分依赖正常的 pH 值、温度等,遇窒息、低血容量、冷冻损伤等,其合成则受到抑制。

二、临床表现

一般于生后不久(4～6 小时)即出现呼吸困难,并进行性加重。有呼气性呻吟、发绀、鼻翼扇动、三凹征、呼吸不规则及呼吸暂停。随肺不张加重,胸廓逐渐下陷。肺听诊早期正常,以后可有呼吸音减低或闻及细湿啰音,缺氧严重者四肢肌张力低下。心音由强转弱,有时在胸骨左缘可听到收缩期杂音。病情重者多于 3 天内死亡,存活 3 天以上者可逐渐好转,如并发颅内出血、肺炎则病程延长。轻症患儿可迟至 48 小时起病,呼吸困难较轻,3～4 天即好转。

三、实验室及其他检查

(一)X线检查

具有特征性,X 线胸片显示弥散性网状粟粒样斑点,以后两肺几乎全部实变,肺泡无气呈毛玻璃状阴影,唯支气管内有空气充盈而呈葱管状透亮影像。

(二)血气分析

pH 值降低明显(可低于 7.15),PaO_2 下降,$PaCO_2$ 下降,BE 下降。

(三)电解质

血钠下降,血钾早期正常,以后如持续酸中毒则可升高,血氯偏高。

(四)血生化检查

最近国内外均有报道,通过测定脐血总蛋白来预测新生儿 RDS 的发生,结果两者之间有较密切的关系。以 51.0 g/L 为分界点，低于或等于此值者，新生儿 RDS 的发生率为 29.6%，高于此值者仅 0.58%。两者差异非常显著，脐血总蛋白与肺泡表面活性物质的关系目前尚不清楚，但脐血总蛋白可代表胎儿的成熟程度。检查方法为在出生后即刻取脐静脉血 2~3 mL，测血清总蛋白。此可作为一种普查方法，简单而快速地预测新生儿 RDS 的发生。

（五）脐血内分泌激素测定

文献报道，皮质类固醇、甲状腺素、环磷酸腺苷、雌激素及催乳素可促进胎儿肺成熟，而胰岛素则具有拮抗皮质类固醇的作用，抑制卵磷脂的合成，并通过实际检测发现发生新生儿呼吸窘迫综合征组与未发生组在上述激素水平方面有显著差异。

（六）测定肺的成熟度

泡沫稳定试验：取胎儿娩出时流出的羊水或生后 12 小时的胃液做泡沫稳定试验。将羊水或胃液 0.5 mL 置于直径为 1 cm 的试管内，加 95% 乙醇 0.5 mL，以拇指按住管口用力振荡 15 秒，然后静立 15 分钟观察管内泡沫情况，可协助诊断。

四、治疗

采取综合治疗措施，使患儿渡过危急期。治疗主要为：①纠正缺氧；②肺表面活性物质替代疗法；③其他对症和支持治疗。

（一）纠正缺氧

轻症可用鼻导管或面罩给氧，吸入氧要温化到 36℃左右。若经上述给氧效果不好，吸入 60% 浓度的氧后，PaO_2 仍低于 50 mmHg 时，应用气管插管行 CPAP。其氧流量及浓度根据临床表现和血氧结果进行调整，其压力不宜过高，以防止肺泡破裂而致气胸或纵隔气肿。停用时宜逐渐降压和减低氧浓度。若应用 CPAP 效果仍不好，且无自主呼吸或频发呼吸暂停时，则应及时应用呼吸机进行 IPPV，使吸入氧浓度为 60%～80%，最高吸气压力不超过 22 mmHg，呼气末压在 3.67～5.85 mmHg，平均气道压 <7.35 mmHg。呼吸频率为 25～30 次/分，吸气与呼气时间之比为 1∶1，然后根据血气分析和临床表现进行调节。

（二）肺表面活性物质替代疗法

20 世纪 80 年代初国外首次用肺表面活性物质替代疗法治疗 RDS，取得成功，近年来国内已开始应用于临床。

表面活性物质制剂有 4 种：

（1）天然型表面活性物质，从人类羊水中取得，为同种蛋白，但羊水来源少，不易大量生产。

（2）从牛或猪肺中提取，但存在异种蛋白问题。

（3）人工合成制剂，采用人工合成的二棕榈酰磷脂酰胆碱（DPPC）和磷脂酰甘油（PG）按 7∶3 的比例配方，但疗效不理想。

（4）混合制剂，即在人工合成制剂中加入少量天然制剂。

（三）支持治疗

维持中性温度，保持腹部皮肤温度在 36.5℃，多需在婴儿辐射保暖台上保温。注意维持营养及水电解质平衡，一般在氧需要浓度超过 40% 时不经口喂养，改为静脉注射 10%

葡萄糖液每日 60～80 mL/kg,注意避免输入液量过多引起肺水肿。光疗者每日需增加 20 mL/kg 液体量。生后第 2 天起每日钠需要量为 2~3 mmol/kg,钾为 2 mmol/kg。无条件测血气时,可先给予 5%碳酸氢钠 3~5 mL/kg,以后酌情补充。避免给钠过多或速度过快而引起高钠血症及颅内出血。

(四)抗生素的应用

由于新生儿 RDS 不易与 B 组溶血性链球菌感染性肺炎相鉴别,或用机械通气时,可用青霉素或其他广谱抗生素。

(五)对症治疗

1.纠正酸中毒及电解质紊乱

呼吸性酸中毒只能用改善氧气交换来纠正;代谢性酸中毒可用 5%碳酸氢钠治疗,剂量可按酸中毒程度及 BE 结果而定,应补充的 NaHCO$_3$(mmol)=BE 的绝对值×体重(kg)×0.3;或按 3～5 mL/(kg·次)计算,每日剂量不宜超过 8 mmol/kg,并应在稀释成等张溶液后静脉滴入。

2.控制心衰

用洋地黄快速制剂,如毒毛花苷 K 每次 0.01 mg/kg,或毛花苷 C 每次 0.015 mg/kg,缓慢静脉注射。动脉导管重新开放者可试用吲哚美辛每次 0.02 mg/kg,共用 3 次,每剂间隔 12 小时;<2 天者后两剂的剂量减半。

3.其他

严重缺氧出现抽搐时,用 20%甘露醇每次 5 mL/kg,静脉注射。呼吸衰竭时,及时用山梗菜碱或尼可刹米。烦躁和抽搐者用地西泮每次 0.2～0.3 mg/kg,静脉注射;或苯巴比妥钠每次 5～7 mg/kg,肌内注射。改善细胞内呼吸可加用细胞色素 C、三磷腺苷、辅酶 A 及维生素 B$_1$ 等。维生素 E 能减少活性氧的生成,活性氧通过脂质过氧化物损伤机体,维生素 E 有终止过氧化反应的作用,故有治疗作用。

五、预后

预后一般较差。多数在 2~3 天死亡,仅少数可在生后第 3 天后逐渐好转。故凡能存活至第 3 天者往往可望好转。病死率主要决定于胎龄大小、窒息程度和出生后的处理。应用机械呼吸疗法可明显降低死亡率。

六、护理与康复

(一)护理

1.保持呼吸道通畅

为患儿取舒适体位,头稍后仰或偏向一侧,肩部垫高 2~3 cm,使气道开放,及时清除口、鼻咽部分泌物,必要时遵医嘱予以雾化治疗、翻身、拍背促使痰液排出。

2.应用肺表面活性物质的护理

通常于出生 24 小时内给药,用药前彻底清除口腔、鼻腔及气道内的分泌物,摆好患儿体位,再将肺表面活性物质(PS)混悬剂置于暖箱内复温 5 分钟,轻轻上下转动,勿振摇,使药液均匀,用注射器吸取药液,通过气管注入给药,给药后禁止吸痰 6 小时,以免造成 PS 在肺内分布不均匀或直接将注入的 PS 从肺内吸出。严密监测 SPO_2、心率、呼吸、血压变化。若患儿出现呼吸暂停,应暂停注药,迅速复苏,气囊加压给氧,注意压力不可过大,以免发生气胸。

3.合理用氧

根据病情及血气分析结果采用不同供氧方法,调节氧流量,使 PaO_2 维持在 50~70 mmHg,SPO_2 维持在 85% ~ 95%,避免氧中毒。

4.病情观察

注意患儿体温、面色、呼吸、心率、肌张力及有无肺出血症状。观察患儿呼吸频率、节律与呼吸机是否同步,双肺通气是否良好,SPO_2 的变化等,若出现患儿的主动呼吸频率与呼吸机频率不一致时(即人机对抗),应遵医嘱给予镇静。

5.保证营养供给

合理喂养,对无法经口喂养的患儿,可用鼻饲疗法;无法从胃肠中给予营养的,应及时给予静脉营养补液治疗。

(二)康复

(1)提倡母乳喂养,注意饮食卫生,食具、奶具应定时煮沸消毒。

(2)向家长讲述疾病相关知识及护理要点,如何使用口服药,注意药物不良反应及注意事项,嘱其家长阅读相关育儿知识。

(3)加强喂养护理,每次喂奶后应竖起拍背,听到饱嗝声后予患儿侧卧。

(4)按时预防接种,定时随访。

(高彬昌)

第十一节　新生儿上呼吸道感染

各种病毒及细菌均可引起新生儿上呼吸道感染,临床常见的病毒有呼吸道合胞病毒、流感和副流感病毒、巨细胞病毒和柯萨奇病毒,常见的细菌有葡萄球菌、大肠杆菌、A 组或 B 组溶血性链球菌。主要侵犯鼻、鼻咽和咽部时,称为上呼吸道感染。

一、临床表现

临床表现多种多样,轻重不一,轻者只有鼻塞、喷嚏、流涕、偶咳,有的因鼻塞而张口呼吸,拒乳、烦躁不安。重者发热,体温高低不一,持续数日不退,伴拒食、呕吐或腹泻,每日 3 ~ 5 次不等,但不至于发生脱水和酸中毒。主要表现如下。

1.鼻炎

以鼻塞为主要症状,呼吸时发出堵塞的响声,有时无法经鼻呼吸,而出现张口呼吸,在吮乳时需要闭口,而无法呼吸,于是出现烦躁不安,多伴有流涕和喷嚏。

2.咽炎

以咳嗽、咽部充血为主要表现,同时伴有轻度鼻炎,因此有流涕、喷嚏。

3.结膜炎

因鼻泪管短而狭,容易堵塞,出现眼泪外溢,结膜充血或有脓性分泌物。

4.喉炎

咳嗽呈破竹声,哭声嘶哑,呼吸困难,出现胸骨上软组织凹陷。

5.中耳炎

因耳咽管短而直,细菌、病毒感染都可发生中耳炎,且症状不典型,仅表现为发热不退、烦躁,可应用耳镜窥检并密切观察两耳有否流脓。

6.淋巴结炎

新生儿上呼吸道感染易向下或向邻近器官蔓延,引起颈(或颌下)淋巴结炎,表现为发热且持续不退;淋巴结肿大,有压痛,体检时需特别注意。

二、治疗

(一)一般治疗

呼吸道隔离,室内应保持空气新鲜,防止交叉感染。及时吸净口、鼻、咽分泌物,保持呼吸道通畅。注意观察病情变化,不能吸吮者,给予鼻饲或滴管喂养。多喂温水。

(二)抗感染治疗

根据临床表现正确选用抗生素及抗病毒药物。

(三)对症治疗

新生儿高热时给予头枕冷水袋及散包降温,新生儿不宜用药物降温。病毒感染以咽炎为主者,给予雾化吸入,每日2次。

三、护理与康复

(一)护理

(1)行呼吸道隔离,新生儿卧床休息,有发热者执行发热护理常规。

(2)及时清除鼻腔分泌物,以免影响呼吸。

(3)咳嗽频繁、痰液黏稠者,可给予蒸汽吸入,以湿润呼吸道,减少刺激,减轻咳嗽,使痰液易于咳出。经常变换体位,拍击背部协助排痰。

(4)高热者按发热护理常规护理。发生高热惊厥时,执行惊厥护理常规。

(5)做好口腔护理,每天用生理盐水漱洗口腔1~2次,尤其在食奶后,应清洗口腔,增进食欲,防止发生口腔炎。

(6)保持皮肤的清洁,及时擦干尿液,更换湿污的被服,给新生儿勤换尿布。

(7)密切观察病情变化,观察体温、脉搏、呼吸及精神状态,注意有无皮疹、恶心、呕吐、烦躁等,以早期发现某些传染病的前驱期症状,及时进行隔离。

(8)如炎症蔓延可引起中耳炎、气管炎、肺炎等,应注意观察。体弱者,感染经血循环可播散于身体各处,并发败血症或化脓病灶,也可使机体产生变态反应,发生肾炎、风湿病、心肌炎等。故应观察病情变化,如病情加重、体温持续不退,应考虑炎症是否向下呼吸道蔓延或出现其他并发症。

(9)保持呼吸道通畅。鼻塞时影响呼吸、睡眠和食欲,宜使鼻孔通畅,并保持清洁。鼻黏膜水肿而有呼吸困难时,用0.5%~1%麻黄碱液或0.5%~1%呋喃西林麻黄碱液滴鼻,每日数次,每次1滴,可使鼻黏膜血管收缩,应避免滴鼻液经鼻咽部咽下引起咳呛。鼻孔四周可涂油以防皮肤刺激。勿用力擤鼻涕,避免增加鼻腔压力,使炎症经耳咽管向中耳发展造成中耳炎。

(二)康复

(1)新生儿的居室应宽敞、整洁、采光好。室内应采取湿式清扫,经常开窗通气,成人应避免在新生儿居室内吸烟,保持室内的空气新鲜。

(2)在气候骤变时,应及时增减衣服,注意保暖,避免着凉。

(尹秀平)

第十二节　新生儿心力衰竭

新生儿心衰为常见的心脏急症,是由于新生儿心肌收缩成分少,泵力低,交感神经未完全发育成熟,左心储备量低。另外,出生后由胎儿循环向成人循环过渡,因此一些先天性心血管畸形及后天获得性心内或心外因素都可引起心衰。

一、临床表现

新生儿心衰发展急骤,常表现为全心衰竭,如未及时发现,可迅速达到濒死状态。有时新生儿心衰的诊断并非易事,有不少其他系统的症状可类似心衰。因此,仔细进行临床检查,及时进行辅助检查,从而明确病因,这是新生儿心衰诊断的关键。鉴于新生儿心衰表现有其特征性,因此新生儿心衰诊断需综合临床表现及必要的实验室检查,一方面为新生儿心衰的诊断标准提供可靠依据,另一方面应尽量确定心衰的病因诊断,从而对心衰进行及时有效的治疗。

二、治疗

(一)病因及诱因的治疗

对于先天性心血管畸形者,应根据病情早期进行介入性治疗或外科手术治疗;对于重症病毒性心肌炎引起心衰者,仍然推荐包括短期应用糖皮质激素在内的综合疗法;心律失常者主要应用药物中止心律失常;对于感染、贫血、代谢紊乱、酸中毒、低氧血症、液量过多等引起心衰者应及时采取相应措施。

(二)一般处理

置暖箱或婴儿辐射保暖台监护;有肺水肿表现者取半卧位;少量多次喂奶,注意控制静脉输液速度及总量,保持出入量平衡;应用氧气,但对于依赖动脉导管开放方能维持体肺循环的重症先天性心脏病患儿,不宜应用高浓度氧,以避免动脉导管关闭。

（三）重症监护

（1）置患儿于头高脚低位,头部抬高 20°~30°,衣被宽松,以利胸廓自由扩张。

（2）维持营养供应,喂奶宜少量多次。呼吸困难不能吸吮者可给予鼻饲;能吸吮者,奶头孔宜小,以防呛奶而吸入气管。

（3）给予吸氧,供氧时应注意温、湿度。给氧浓度一般为 30%~40%。

（4）用心电监护仪,监测呼吸、心率、血氧饱和度。

（5）用微量输液泵控制液体入量,以免加重心肺负荷。

（6）患儿烦躁哭闹时,遵医嘱给予镇静剂以降低氧耗。一般用地西泮或苯巴比妥,极度烦躁不安者,可肌内注射吗啡 0.1 mg/kg。

（7）洋地黄类药物治疗时的监护:①洋地黄的治疗量与中毒量相近,用药时必须仔细复核剂量,密切观察洋地黄中毒反应,如心动过缓、心律失常、恶心、呕吐、嗜睡、昏迷等。②应用洋地黄前,必须测心率。如心率 <140 次/分,与医生联系以确定是否继续用药。③观察应用洋地黄效果,如用药后心率减慢,肝脏缩小,呼吸困难与发绀改善,尿量增加,水肿消退,表示有效;若用药后心衰未减轻或反而加重,应仔细分析是否为药量不足,及时与医生联系,采取相应措施。

（8）患儿应用利尿剂后应记录 24 小时出入量,观察有无低钾表现。如有精神萎靡、四肢无力、腹胀、呼吸表浅,及时通知医生。

（9）严密观察病情变化,置患儿于重症监护室,24 小时专人护理,发现变化及时处理。

（10）呼吸衰竭时,应用机械呼吸,按其护理常规监护。

（四）洋地黄制剂的应用

新生儿心衰多为急性的和严重的,因此多采用洋地黄化法治疗,但易发生中毒,因此剂量应减少,尤其对于早产儿。

1.洋地黄制剂的选择

目前多推荐地高辛,其作用可靠,吸收、排泄迅速,长期维持用药不易发生中毒,较安全。可口服或静脉注射,应用方便。

2.用法及剂量

洋地黄化法:适用于急、重症心衰者。①剂量:地高辛静脉注射量为口服量的 2/3~3/4。②用法:首次为洋地黄化量的 1/3~1/2,余量分 2~3 次使用,每隔 4~8 小时 1 次。末次给药后 12 小时开始应用维持量,剂量为洋地黄化量的 1/4,分 2 次,每 12 小时 1 次。

3.疗效观察

应用洋地黄制剂过程中观察心率、呼吸、肝脏大小、尿量及全身情况是否改善,根据病情随时调整剂量。

4.洋地黄中毒

新生儿尤其是早产儿更容易发生洋地黄中毒。心肌炎症、缺血、电解质紊乱(低血钾、低血镁、低血钙)、缺氧、肝肾功能不全都会增加洋地黄的毒性作用。由于总剂量很小,应严防误服过量药物。

对可疑或确诊洋地黄中毒者的处理:①立即停药。②测定血清地高辛浓度:正常婴儿

的地高辛浓度应 <2 ng/mL,>3 ng/mL 可出现中毒症状。③测定血清电解质:测血清中钠、钾、氯及镁、钙的浓度,及时纠正电解质紊乱。④处理心律失常。a.异位心律:常规行 0.1% ~ 0.3%氯化钾静脉滴注,根据血钾浓度及心电图表现调节补钾总量。频发异位心律或快速心律,首选药物为苯妥英钠,每次 2~3 mg/kg,溶于生理盐水或注射用水中 3~5 分钟静脉缓注,15 分钟重复 1 次,效果不明显可选用其他抗心律失常药物,如普罗帕酮等。b.缓慢心率:心动过缓可应用阿托品,每次 0.01~0.03 mg/kg。Ⅰ度房室传导阻滞者在密切观察下仍可补钾。对于高度房室传导阻滞者,应用异丙肾上腺素,以每分钟 0.15~0.2 μg/kg 静脉滴注,必要时行临时心脏起搏,同时需纠正电解质紊乱。⑤应用抗地高辛抗体。

(五)β 肾上腺能受体激动剂

1.多巴胺

其作用随剂量不同而异,低浓度[3 ~ 5 μg/(kg·min)]时具有增加心肌收缩力及肾血管扩张作用,使心排血量增加;而高浓度[>10 μg/(kg·min)]时使心率增快,血管收缩,心排血量减少。

2.多巴酚丁胺

多巴酚丁胺有较强增加心肌收缩力作用,增加心排血量,仅有少许增加心率及血压的作用。该制剂作用迅速,持续时间短,常和多巴胺联合应用治疗心衰及心源性休克。剂量为每分钟 5~10 μg/kg。

3.异丙肾上腺素

异丙肾上腺素有增加心肌收缩力及心排血、扩张周围血管的作用,但有增加心率的不良反应。适用于濒死状态伴心衰及完全性房室传导阻滞的患儿。剂量:每分钟 0.1 ~ 0.2 μg/kg,根据药物反应随时调整剂量。

4.肾上腺素

肾上腺素增加心肌收缩力及心排血量,有收缩外周血管,增加外周阻力的不良反应,可用于治疗心肺转流后低心排状态。

(六)扩血管药物

1.硝普钠

硝普钠直接扩张小动脉、静脉平滑肌。每分钟 0.5 ~ 5 μg/kg 静脉持续泵注,自小剂量开始,需密切监测血压变化,作用快,半衰期仅 1 ~ 2 分钟,对新生儿应慎重应用,持续应用时间不超过 48 小时。常用于心脏直视手术后肺动脉高压、肺淤血和肺水肿等患儿。

2.硝酸甘油

硝酸甘油每分钟 0.5 ~ 10 μg/kg,持续静脉滴注,可增加静脉血管容量,使增高的心室充盈压及左心室舒张末压(心室前负荷)降低,以减轻肺淤血及水肿,常用于心脏直视手术后的患儿。

3.妥拉唑啉

妥拉唑啉首剂负荷量为 1 ~ 2 mg/kg,溶于葡萄糖液中 30 分钟静脉缓注,如有效,以后每 1 mg/kg 负荷量以每小时 0.16 mg/kg 的速度维持静脉滴注,最好由头皮静脉滴入,用于治疗新生儿肺动脉高压特别有效。

4.卡托普利

卡托普利每次 0.1 ~ 0.5 mg/kg,每 6 ~ 12 小时 1 次,口服,常用于左向右分流先天性心脏病所引起的心衰、主动脉缩窄手术后高血压等(见血管紧张素转换酶抑制剂)。

(七)血管紧张素转换酶抑制剂

通过抑制血管紧张素转换酶(ACE),减少血管紧张素Ⅱ的产生,从而扩张外周小动脉和静脉,减轻心室前后负荷,对先天性心脏病并发心衰、心肌病等常选择该制剂,常用卡托普利、依那普利等。

(八)磷酸二酯酶抑制剂

磷酸二酯酶抑制剂通过 cAMP 介导增加心肌收缩力,并扩张外周血管,因而可用于心衰的治疗,目前应用的为氨力农及米力农,后者作用较前者强约 15 倍。氨力农的用量为 5 ~ 15 μg/(kg·min),米力农为 0.4~1.2 μg/(kg·min)。

(九)利尿剂

利尿剂通过利尿作用减少血容量,使回心血容量减少以降低左心室充盈压,从而减轻前负荷。常用短时、快速利尿剂呋塞米或依他尼酸,口服量为 2~3 mg/(kg·d),静脉注射量为 1 mg/(kg·d),长期应用者选用氯噻嗪 2~3 mg/(kg·d)或氢氯噻嗪 2~5 mg/(kg·d),加服螺内酯(安体舒通),以减少失钾。

(十)药物控制动脉导管开放与闭合

1.前列腺素 E_1

前列腺素 E_1(PGE₁)治疗依赖动脉导管开放方能维持生命的重症新生儿心脏病,以纠正低氧血症及通过动脉导管维持右向左分流,保证降主动脉血供。适应证:①左心梗阻性病变,左心室发育不良、婴儿主动脉缩窄、主动脉弓中断;②完全性大血管错位;③右心室流出道梗阻性先天性心脏病。剂量:每分钟 0.05 ~ 0.2 μg/kg,有效后减量,一般用数日,用至外科手术前。主要并发症:心动过缓、呼吸暂停、一过性低血压等。

2.吲哚美辛

吲哚美辛为前列腺素 E 合成酶抑制剂。剂量:每日 0.1~0.2 mg/kg,每 8~12 小时 1 次,口服。有效后停服,总量不超过 0.6 mg/kg。主要并发症:一过性肾功能不全、消化道出血等。肾功能不全、有出血倾向、高胆红素血症(>205 μmol/L)、血小板减少者禁用。

(十一)介入性导管术

1.球囊房间隔造口术

球囊房间隔造口术(BAS)治疗完全性大动脉错位、左右心梗阻等重症先天性心脏病引起的低氧血症及心衰。

2.球囊主动脉瓣成形术及球囊主动脉成形术

球囊主动脉瓣成形术及球囊主动脉成形术治疗重症主动脉瓣狭窄及主动脉缩窄引起的顽固性心衰。

(十二)外科手术

可行姑息术及根治术,纠正重症先天性心脏病患儿的异常血流动力学。

三、护理与康复

（一）护理

1）患儿卧床休息，以减轻心脏负荷、减少氧和能量的消耗。

2）应保持居室安静，空气清新。多给患儿以深沉的爱抚。随时到床前巡视，密切观察患儿的反应。按时测量呼吸、脉搏、血压和体重。患儿哭闹、烦躁时，遵医嘱酌情给予镇静剂。患儿的梳洗、饮食、大小便等均需护理人员协助。同时注意使患儿的情绪保持稳定，切不可兴奋，以免加重心脏负担，甚至使心搏骤停。

3）患儿呼吸困难严重时可采用鼻饲以免疲劳。患儿不能进食，需要静脉输液时，应严密观察。

4）观察患儿有无突然呼吸困难加重、心率快、呕吐、烦躁、多汗、面色苍白（或青紫）、肝大等心衰表现，如出现呼吸困难、咳嗽、咯血、缺氧明显、肺水肿等为左心衰竭，如出现下肢或全身水肿、肝大、颈静脉怒张等为右心衰竭。发现异常及时通知医生。

5）应用洋地黄制剂时应注意

（1）给药前应认真数足一分钟脉搏，并注意节律、强弱，若心率过缓，或突然加快，或变为不规则，应立即向医生反映，考虑是否停药。

（2）给药前应准确执行医嘱，并详细记录给药时间、剂量、方法。

（3）洋地黄的毒性反应：如心动过缓、心律失常、恶心、呕吐及神经系统症状（如嗜睡）等。

（4）使用洋地黄制剂过程中，避免使用钙剂，因钙剂与洋地黄有协同作用，可促使洋地黄中毒。如使用洋地黄制剂时，患儿出现低钙抽搐，应先用镇静剂，然后在严密观察下静脉缓慢滴注或口服适量钙剂，绝不可从静脉直接注射。

（5）静脉给予洋地黄针剂注射时，应加入 25% ～ 50% 葡萄糖液 20 ～ 40 mL 中缓慢推注，注射时间每次不得少于 10 分钟，注射时如患儿出现心悸、恶心、呕吐，应当立即停止注入。每次注毕，应让患儿绝对卧床休息半小时以上，以免发生意外。

（6）洋地黄类药物应用后的有效指标是：心率减慢，肝脏缩小，气急改善，安静，食欲好转，尿量增加。

（7）应用洋地黄类药物后，心衰症状未见减轻或加重，应分析原因，如药量是否准确，是否按时给予，有否呕吐，并及时和医生联系采取相应措施。

6）使用利尿药时的护理。应用呋塞米或依他尼酸静脉注射后，10 ～ 20 分钟显效，维持 6 ～ 8 小时，故利尿药应早给以免夜间排尿。用利尿药的患儿应测体重，并记录 24 小时出入量。观察低钾表现，低钾时易发生洋地黄中毒，注意患儿是否有四肢无力、腹胀、心音低钝、精神萎靡及心律失常等情况，应及时通知医生，给予相应处理。

（二）康复

（1）积极去除病因，如控制肺部炎症等。

（2）有先天性心脏病者给予手术矫治，二尖瓣狭窄者可做单纯分离术，严重者可考虑换瓣治疗。由心律失常引起者，行抗心律失常治疗等。

(3)患儿应避免过劳,防止受凉,出院后定期门诊复查。

(尹秀平)

第十三节　新生儿休克

休克是由多种原因引起的周身器官微循环障碍,是导致组织细胞缺血缺氧、代谢紊乱和脏器功能损害的临床综合征。在新生儿期,休克是继呼吸衰竭之后的第二个常见死亡原因。特点是病因复杂,病情进展迅速,早期症状不明显,治疗困难,预后凶险。

一、临床表现

新生儿休克分休克前期及休克期。休克前期为代偿期,患儿出现心率加快、呼吸加快,血压正常但脉压大,体温正常;随病情进展,进入休克期,由代偿进入失代偿,患儿表现为面色苍白、皮肤发花、血压下降、尿少甚至无尿,严重者出现 DIC。

二、实验室及其他检查

(一)血常规检查
包括白细胞分类计数、血小板计数、红细胞比容及血红蛋白含量。

(二)葡萄糖筛查试验,血尿素氮、肌酐及血镁、血钙水平检查
如有异常应适当进行相应处理。

(三)血培养
应在抗生素应用前抽血行血培养。

(四)动脉血气分析
新生儿休克时行毛细血管血气分析不可靠。

(五)凝血检查
如怀疑 DIC,应行凝血检查。

(六)胸部 X 线片
常规摄胸部 X 线片。

(七)其他
如怀疑颅内出血应行头颅超声或 CT 检查,必要时行中心静脉压测定,帮助诊断及治疗休克。

三、治疗

(一)扩容纠酸
一旦诊断休克,应立即给予扩容,常用生理盐水,对低血容量休克、创伤和术后休克者,扩容可适当增加。对急性失血性休克患儿在生理盐水积极扩容后,如红细胞比容 <0.3

可予以输血。同时根据血气分析结果纠正酸中毒。

（二）血管活性药物的应用

经扩容治疗后，应及时使用血管活性药物，新生儿休克时交感神经兴奋，血管收缩，常用血管扩张剂。对晚期休克、血管扩张剂应用无效者，可使用血管收缩剂。常用的血管活性药物有多巴胺、多巴酚丁胺、山莨菪碱、异丙肾上腺素及肾上腺素。

（三）脏器功能不全的治疗

新生儿休克常伴肺损伤，可在短时间内发生呼吸衰竭或肺出血而死亡。因此休克时需密切观察呼吸情况，一旦出现呼吸困难，或呼吸节律改变、呼吸暂停，应尽快使用机械通气，不必等到血氧饱和度 <85% 或 $PaCO_2$>60 mmHg。休克患儿常伴有心功能不全，可发生在休克早期，在开始抢救休克时就要注意保护心功能。可给予多巴酚丁胺增强心肌收缩力。对休克患儿可早期使用肝素，也可使用天然抗凝血剂抗纤溶酶Ⅲ中和过量的凝血酶，防治 DIC。

（四）病因治疗

对低血容量休克应积极纠正血容量；对感染性休克要积极抗感染，增强机体抗病能力；对心源性休克要治疗原发病，增强心肌收缩力，减少心脏前后负荷。

（五）其他治疗

糖皮质激素具有明显的抗感染作用，以往在严重休克时常使用糖皮质激素，并且剂量较大，但大量的临床研究显示糖皮质激素治疗组与对照组预后并无显著差异，而且糖皮质激素治疗还可导致感染、消化道出血等严重并发症。因此一般休克不宜使用糖皮质激素，只限于有肾上腺皮质功能不全、重症病毒性心肌炎引起的心源性休克等患儿。休克时内源性阿片类物质（如 β 内啡肽）释放增加，使血管扩张，血压下降，纳洛酮可拮抗 β 内啡肽介导的休克。其他一些临床上试用的药物包括一氧化氮合成酶抑制剂、肝细胞生长因子、抗肿瘤坏死因子（TNF）和 TNF 受体抗体及白介素 –1 受体拮抗剂等。

四、护理与康复

（一）护理

1.保持环境安静

保持环境安静，减少患儿哭闹，避免不必要的搬动和刺激，应给患儿取平卧位或中凹位，注意保暖。

2.保证营养供给

禁食者给予静脉营养补液治疗，准确记录出入量，如果连续 8 小时 <1 mL/（kg·h）应立即报告医生积极处理。

3.尽快消除休克原因

如止血，包扎固定，镇静、镇痛（有呼吸困难者禁用吗啡），抗过敏，抗感染。

4.维持有效通气功能

（1）改善通气、合理吸氧，必要时使用呼吸机辅助通气，纠正患儿缺氧状态。

（2）保持呼吸道通畅，及时吸痰，必要时用雾化吸入，有支气管痉挛者可给予氨茶碱、氢化可的松，药物剂量遵医嘱执行，如出现喉头梗阻，行气管切开。

5.遵医嘱及时正确给药

快速建立多条静脉通道,尽快补足血容量,纠正循环不足;正确配制和使用血管活性药物,并严防药液外渗,观察用药效果及不良反应;合理安排输液顺序,应遵循补液原则,即先快后慢、先盐后糖、先晶体后胶体、见尿补钾。

6.密切观察病情变化

监测脉搏、心率、呼吸、血压、动脉血气及意识、瞳孔的变化。注意皮肤弹性、色泽及肢端温度,如面色苍白、口唇或指甲发绀,说明微循环血量不足或淤滞;胸前或腹壁有出血点时,应警惕 DIC 的发生,如四肢厥冷表示休克加重,应保暖。

（二）康复

（1）指导家长合理喂养。

（2）注意保暖,预防感冒,防止感染。

（3）按时预防接种,指导家长定期带患儿随诊。

（尹秀平）

第十四节　新生儿坏死性小肠结肠炎

新生儿坏死性小肠结肠炎（NEC）为一种获得性疾病,是多种原因引起的肠黏膜损害,使之缺血、缺氧,导致小肠、结肠发生弥漫性或局部坏死的一种疾病。主要在早产儿或患病的新生儿中发生,以腹胀、便血为主要症状,其特征为肠黏膜甚至是肠深层的坏死,最常发生在回肠远端和结肠近端,小肠很少受累。本病以腹部 X 线平片中的部分肠壁囊样积气为特点。本病是新生儿消化系统极为严重的疾病。

一、病因

（一）肠道供血不足

如新生儿窒息、肺透明膜病、脐动脉插管、红细胞增多症、低血压、休克等。

（二）饮食因素

如高渗乳汁或高渗药物溶液可损伤肠黏膜,食物中的营养物质有利于细菌生长和碳水化合物发酵产生氢气。

（三）细菌感染

如大肠杆菌、克雷伯菌、铜绿假单胞菌、沙门菌、梭状芽孢杆菌等过度繁殖,侵入肠黏膜造成损伤,或引起败血症及感染中毒性休克加重肠道损伤。

二、临床表现

此病男婴多于女婴,以散发病例为主,无明显季节性,出生后胎粪正常,常在生后 2~3

周发病,以 2～10 天为高峰,在新生儿腹泻流行时 NEC 也可呈小流行,流行时无性别、年龄和季节的差别。

(一)腹胀和肠鸣音减弱

患儿先有胃排空延迟,胃潴留,随后出现腹胀,轻者仅有腹胀,严重患儿症状迅速加重,腹胀如鼓,肠鸣音减弱,甚至消失,早产儿 NEC 的腹胀不典型,腹胀和肠鸣音减弱是 NEC 较早出现的症状,对高危患儿要随时观察腹胀和肠鸣音次数的变化。

(二)呕吐

患儿常出现呕吐,呕吐物可呈咖啡样或带胆汁,部分患儿无呕吐,但胃内可抽出胆汁样胃内容物。

(三)腹泻和血便

开始时为水样便,每天 5～10 次不等,2 天后为血样便,可为鲜血、果酱样或黑便,有些患儿可无腹泻和肉眼血便,仅有大便隐血试验阳性。

(四)全身症状

NEC 患儿常有反应差、神萎、拒食,严重者面色苍白或青灰、四肢厥冷、休克、酸中毒、黄疸加重,早产儿易发生反复呼吸暂停、心率减慢、体温正常或有低热,或体温不升。

三、实验室及其他检查

(一)周围血象

白细胞计数增高,分类核左移,血小板减少。

(二)血气分析和电解质测定

血气分析和电解质测定可了解电解质紊乱和酸中毒程度,指导液体和静脉营养液的治疗。

(三)粪便检查

大便外观色深,隐血试验阳性,镜下有数量不等的白细胞和红细胞,大便细菌培养以大肠杆菌、克雷伯菌和铜绿假单胞菌多见。

(四)血培养

如培养出的细菌与粪培养一致,对诊断 NEC 的病因有意义。

(五)腹部 X 线平片检查

腹部 X 线平片显示部分肠壁囊样积气对诊断 NEC 有非常大的价值,要多次随访检查,观察动态变化。

四、诊断

存在引起本病危险因素的小儿,一旦出现相关的临床表现及 X 线检查改变,即可做出较肯定的诊断。

五、治疗

NEC 的治疗以禁食、维持水电解质和酸碱平衡、营养支持及对症治疗为主。近年来由于广泛应用全静脉营养,加强支持疗法,本病的预后大大改善。

（一）禁食

1.禁食时间

一旦确诊应立即禁食,轻者禁食 5～10 天,重者 10～15 天或更长。腹胀明显时给予胃肠减压。

2.恢复进食标准

腹胀消失,大便隐血试验转阴,腹部 X 线平片显示正常,一般状况明显好转。如进食后患儿又出现腹胀、呕吐等症状,则需再次禁食。

3.喂养

开始进食时,先试喂 5% 葡萄糖水,2~3 次如无呕吐及腹胀,可改喂稀释的乳汁,以母乳最好,切忌用高渗乳汁。

（二）静脉补液及维持营养

禁食期间必须静脉补液,维持水电解质及酸碱平衡,进行营养支持。

1.液量

根据日龄而定,每日总液量为 100～150 mL/kg。

2.热量

病初保证每日 50 kcal,以后逐渐增加至 100～120 kcal。其中 40%～50% 由碳水化合物提供,45%～50% 由脂肪提供,10%～15% 由氨基酸提供。

3.碳水化合物

一般用葡萄糖液周围静脉输注。

4.蛋白质

输注氨基酸的主要目的是在保证热量的前提下,有利于蛋白质的合成。

5.脂肪

常用 10% 脂肪乳注射液静脉输注。

6.电解质

应监测血电解质浓度,随时调整入液量。

7.其他

补充各种微量元素及维生素。

（三）抗感染

抗感染常用氨苄西林及阿米卡星,也可根据细菌培养药敏试验结果选择抗生素。

（四）对症治疗

病情严重伴休克者应及时治疗,扩容除用 2:1 含钠液外,还可用血浆、白蛋白、10% 低分子右旋糖酐。

（五）外科治疗

肠穿孔、腹膜炎症状体征明显,腹壁明显红肿或经内科治疗无效者应行手术治疗。

六、护理与康复

（一）护理

1.监测体温

根据监测的体温结果给予相应的物理降温。

2.减轻腹胀、腹痛,控制腹泻

(1)立即禁食,肠胀气明显者行胃肠减压,观察腹胀消退情况及引流物色、质、量。观察有无呕吐,呕吐时应将患者的头偏向一侧,及时清除呕吐物,保持皮肤及床单元清洁。记录呕吐物的色、质及量。做好口腔护理。

(2)遵医嘱给予抗生素控制感染。

3.密切观察病情

(1)当患儿表现为脉搏细速、血压下降、末梢循环衰竭等中毒性休克情况时,立即通知医生组织抢救。迅速补充有效循环血量,改善微循环,纠正脱水、电解质紊乱及酸中毒,补充能量及营养。

(2)仔细观察,记录大便的次数、性质、颜色及量,了解大便变化过程。及时、正确留取大便标本送检。每次便后用湿巾擦净臀部并涂护臀膏等,减少大便对皮肤的刺激,保持臀部皮肤的完整性。

4.补充液体,维持营养

(1)恢复喂养:禁食期间以静脉维持能量及水电解质平衡,腹胀消失、大便隐血试验转阴后逐渐恢复饮食。恢复喂养从水开始,开始只喂开水或5%葡萄糖水,喂2~3次后,如无呕吐或腹胀,再喂母乳,若喂奶粉,从1∶1浓度开始,初为3~5 mL,以后每次递增2 mL,逐渐增加浓度及奶量。在调整饮食期间继续观察腹胀及大便情况,发现异常立即与医生取得联系。

(2)补液护理:建立良好的静脉通路,合理安排滴速;准确记录24小时出入量。

5.术后造瘘的护理

(1)正确合理佩戴造瘘袋。

(2)更换造瘘袋时,应观察造瘘口处肠黏膜血运是否良好、皮肤是否红润及外露肠管的长短是否正常,如有颜色呈暗紫色或发黑,肠管外露部分明显增长需通知医生,及时处理。

(3)控制全身感染,促进局部伤口愈合,为防止伤口污染,应及时消毒擦拭造瘘口周围皮肤,保持造瘘口周围皮肤清洁干燥。

(4)合理喂养,改善营养状况,禁食者给予静脉补液,准确记录出入量,防止水、电解质紊乱。

(5)观察造瘘口有无出血、回缩、缺血坏死,排出粪便的颜色、性质及量,如有异常,通知医生,及时处理

(二)康复

(1)出院前教会家长如何照护患儿,使其知晓居家生活护理知识。

(2)注意饮食卫生,指导家长正确喂养。

(3)嘱家长定时带新生儿到专科随访。

(李建美)

第十五节　新生儿肠梗阻

新生儿肠梗阻是指新生儿肠腔内容物的正常运送受阻，导致部分或完全不能通过，引起全身性生理功能紊乱。发病率高于1%，是新生儿急腹症的主要原因，也是围产期婴儿死亡的重要原因之一。

一、病因

根据梗阻发生的原因，可以分为机械性肠梗阻和麻痹性肠梗阻两类。前者临床最常见。

(一)机械性肠梗阻

胚胎发育阶段发育不全导致新生儿消化道畸形可造成机械性肠梗阻，如先天性肠闭锁、先天性肠狭窄、十二指肠闭锁、先天性巨结肠、先天性肠旋转不良、肠粘连等。

(二)动力性肠梗阻

新生儿还可因肠管神经功能异常引起肠管蠕动功能紊乱，产生动力性肠梗阻。梗阻可发生在肠管的任何部位，可由于肠腔病变，如肠管里的粪块堵塞；肠壁本身病变如肠壁发炎、水肿导致狭窄、肠壁肿瘤、肠管套叠；或肠管外的因素等导致。

二、临床表现

主要表现为慢性、反复发作或持续性、阵发性加剧的肠梗阻综合征，新生儿症状较重，持续时间长。

(一)机械性肠梗阻

机械性肠梗阻主要表现为哭闹、呕吐、肛门停止排便或排气、腹胀拒碰触、腹部包块等典型症状。如果发生肠套叠，可排出红色果酱样便。

(二)原发性动力性肠梗阻

原发性动力性肠梗阻主要表现为亚急性、慢性、反复发作性，或呈持续性、阵发性加剧的肠梗阻综合征，呕吐、腹胀、便秘为主要症状，时轻时重，轻时呕吐症状减轻，少量排气排便，但腹胀很难消失，患儿由于长期营养吸收不良，均较消瘦，发育不良，腹部外形膨隆，肠鸣音微弱或消失。

(三)继发性动力性肠梗阻

继发性动力性肠梗阻表现多较危重，以腹痛、腹胀、呕吐及不排便为主，起病时的症状则根据引起肠麻痹的病因而异，麻痹形成后就有全腹膨胀，肠鸣音稀少或消失，新生儿可因腹胀引起呼吸困难，早期多无呕吐，腹胀加重后则出现呕吐，内含大便样物，排便次数减少，直至不能排气、排便。

三、实验室及其他检查

（一）实验室检查

常规检查白细胞计数、血红蛋白、红细胞比容、二氧化碳结合力，血清钾、钠、氯，尿常规、大便常规等。梗阻早期一般无异常发现。

（二）X 线检查

腹部 X 线平片可见小肠及结肠均匀扩张充气，有液平面，如果不能判定充气肠袢是否为结肠，可用少量钡剂低压灌肠，如证实结肠充气扩张，则肠麻痹的诊断可以确定。机械性肠梗阻在梗阻发生后的 4～6 小时，腹部 X 线平片上即可见胀气的肠袢及多个高低不等的气液平面，如立位腹部 X 线平片表现为一位置固定的咖啡豆样肠积气影，应警惕有肠绞窄的存在。

四、诊断

根据新生儿自出生后即开始有肠梗阻症状，结合临床表现及相关检查，多可明确诊断。肠梗阻的诊断应判断是否肠梗阻、是机械性肠梗阻还是动力性肠梗阻、是单纯性肠梗阻还是绞窄性肠梗阻、是完全性肠梗阻还是不完全性肠梗阻、是什么原因引起的肠梗阻等。

五、治疗

（一）机械性肠梗阻

机械性肠梗阻多需外科手术治疗，如新生儿因消化道畸形造成机械性肠梗阻，应手术修复畸形。

（二）动力性肠梗阻

动力性肠梗阻多行内科保守治疗，针对原发病给予治疗。一般均采用非手术疗法，如禁食、胃肠减压；肾囊封闭可以预防严重腹胀。应用新斯的明促进肠蠕动。肛管排气，小量 2%肥皂水或小量 3%氯化钠溶液灌肠等刺激结肠活动，也有助于减轻腹胀。静脉营养对各类动力性肠梗阻患儿非常重要。

（三）假性肠梗阻

假性肠梗阻胃肠道运动可以随营养状况的好转而改善，随着营养不良的发展而恶化。营养支持可使患儿能够正常发育，减少并发症，尽可能缓解症状。某些患儿需部分或全部胃肠外营养。

六、护理与康复

（一）护理

1.术前护理

（1）无休克时保持低半卧位，有利于减轻腹部张力，缓解腹胀，减轻肠梗阻致肠腔积液积气带来的不适，改善呼吸和循环，有休克时取平卧位并将头偏向一侧，防止呕吐发生窒息和吸入性肺炎。

（2）禁食期间遵医嘱给予每两小时胃肠减压，每天一次肛管排气。注意观察回抽胃管时胃液的量、颜色、性质并做好记录,是否有积气等情况;并观察肛管排气的气体量等,减少肠道积液和积气。

(3)密切观察患儿病情、生命体征、SPO₂、尿量、四肢末梢循环及腹胀情况,至少每班测量一次腹围,前后对比评估腹胀是否好转并做好记录。定时称体重,评估患儿生长发育情况。

(4)遵医嘱静脉输液,补充患儿生长所需的水分及电解质,必要时复查电解质,发现钾低时可给予静脉补充和口服给钾,输液过程中应密切观察和准确记录出入量,合理补液。

(5)肠梗阻缓解后12小时,方可开奶,长期禁食者需补充静脉营养。

(6)经过保守治疗如果症状缓解可继续观察病情变化,如不缓解应进行手术。

2.术后护理

(1)体位和活动:麻醉消失前取去枕平卧,头偏向一侧,麻醉消失、生命体征正常后取半卧位,早期勤给患儿翻身,促进肠蠕动,防止肠粘连。

(2)胃肠减压和肛管排气:手术后禁食和持续胃肠减压2~3天,保证引流通畅,禁食期间给予静脉输液,维持水电解质的平衡。待肠蠕动恢复正常、肛门排气后,可拔出胃管和停止肛管排气,给予少量多餐进食。

(3)做好切口和引流管的护理:注意观察切口的敷料有无渗液或切口有无感染,一般手术后3日更换敷料,并注意观察切口有无感染征象,保证引流管固定好、通畅、无打折,注意观察引流液的量、性质、颜色,若无特殊,一般2~3天可协助医生拔管。

(4)术后注意观察是否有切口感染、粘连性肠梗阻、腹腔感染、肠瘘等并发症,应注意有无发热、腹胀、腹痛或切口红肿,有无粪臭味液体流出等,一旦发现通知医生,及时处理。

(二)康复

(1)合理喂养,注意患儿腹部变化。

(2)保持大便通畅,有腹胀等情况及时就诊。

(3)按时随访。

(李建美)

第十六节　先天性直肠肛门闭锁

先天性直肠肛门闭锁是由于原始肛发育异常,未形成肛管,致使直肠与外界不通。

一、病因和发病机制

先天性直肠肛门闭锁属于中位畸形,临床常见。由于原始肛发育障碍,未向内凹入形成肛管所致。直肠发育基本正常,其盲端在尿道球海绵肌边缘,或阴道下端附近,耻骨直肠肌包绕直肠远端。会阴往往发育不良,呈平坦状,肛区为完整皮肤覆盖。可合并尿道球部、阴道下段或前庭瘘管。

二、临床表现

患儿出生后无胎粪排出,很快出现呕吐、腹胀等肠梗阻症状。局部检查,会阴中央呈平坦状,肛区部分为皮肤覆盖。部分患儿有一色素沉着明显的小凹,并有放射状皱纹,刺激该处可见环肌收缩反应。婴儿哭闹或屏气时,会阴中央有突起,手指置于该区可有冲击感,将婴儿置于臀高头低位在肛门部叩诊为鼓音。

三、诊断

出生后无胎粪排出,肛区为皮肤覆盖,哭闹时肛区有冲击感。倒置位 X 线侧位片上,直肠末端正位于耻尾线或其稍下方,超声波、穿刺法测得直肠盲端距肛区皮肤 1.5 cm 左右。

四、治疗

确诊后应尽早行手术治疗,一般施行会阴肛门成形术,也可采用骶会阴肛门成形术。

(一)切口

在会阴中央或可激发环形收缩区的中间,做"X"形切口,长约 1.5 cm。切开皮肤,翻开 4 个皮瓣,其下方可见环形外括约肌纤维。

(二)寻找游离直肠盲端

用蚊式血管钳经括约肌中间向深层钝性分离软组织,可找到呈蓝色的直肠盲端,在盲端肌层穿 2 根粗丝线做牵引。因直肠盲端位于耻骨直肠肌环内,因此应紧贴肠壁分离,如不充分分离而勉强缝合,术后极易发生肠壁回缩,造成瘢痕性狭窄。分离时还应避免损伤尿道、阴道和直肠壁。

(三)切开直肠

在直肠盲端做"十"字形切口切开,用吸引器吸尽胎粪,或让其自然流出并拭净。注意保护创面,尽量避免污染。如发生污染,应仔细用生理盐水冲洗,必要时放置引流管。

(四)吻合固定

将直肠盲端与周围软组织固定数针,用细丝线或肠线间断缝合肠壁与肛周皮肤 8~12 针。注意肠壁与皮肤瓣应交叉对合,使愈合后瘢痕不在一个平面上。术后 10 天左右开始扩肛,防止肛门狭窄。

五、护理与康复

(一)护理

1.术前护理

(1)立即禁食禁饮,遵医嘱留置胃管,持续胃肠减压,观察引流液的颜色、量、性状并记录。给予静脉营养补液治疗,准确记录输入量,观察患儿有无脱水、腹胀、呼吸深快等表现,合理安排补液速度及顺序。

(2)患儿呈低斜坡侧卧位休息,注意保暖。

（3）保持患儿呼吸道通畅,防误吸。

（4）观察患儿生命体征,精神状态,反应,会阴部及肛门局部情况,腹胀程度,呕吐次数,呕吐物性质、量及呕吐方式。

2.术后护理

（1）严密监测患儿血氧饱和度、心率、呼吸变化,观察患儿意识情况、皮肤黏膜颜色、温度及四肢末梢循环等情况,注意保暖。

（2）保持呼吸道通畅,及时清理呼吸道分泌物,痰液黏稠者给予雾化吸入。

（3）禁食期间严格记录24小时出入量,合理补液,预防水电解质紊乱。

（4）观察患儿腹部体征变化,腹胀有无缓解,肛门排便情况。

3.造瘘口护理

（1）术后24小时内严密观察造瘘口有无出血、回缩脱落、缺血坏死。

（2）使用适宜的造瘘袋并定期更换。

（3）注意观察造瘘口的颜色、大小、血运以及造瘘口周围的皮肤情况。

（4）保持造瘘口周围皮肤清洁干燥。

（5）及时进行扩肛,防止造瘘口狭窄。

（6）由于肠液及粪便的反复刺激,造瘘口处皮炎所致的表皮缺损是极常见的并发症,发生时可用造瘘口粉外敷,具有促进表皮恢复和收敛、保护作用,减轻痛苦。

（7）保持患儿肛门内清洁干燥,若肛周皮肤发红糜烂,可涂以复方氧化锌软膏或紫草油保护肛周皮肤。

（8）肛门成形术后患儿应取侧卧位或俯卧位休息,充分暴露肛门。通常术后6小时,遵医嘱开奶。

4.管道护理

（1）引流袋:保持引流袋位置低于引流部位,引流袋1周更换1次,有特殊情况随时更换。

（2）保持引流管通畅,定时挤压,避免引流管折叠扭曲。

（3）观察引流液的量、性状、颜色变化与病情是否相符,每日记录,发现异常,及时与医生联系。

（4）妥善固定引流管以防滑脱,造瘘术后的患儿应多取造瘘口侧侧卧位。

（二）康复

（1）教家属正确佩戴造瘘袋。

（2）加强营养,合理喂养,注意皮肤护理,预防腹泻。

（3）术后定期扩肛。

（4）定期复查,如有腹胀、高热、大便恶臭应及时就诊。

（王贵波）

第十七节　新生儿贫血

新生儿期贫血系指生后 1 周,静脉血血红蛋白≤130 g/L,毛细血管血血红蛋白≤140 g/L。导致新生儿贫血的原因较多,有生理性和病理性之分,婴儿出生后建立了肺呼吸,CO_2 迅速提高,血红蛋白的氧释放量大大超过了组织对氧的需要量,因而发生骨髓造红细胞功能的暂时性停顿,即生理性贫血。病理性贫血主要由新生儿出血、溶血、红细胞生成障碍三种原因引起。

一、临床表现

多有家族史、母亲疾病史或产科病史。早产儿贫血,婴儿除面色稍苍白外,一般无明显症状与体征。部分贫血较重者(多为极低出生体重儿)可出现持续性心动过速(>160 次 / 分)、呼吸急促(>50 次 / 分)、不吃奶、反应差、易疲乏、体重不增(<25 g/d)乃至呼吸暂停等提示缺氧的症状与体征。内出血患儿因内出血的器官部位不同可出现不同的症状、体征。

二、实验室检查

全血细胞计数、网织红细胞及有核红细胞计数、母儿血型检查、抗人球蛋白试验及免疫抗体测定对确诊新生儿贫血非常重要。

三、治疗

首先应明确病因,选择相应的治疗措施;其次要了解贫血程度及临床表现,决定是否输血或给予其他治疗。如患儿有早期心功能不全表现,输血可加重心血管负荷,可输浓缩红细胞。溶血者针对导致溶血的机制考虑具体疗法;出血者给予止血疗法、输血疗法等。感染者关键是有效地控制感染。

四、护理与康复

(一)护理

(1)执行新生儿一般护理常规。

(2)避免院内感染,住非感染病室,进行保护性隔离。

(3)保持静卧,减少不必要的刺激。加强营养,喂养困难者可给予鼻饲或咽饲。

(4)观察病情变化,注意贫血有无进展及合并其他疾病,协助医生查找导致贫血的原因。

(5)掌握输血技术,了解输血反应的原因及表现,并进行观察。根据病情严格掌握输血速度,预防输血所致的并发症。

（6）做好口腔护理及皮肤护理，防止继发感染。

（7）贫血程度在中度以上（即红细胞数少于 3×10^{12}/L 和血红蛋白量低于 90 g/L）者，必须加强观察。监护注意事项：连续监测血红蛋白，每周 1~2 次。血红蛋白在 100 g/L 时，要排除隐匿出血或溶血的可能；早产儿可用配方奶粉喂养，需注意使配方中维生素 E 和不饱和脂肪酸比率≥1；生后 2 周或体重增加 1 倍时，需补充铁剂。

（二）康复

（1）加强妇女保健和孕期营养。

（2）早产儿、低出生体重儿 2 个月后补充铁剂。

（郭玲）

第十八节　新生儿溶血病

新生儿溶血病（HDN）是指因母、婴血型不合而引起的同族免疫性溶血。在目前已发现的人类血型系统中，以 ABO 血型不合最常见，其次为 Rh 血型不合。有报道，在新生儿溶血病中，ABO 溶血病占 85.3%，Rh 溶血病占 14.6%，MN（少见血型）溶血病仅占 0.1%。

一、病因和发病机制

人类血型系统中以 ABO 和 Rh 血型系统母婴不合引起的溶血病较为多见，其他血型系统不合引起的溶血病极为少见。

发病机制：胎儿由父亲方面遗传来的血型显性抗原恰为母亲所缺少，在妊娠后期，胎儿血因某种原因进入母体，母体致敏产生相应的 IgM 抗体。如母亲再次怀孕，胎儿血再次进入母体，母体发生免疫反应，产生大量 IgG 抗体，通过胎盘进入胎儿，使胎儿、新生儿发生溶血。只要 0.1~0.2 mL 的胎儿红细胞进入母体循环就足以使母亲致敏，特别是反复胎母输血。

二、临床表现

母亲既往有不明原因的流产、早产、死产史，或上一胎有新生儿重症黄疸、贫血，或确诊为新生儿溶血病应予以警惕，均应注意有血型不合的可能，既往输血史亦有参考价值。

本病的临床症状轻重差异很大。总的来说，轻型患儿多为 ABO 抗体型，除有明显的黄疸及轻、中度贫血外，一般情况较好，经过及时的正确治疗预后良好，成长后同正常儿。重度患儿常为 Rh 抗体引起的溶血，往往因严重的高胆红素血症而并发核黄疸，甚至导致胎儿水肿或死胎，预后较差。多数患儿则表现为：

（一）黄疸

Rh 溶血病大多于出生 24 小时内出现黄疸并迅速加重，而 ABO 溶血病除部分较早出现外，多数在生后 2~3 天出现黄疸。血清胆红素以未结合胆红素为主，有少数患儿可因胆汁淤积而在恢复期出现结合胆红素明显升高。

(二)贫血

贫血程度不一,轻者可无明显贫血,严重者血红蛋白可低于 80 g/L,易发生贫血性心衰。部分 Rh 溶血病患儿在 3~6 周发生晚期贫血,是由于血型抗体在体内持续存在致继续溶血。

(三)肝脾大

轻者无明显增大,重者可有明显肝脾大,多见于 Rh 溶血病,ABO 溶血病造成的肝脾大较轻。

(四)胆红素脑病

重症黄疸可发生胆红素脑病,早产儿尤易发生。一般在生后 2~7 天,随着黄疸的加深逐渐出现神经系统症状,开始表现为嗜睡、喂养困难、吸吮无力、拥抱反射减弱、肌张力减低;半天或一天后很快出现尖叫、呕吐、前囟隆起、双眼凝视、肌张力增高、角弓反张、惊厥,常有发热;病死率高,存活者逐渐恢复,但常遗留有手足徐动症、听力下降、智能落后、眼球运动障碍、牙釉质发育不良等后遗症。

三、实验室及其他检查

(一)血常规

血常规中红细胞及血红蛋白明显下降,网织红细胞显著增高(10%~60%),有核红细胞增高在 12%以上,以及成熟红细胞呈球形改变。

(二)血胆红素测定

血胆红素增长速度快,可以每小时 4.28~17.1 μmol/L 的速度上升,主要为间接胆红素,生后 2~3 天可高于 205.2 μmol/L。

(三)血型鉴定

血型鉴定确定有无母子血型妊娠不合。先做母子 ABO 血型鉴定,如婴儿为 O 型或母亲为 AB 型,则排除 ABO 溶血病,再做 Rh 血型测定。

(四)免疫血型抗体测定

免疫血型抗体测定是诊断本病的主要依据,测定婴儿有无已致敏红细胞。

(1)改良直接抗人球蛋白试验:即改良 Coombs 试验,是用"最适稀释度"的抗人球蛋白血清与充分洗涤后的受检红细胞盐水悬液混合,如有红细胞凝聚为阳性,表明红细胞已致敏。该项为确诊实验。Rh 溶血病阳性率高,而 ABO 溶血病阳性率低。

(2)抗体释放试验:通过加热使患儿血中致敏红细胞的血型抗体释放于释放液中,将与患儿相同血型的成人红细胞(ABO 系统)或 O 型标准红细胞(Rh 系统)加入释放液中致敏,再加入抗人球蛋白血清,如有红细胞凝聚为阳性。它是检测致敏红细胞的敏感试验,也为确诊实验。Rh 溶血病和 ABO 溶血病一般均为阳性。

(3)游离抗体试验:在患儿血清中加入与其相同血型的成人红细胞(ABO 系统)或 O 型标准红细胞(Rh 系统)致敏,再加入抗人球蛋白血清,如有红细胞凝聚为阳性。表明血清中存在游离的 ABO 血型抗体或 Rh 血型抗体,并可能与红细胞结合引起溶血。此项试验有助于估计是否有继续溶血及换血后的效果,但不是确诊试验。

（五）产前检查

产前检查常规查母亲血型,若为 O 型或 Rh 阴性,应检查父亲血型,及早发现血型不合, 定期测母亲血型抗体的升降,O 型母亲的血型抗体 >1∶64 时, 可能发生 ABO 溶血病。Rh 阴性母亲应在妊娠 16 周测抗体基础水平,28～30 周再次测定,以后每 2～4 周测定 1 次,抗体阳性或效价随妊娠周增长而上升,提示胎儿可能受累。抗体效价在 1∶32～1∶64 时胎儿受累可较严重。

（六）羊水检查

母亲前一胎为 Rh 血型不合,本次妊娠母亲血清 Rh 抗体升高者,可于孕期 28～30 周做羊水检查,测定羊水中胆红素浓度以了解胎儿是否发病。

四、治疗

（一）产前治疗

1.提前分娩

既往有输血、死胎、流产和分娩史的 Rh 阴性孕妇,本次妊娠 Rh 抗体效价逐渐升至 1∶32,用分光光度计测定羊水胆红素增高,且羊水卵磷脂 / 鞘磷脂(L/S)>2 者,可考虑提前分娩。

2.血浆置换

对血 Rh 抗体效价明显增高,但又不宜提前分娩的孕妇,进行血浆置换,以换出抗体,减少胎儿溶血。

3.宫内输血

对胎儿水肿或胎儿血红蛋白 < 80 g/L,而肺尚未发育成熟者,可直接将与孕妇血清不凝集的浓缩红细胞在 B 超引导下注入脐血管或胎儿腹腔内,以纠正贫血。

4.苯巴比妥

孕妇于预产期前 1～2 周口服苯巴比妥, 可诱导胎儿尿苷二磷酸葡萄糖转移酶(UDT)产生增加,以减轻新生儿黄疸。

（二）新生儿治疗

重点是纠正贫血,降低血清胆红素,防止胆红素脑病。注意保暖,纠正缺氧,防止低血糖。

1.一般治疗

在严密观察黄疸进展的条件下,轻症可行一般治疗,以牛奶喂养。

(1)酶诱导剂:苯巴比妥及尼可刹米均能诱导肝细胞微粒体中葡萄糖醛酸转移酶的活性,加速与间接胆红素结合。两者联合使用可提高疗效。苯巴比妥尚能增加 γ 蛋白,促进肝细胞对胆红素的摄取。苯巴比妥每日 5～8 mg/kg,尼可刹米每日 100 mg/kg,均分次口服。

(2)白蛋白或血浆:白蛋白可与胆红素结合,以减少未结合胆红素的游离。将白蛋白按 1 g/kg 的剂量进行静脉滴注。或用血浆每次 20~30 mL 静脉滴注。

(3)口服或静脉注射葡萄糖:有利于葡萄糖醛酸生成,促进胆红素代谢。

（4）肾上腺皮质激素：具有阻止抗原抗体反应，减少溶血，激活肝酶，增加葡萄糖醛酸与胆红素结合的作用。氢化可的松每日 6~8 mg/kg 静脉滴注，或泼尼松每日 1~2 mg/kg 口服。

（5）青霉胺：每日 400 mg/kg，分次口服；或每日 300 mg/kg，分 4 次静脉注射。

（6）活性炭：活性炭能吸附肠道内的游离胆红素，从而减少胆红素的重吸收。10% 活性炭水溶液每次 5 mL，鼻胃管饲入，每 2 小时 1 次，可连续使用。

2.光照疗法

光照疗法（简称光疗）在处理未结合胆红素方面比酶诱导剂作用快，而且疗效好，尤其对未成熟儿效果较好。

光照方法有两种：①单面光照；②双面光照。

灯管与皮肤间距离为 33~50 cm，光疗时应注意箱内温度保持在 28~33℃，相对湿度为 60%。患儿应裸体进行 24 小时连续照射，总疗程为 48~72 小时。光疗不能阻断溶血的进行，故要注意贫血程度，必要时须适量输血。

光疗中应注意：①随时观察记录黄疸的消失情况，定时查血清胆红素；若胆红素继续升高超过 342 μmol/L，或有核黄疸征象时，应及时考虑换血；②要用黑布或黑纸保护患儿双眼及胸部，以避免眼睛损害及诱发动脉导管未闭，使不显性失水增加，应注意补充；③能引起稀便或呕吐，停止光疗后症状即可消失；④还可引起青铜症，停止光疗后如肝功能正常能自行恢复。

3.换血疗法

换血是抢救严重 HDN 的重要措施，目的是换出抗体和已致敏的红细胞，防止溶血进一步发展；换出胆红素，防止出现核黄疸；纠正贫血，预防多脏器功能衰竭。

1）换血指征

（1）产前诊断明确，而新生儿出生时脐带血胆红素 >68.4 μmol/L，血红蛋白低于 120 g/L，并有苍白、水肿、肝脾大、呼吸浅弱和心衰者，需立即换血。

（2）血清未结合胆红素超过 342 μmol/L 者。对于体重较大的 ABO 溶血症患儿，一般情况良好，血清胆红素超过 427.4 μmol/L 作为换血指征。

（3）凡出现早期核黄疸症状者，不论胆红素浓度高低都应换血。

（4）前一胎病情严重者及早产儿，需适当放宽指征。

2）供血的准备：供血应配制新鲜血。若用库血，库存期不应超过 3 天，使用前放在 35~37℃水浴中 1 小时，每 20 分钟轻轻摇动 1 次以减少血小板的凝集。

3）血型选择：Rh 血型不合时，采用 Rh 血型同母亲，ABO 血型与婴儿相同的血。ABO 血型不合时，用 O 型血细胞、AB 型血浆等份混悬液，亦可选用抗 A 或抗 B 效价不高的 O 型血液。

4）换血量：150~180 mL/kg，约为患儿全血量的 2 倍，总量为 400~600 mL。

5）抗凝剂：常用枸橼酸盐保养液和肝素抗凝，以肝素为佳，但肝素血贮存不得 >24 小时，并且术后须用相当于实际存留肝素量的一半鱼精蛋白进行中和（鱼精蛋白 1 mg= 肝素 1 mg 相当于 125 U）。用枸橼酸盐保养液抗凝时，每换血 100 mL 给予 10% 葡萄糖酸钙 1 mL。

6）换血途径及步骤：多采用脐静脉插管，或因脐带断面愈合不能利用时可行脐静脉切开术。在手术室或清洁环境中,先抽空胃内容物(防止手术中有呕吐以致窒息等),每次抽出和注入血量为 10～20 mL,每换 100 mL 需测静脉压 1 次。正常新生儿静脉压力为 8 cmH$_2$O,若静脉压超过 8 cmH$_2$O 时,说明血量过多,有心衰的可能,宜多抽少注,以降低静脉压;静脉压过低说明血容量不足,宜少抽多注。每隔 100 mL,给予 10% 葡萄糖酸钙 1 mL,并将其加入 25% 葡萄糖液 3 mL 中,缓慢注入,避免引起心动过缓。换血时注意心率、呼吸等情况,必要时做心电监护。换血全过程进行顺利需 1～2 小时。换血前后各留血标本 1 次,供测定胆红素及其他化验用。

7)换血后注意事项:①密切观察病情,术后每半小时测心率及呼吸,2 小时后可改为每 2 小时测 1 次,若有异常及时与医生联系;②术后若血红蛋白 <100 g/L,可少量输血。若胆红素又 >342 μmol/L,可考虑再次换血;③术后禁食 6 小时后,开始试喂糖水,若吸吮正常可进行正常喂养。若无异常损失体液情况,不必输液;④注意切口有无出血,保持局部清洁,注意预防感染,必要时加用抗生素;⑤术后 4～5 天拆线,无并发症者可出院,应向家长交代注意观察可能出现的症状,如核黄疸后遗症引起的神经系统表现、后期贫血等,并进行定期追踪复查。

4.核黄疸的治疗

核黄疸主要在预防。对已经发生核黄疸者,仍需积极采取措施,降低未结合胆红素。

五、护理与康复

(一)护理

(1)加强基础护理:HDN 患儿因蓝光治疗导致隐性失水加剧,应更加注意皮肤的护理及液体的补充,若出现大面积皮疹或青铜症,应通知医生考虑暂停光疗。

(2)用药护理:遵医嘱给予白蛋白和酶诱导剂,纠正酸中毒,促进胆红素和白蛋白的结合,减少核黄疸的发生。

(3)合理喂养,少量多次,刺激肠蠕动促进排便,建立正常菌群,减少胆红素的肝肠循环。

(4)观察有无核黄疸的早期症状。

(5)实施光疗和换血疗法时,做好相应护理。

(6)患儿一般情况良好,换血后 2～4 小时可试喂糖水,注意观察有无呕吐、腹胀、便血等表现,以防换血后新生儿坏死性小肠结肠炎的发生。

(二)康复

(1)使家长了解患儿病情,取得家长的配合。

(2)对于 HDN,做好产前咨询及孕妇预防性服药。

(3)发生核黄疸者,注意后遗症的出现,给予康复治疗和护理。

(4)若为母乳性黄疸,嘱可继续母乳喂养,如吃母乳后仍出现黄疸,可改为隔次母乳喂养逐步过渡到正常母乳喂养。若黄疸严重,患儿一般情况差,可考虑暂停母乳喂养,黄疸消退后再恢复母乳喂养。

(5)若为红细胞葡萄糖 -6- 磷酸脱氢酶(G-6-PD)缺陷者,患儿衣物保管时勿放樟脑丸,并注意药物的选用,以免诱发溶血。

(郭玲)

第十九节　新生儿弥散性血管内凝血

DIC 是一种获得性的病理生理过程。其特点是在某些致病因素作用下,凝血系统被激活,微循环内发生纤维蛋白沉积,形成微血栓,消耗了大量血小板和各种凝血因子。继而纤维蛋白溶解系统被激活,其裂解产物(FDP)有抗凝作用,导致广泛出血。危重的新生儿,特别是低出生体重儿,在患硬肿症、呼吸窘迫综合征、新生儿溶血病或各种感染时,容易并发本症。产科因素如羊水栓塞、胎盘早剥、前置胎盘、严重妊娠高血压综合征时,由于胎盘组织损伤,组织凝血活酶进入胎儿循环,也可引起本症,病死率高。

一、临床表现

有早产、硬肿症、窒息、溶血、感染史,或母亲有妊娠高血压综合征、胎盘早剥史。发病较急,突然出现消化道、肺、泌尿道广泛出血。常见脐部或针刺部位渗血不止和皮肤紫癜。微血栓可使受累器官缺血坏死。新生儿 DIC 不易早期发现,且病情发展快。

二、实验室检查

血涂片可见红细胞有破碎和变形;血小板 $<100 \times 10^9/L$;纤维蛋白原 <1.6 g/L;凝血酶原时间 ≥ 15 秒(生后 5 天以上)或 20 秒(生后 4 天以内);部分凝血活酶时间 >45 秒;血浆鱼精蛋白副凝(3P)试验阳性。以上 6 项检查中有 4 项阳性即可确诊,3 项阳性为疑似诊断。

三、治疗

治疗新生儿 DIC 的重点是控制疾病,包括抗生素的应用、纠正酸中毒及电解质紊乱、供氧、维持血压等,而不是纠正凝血异常。若引起 DIC 的原发病因能够及时解除,出血可望很快停止。治疗的选择必须结合临床表现与实验室检查的改变而定,对新生儿目前无简单统一的治疗方法。如病因治疗不能迅速改善病情,则宜纠正凝血的缺陷。当患儿有弥散性出血,或有颅内出血、肺出血等严重出血的高度危险,或必须行外科手术时,应当补充凝血因子以维持患儿的实验室指标在最低的止血水平之上。一般输新鲜血 10 mL/kg,可提高凝血因子水平 15% ~ 20%,每 12 小时 1 次,直至凝血指标恢复正常。如血小板少于 $50 \times 10^9/L$,还应输血小板每 12 小时 1 U(1 大 U=250×10^2 血小板数,1 大 U=10 小 U)。其他措施包括输注冷沉淀物 10 mL/kg,以及输注凝血因子,直到患儿病情稳定和 DIC 的促发因素解除。关于抗凝治疗的问题,对于新生儿 DIC 是否用肝素治疗,仍有争议。多数人认为肝素治疗主要适用于 DIC 的早期高凝期或有大血管血栓形成、组织器官坏死,或暴发性紫癜及病因(如感染)控制缓慢、凝血持续被激活。肝素常用的剂量为 100 U/kg,静脉注射每 4 小时 1 次,但因为监测困难,且有加重出血的可能,故目前多倾向于采用小剂量静脉滴注,每小时 10 ~ 15 U/kg。也有用微剂量肝素皮下注射法,20 ~ 40 U/kg,每 12 小时 1 次,该法吸收慢,能较长时间地维持血药浓度,临床安全、无出血不良反应,尤适用于 DIC 早期高凝状态或预防 DIC。多种试验也证明小剂量肝素可减少或抑制体内凝血酶形成过多,抑制微血栓形成,并可促进微血栓溶解,有利于改善器官血供和促进脏器功能的恢复。

四、护理与康复

(一)护理

1.集中操作,减少出血

保持患儿安静、舒适,护理操作集中进行,动作轻柔,减少不必要的穿刺等侵入性操作。抽血后延长按压时间,减少刺激,避免哭闹。

2.维持有效的通气功能

采用适宜的氧疗方式改善通气,必要时使用呼吸机辅助通气。

3.病情观察

观察患儿面色、意识、呼吸、血氧饱和度,是否有出血、器官栓塞的表现等。若患儿出现激惹、尖叫、吐奶、前囟饱满、张力高等表现应警惕发生颅内出血。避免头皮静脉穿刺,减少头部活动,严格控制输液速度。若出现腹胀、腹部张力高、呕吐、胃残留物中有血液、大便隐血试验阳性等情况,提示发生消化道出血。抬高头肩部 15° ~30° ,侧卧位,防止呕吐致窒息,保持呼吸道通畅。

4.加强基础护理,预防感染

加强新生儿口腔、脐部、臀部护理,保持皮肤清洁干燥,注意皮肤出血点及瘀斑,避免皮肤摩擦及肢体受压。严格执行消毒隔离制度,加强手卫生,防止交叉感染。

5.用药护理

遵医嘱正确使用抗凝剂、补充凝血因子、成分输血或应用抗纤溶药物。正确、按时给药,严格掌握药物剂量,并严密观察治疗效果。

6.保证热量供给

注意保暖,合理喂养或静脉营养,防止水电解质平衡失调及低血糖。

(二)康复

(1)指导家长正确喂养,并给予安慰。

(2)注意保暖,预防感冒,防止感染。

(3)出院前教会家长如何照护患儿。

(4)按时预防接种。

(5)出院后出现不适及时来院就诊。

(郭玲)

第二十节　新生儿低血糖症与高血糖症

新生儿低血糖症

新生儿全血血糖 <2.2 mmol/L,称低血糖症。

一、病因

(一)来源不足

胎儿糖原的贮备主要在胎龄最后 4~8 周,胎儿棕色脂肪的分化是从胎龄 26~30 周开始,一直延续到生后 2~3 周。早产儿和小于胎龄儿,双胎中体重轻者贮存少,生后代谢所需量又相对高,易发生低血糖症。孕妇患妊娠高血压综合征或胎盘功能不全者其婴儿低血糖症的发生率更高。

(二)耗糖过多

患严重疾病,如窒息、新生儿寒冷损伤综合征、呼吸窘迫综合征、全身性急性感染等的新生儿代谢增快,糖需要量增高,易并发低血糖症。

(三)高胰岛素血症

患糖尿病的母亲因血糖高,胎儿血糖随之也高,使胎儿胰岛细胞代偿性增高;出生后从母体来的糖原中断,而血中胰岛素又过高致使血糖降低,新生儿溶血病的胎儿,由于红细胞破坏释放出谷胱甘肽,具有对抗胰岛素的使用,也可使胎儿胰岛细胞代偿性增高,发生高胰岛素血症。其他如胰岛腺瘤、胰岛细胞增殖症和伯－韦(Beckwith-Wiedemann)综合征(脐疝—巨舌—巨人症)均可伴有高胰岛素血症,可致持续性的低血糖症。

(四)内分泌和遗传代谢性疾病

新生儿糖代谢障碍如新生儿半乳糖血症因血中半乳糖增加,葡萄糖相对减少。糖原累积病因糖原分解减少,血中葡萄糖含量减低。氨基酸代谢障碍及垂体、甲状腺或肾上腺等功能低下均可导致低血糖症。

二、临床表现

无症状或无特异性症状,表现为反应差或烦躁、喂养困难、哭声异常、肌张力低、激惹、惊厥、呼吸暂停等,经补糖后症状消失、血糖恢复正常。低血糖症多为暂时的,如反复发作需考虑糖原累积病、先天性垂体功能不全、胰高糖素缺乏和皮质醇缺乏等。

三、实验室检查

对疑低血糖症者常用纸片法进行血糖监测。持续反复发作低血糖症者,应做进一步有关的辅助检查。

四、治疗

1)已证实血糖低者,无论有无症状,均应补充葡萄糖。

(1)足月儿和小于胎龄儿葡萄糖按 0.5~1 g/kg(25%葡萄糖溶液 2~4 mL/kg),以每分钟 1 mL 的速度静脉滴注,随后以 10%葡萄糖液滴注以维持血糖浓度,生后 2 天内为每日 75 mL/kg。在患儿血糖浓度恢复正常后 48 小时停止输液。

(2)体重在 1 500 g 以上的早产儿和小于胎龄儿用 10%葡萄糖 2 mL/kg,以每分钟 1 mL 的速度静脉滴注,以后继续滴入 10%葡萄糖液,每小时 3 ~ 5 mL/kg(每分钟 5~8 mg/kg)。

(3)出生体重 <1500 g 的早产儿为避免医源性高血糖,用 5%葡萄糖液滴注,每小时 3 ~ 5 mL/kg(每分钟 2.5 ~ 4 mg/kg)。

2)如经以上治疗 3 天血糖仍低者,除进一步查找原因外,可加用氢化可的松每日 5 mg/kg。可促进糖原异生,提高血糖水平,在血糖正常 48 小时后停用。或试用胰高血糖素 300 μg/kg,肌内注射,每 12 小时 1 次,以促进肝磷酸化酶活性,增加肝糖原分解,糖原异生增加,使血糖升高。

3)对顽固性或反复发作的低血糖症,应进一步检查有无高胰岛素血症或其他遗传代谢性缺陷。

五、护理与康复

(一)护理

1.喂养

生后能进食者尽早喂养,根据病情给予 10%葡萄糖液,尽早建立静脉通路,保证葡萄糖的输入。

2.监测血糖

定期监测血糖,维持血糖在 2.6 ~ 7.8 mmol/L,静脉输注葡萄糖时及时调整输注量及速度,用输液泵控制并每小时观察记录 1 次。

3.及时纠正低血糖

当血糖低于临界值,患儿有明显症状时,立即遵医嘱静脉推注 10%葡萄糖液,每小时监测血糖,并根据血糖值调整输注葡萄糖的速度,直至血糖恢复正常。

4.观察病情

观察病情变化,注意有无震颤、多汗、呼吸暂停等,有呼吸暂停及时处理。

5.足跟部的护理

由于足跟部需要多次采血检测血糖,操作时要注意无菌原则、严格消毒,采血后用无菌棉签压迫止血。在日常护理中注意采血部位有无感染。

(二)康复

(1)早开奶以保证热量供给,不能经胃肠道喂养者,给予静脉滴注葡萄糖液。

(2)补充葡萄糖,对可能发生低血糖者,生后 1 小时即开始补充葡萄糖。喂(或鼻饲)10%葡萄糖液,每次 5~10 mL/kg,每小时 1 次,连续 3 ~ 4 次。

(3)低血糖症引发的神经损害会导致脑损伤,应定期回院随访,进行后期康复治疗。

新生儿高血糖症

新生儿血糖 >7.0 mmol/L 称高血糖症。

一、病因

(一)应激反应

新生儿窒息、感染、寒冷等均为应激状态,可使交感神经兴奋,促儿茶酚胺分泌增加,使糖原分解加快或血中高血糖素、皮质醇类水平增高。

(二)医源性高血糖

(1)新生儿在复苏时脐静脉应用高张葡萄糖、糖皮质激素、氨茶碱(有激活肝糖原分解作用)等药物可使血糖升高。

(2)用量过多或速度过快地输入葡萄糖液,可产生高血糖症。

(3)分娩前短时间内孕妇应用高张葡萄糖和糖皮质激素。

由于新生儿,尤其是早产儿胰岛细胞对血糖反应不灵敏,调节功能不够成熟,上述原因均可致血糖升高。

(三)新生儿暂时糖尿病

新生儿暂时糖尿病又称新生儿假性糖尿病,与新生儿暂时胰岛 β 细胞功能低下、血中胰岛素水平低有关,多是小于胎龄儿。永久性糖尿病极少见。

二、临床表现

常见于早产儿输注葡萄糖液速度过快或暂时性高血糖时,不严重者常无临床症状,血糖增高显著或持续时间长者可发生高渗血症,出现脱水、烦渴、多尿、颅内血管扩张、颅内出血。

三、实验室检查

(1)尿糖阳性,尿酮体亦可阳性。

(2)血糖增高(>7 mmol/L)。

(3)血浆渗透压增高。

四、治疗

(1)医源性高血糖症应暂时停止静脉注射或调整葡萄糖输入量和速度。每日入量 8 ~ 12 g/kg,控制输液速度,每分钟 5~8 mg/kg,静脉高营养者,减少葡萄糖量,加大氨基酸量。

(2)迅速纠正脱水和维持电解质平衡。

(3)补充胰岛素,空腹血糖 >14 mmol/L,尿糖阳性,或经过控制输液速度后高血糖症状持续存在时,要补充胰岛素,剂量为每次 0.1 ~ 0.2 U/kg,皮下注射,必要时 6 ~ 12 小时重复使用。应密切监测血糖和尿糖改变,以防低血糖的发生。

(4)彻底治疗原发病,去除病因,积极控制感染,纠正缺氧。停用或减少肾上腺皮质激素及氨茶碱用量。

（5）对新生儿复苏和早产儿禁忌使用 25% 葡萄糖脐静脉注射。对早产儿,尤其是有中枢神经系统损伤时,葡萄糖的输入速度每分钟应 <6 mg/kg,一定要使用输液泵。

五、护理与康复

（1）严格控制输注葡萄糖的量及速度,监测血糖变化。

（2）观察病情,注意患儿口渴、体重和尿量等变化。遵医嘱及时补充电解质溶液,以纠正电解质紊乱。

（3）勤换尿布,保持会阴部清洁干燥。如皮肤有破损,给予相应处理。

（郭玲）

第二十一节　新生儿低钙血症

当新生儿血液中总钙低于 2 mmol/L 或游离钙低于 0.75 mmol/L 时称新生儿低钙血症。

一、病因和发病机制

新生儿低钙血症按起病时间分为早期和晚期。

（一）早期低钙血症

发生在生后 48 小时内,多见于早产、缺氧、窒息、颅内出血儿和糖尿病母亲的婴儿。由于胎儿钙贮存不足,或甲状旁腺功能抑制,或降钙素增多。

（二）晚期低钙血症

指出生 3 天后发生的低血钙,多在生后 5～7 天发生,多为足月儿。主要发生于人工喂养儿,因牛乳、黄豆粉制的代乳品和谷类食品中含磷较高,且牛乳中钙/磷比例低,不利于钙的吸收,相对高的磷酸盐摄入和新生儿相对低的肾小球廓清能力,导致高磷酸盐血症,使血钙降低。患儿服用低磷饮食及钙剂后,数日或数周血中甲状旁腺激素水平增高,且能耐受高磷酸盐负荷,因此认为,晚期低钙血症与甲状旁腺暂时性功能低下有关。引起早期低钙血症的医源性因素及患儿低血镁、高血钠、低蛋白血症、维生素 D 缺乏等也可导致晚期低钙血症。

（三）其他低钙血症

甲状旁腺功能低下、低血镁、呼吸机使用不当、换血等也可使血钙降低。

二、临床表现

症状轻重不一。主要是神经、肌肉的兴奋性增高,呈现惊跳、手足搐搦、震颤、惊厥等。新生儿抽搐发作时常伴有不同程度的呼吸改变、心率增快和发绀;或因胃肠平滑肌痉挛引起严重呕吐、便血等胃肠症状;最严重的症状是喉痉挛和呼吸暂停。早产儿在出生后较早即出现血钙降低,其降低程度一般与胎龄成反比,但常缺乏体征,这与早产儿血浆蛋白低下、常伴有酸中毒、血清游离钙与总钙比值相对较高等因素有关。发作间期一般情况良好,但肌张力稍高,腱反射增强,踝阵挛可呈阳性。生后早期发病者血钙低,血磷正常或升高,可伴低血糖;晚期发病者血钙低,血磷高。

三、实验室及其他检查

(1)血钙降低,足月儿 <2 mmol/L,早产儿 <1.75 mmol/L,血磷正常或升高,碱性磷酸酶可增高。

(2)苏氏尿钙试验阴性。

(3)对顽固性低钙血症者应测甲状旁腺素(PTH)。必要时测母亲血钙、磷和 PTH,以了解其母亲甲状旁腺的功能,有助探测病因。

(4)心电图示 QT 间期延长。

四、治疗

(一)补充钙剂

出现惊厥或其他明显神经肌肉兴奋症状时, 可用 10% 葡萄糖酸钙每次 2 mL/kg,以 5% ~ 10% 葡萄糖等量稀释后缓慢静脉注射 (1 mL/min)。必要时可间隔 6 ~ 8 小时再给 1 次,元素钙总量为每日 25 ~ 35 mg/kg(10% 葡萄糖酸钙含元素钙 9 mg/mL),最大剂量为每日 50 ~ 60 mg/kg。在注射过程中,心率应保持在 80 次 / 分以上,否则应暂停;并应避免药物外溢至血管外引起组织坏死。惊厥控制后可改为口服补钙,可用葡萄糖酸钙或乳酸钙 1 g/d,至血钙稳定于正常范围,对较长期或晚期低钙血症应口服钙剂 2~4 周。

(二)控制惊厥

惊厥不易控制时用地西泮每次 0.2 ~ 0.3 mg/kg,肌内或静脉注射;或 10% 水合氯醛每次 0.5 mL/kg,保留灌肠。同时给予维生素 D 制剂。对于少数仍有惊厥者,应考虑伴低血镁的可能,可予以 25% 硫酸镁 0.2 ~ 0.4 mL/kg,肌内注射。惊厥停止后口服钙剂维持。

五、护理与康复

(一)护理

1.防止抽搐发作

提倡母乳喂养,保证钙的摄入,监测血钙浓度,使血钙浓度维持在 2.0 ~ 2.63 mmol/L。观察用药效果及不良反应。口服补钙时,钙剂不要和牛奶一起喂服,要在两次喂奶的间隔给药,禁忌与奶同服,以免影响钙的吸收。

2.病情观察

观察患儿生命体征、精神状态、面色、反应、肌张力、抽搐表现等,有无烦躁不安、肌肉抽动及震颤、手腕内屈、肌张力增强等,发现异常及时报告医生并积极处理。备好吸引器、氧气、气管插管用物及急救物品,以便及时抢救。

3.用药护理

静脉补钙过程中应确保输液通畅,最好选择粗大血管穿刺,以防渗漏。输注钙剂时密切监测心率,心率 <100 次 / 分应停药,输液结束后立即推注生理盐水 2 ~ 3 mL 将留置针

内残留的钙剂冲净。一旦发现液体外渗应立即停止注射,局部用 25%硫酸镁湿敷。

（二）康复

（1）鼓励母乳喂养,应生后 6 小时内就喂奶。

（2）介绍育儿知识,适当带患儿外出晒太阳。在不允许母乳喂养的情况下,应给予配方奶粉喂养,保证钙的摄入。或在喂养期间在医生指导下合理补充钙剂和维生素 D。

（郭玲）

第二十二节　新生儿缺氧缺血性脑病

围产期窒息所致的缺氧缺血性脑病(HIE)为新生儿期危害最大的常见病,常引起新生儿死亡和其后神经系统的发育障碍。估计有 0.2%～0.4%的足月儿和 60%的早产儿或小于胎龄儿遭受围产期窒息,其中 10%～60%可在新生儿期死亡,25%的成活儿可呈现永久性脑损害,如脑瘫、癫痫、智力低下、学习困难及视听障碍等临床后遗症。我国每年出生的新生儿中,有 7%～10%的新生儿发生窒息,其中约 1/3 的窒息儿死亡,1.5%左右的窒息儿出现不同程度的残疾,后果十分严重。

一、病因

宫内窘迫和分娩过程中或出生时的窒息为主要病因;出生后疾病如肺透明膜病、反复呼吸暂停、严重肺炎、心衰和休克等所致的 HIE 约占 10%。

二、发病机制

缺氧缺血性脑病的发病机制与下列因素有关。

（一）脑血流改变

当窒息缺氧为不完全性,体内出现器官间血液分流以保证脑组织血流量,如缺氧继续存在,这种代偿机制失效,脑血流灌注下降,出现第二次血流重新分布,即供应大脑半球的血流减少,以保证丘脑、脑干和小脑的血灌注量,此时大脑皮质矢状旁区及其下的白质(大脑前、中、后动脉灌注的边缘带)最易受损。如窒息缺氧为急性完全性,上述代偿机制均无效,脑损伤发生在代谢最旺盛部位即丘脑及脑干核,而大脑皮质不受影响,亦不发生脑水肿。这种由于脑组织内在特性(解剖或代谢)的不同,而使之对损害具有特异的高危性,称选择性易损伤。缺氧及酸中毒还可导致脑血管自主调节功能障碍,形成压力被动性脑血流,当血压升高过大时,可造成脑室周围毛细血管破裂出血,当低血压出现时脑血流量减少,又可引起缺血性损伤。

（二）脑组织代谢改变

葡萄糖是脑组织能量的主要来源,但脑组织中储存的葡萄糖十分有限,因此,脑组织对缺氧缺血十分敏感。缺氧时脑组织的无氧酵解增加, 组织中乳酸堆积、三磷酸腺苷

(ATP)产生减少,细胞膜上钠—钾泵、钙泵功能不足,使 Na^+、Ca^{2+} 与水进入细胞内,致细胞发生水肿、凋亡和坏死。

三、临床表现

主要表现为意识和肌张力变化,严重者可伴有脑干功能障碍,根据病情程度的不同,可分为轻、中、重三度。

(一)轻度

表现为兴奋、激惹,肢体及下颌可出现颤动,吸吮反射正常,拥抱反射活跃,肌张力正常或增强,呼吸平稳,前囟平,一般不出现惊厥。上述症状在出生 24 小时内明显,于 3～5 天逐渐减轻至消失。预后良好,很少留有神经系统后遗症。脑电图正常,影像学检查可无阳性征象。

(二)中度

表现为嗜睡、反应迟钝,肌张力减低,肢体自发动作减少,可出现惊厥,前囟张力正常或稍高,吸吮反射和拥抱反射均减弱,瞳孔缩小,对光反应迟钝。足月儿上肢肌张力减退比下肢严重,表明病变累及矢状窦旁区;早产儿则表现为下肢肌张力减退比上肢严重,这是早产儿的脑室周围白质软化所致。一般症状在出生后 24～72 小时最明显,病情恶化、反复抽搐、嗜睡程度加深甚至昏迷的患儿,很可能留有后遗症。脑电图检查可见癫痫样波或电压改变,影像学检查常发现异常。

(三)重度

意识不清,常处于昏迷状态,肌张力消失,肢体自发动作消失,惊厥频繁,反复呼吸暂停,前囟张力高,吸吮反射、拥抱反射消失,瞳孔不等大或放大,对光反应差,心率减慢。重度患儿死亡率高,存活者多数留有后遗症。脑电图及影像学检查结果明显异常。脑干诱发电位异常。

四、实验室及其他检查

(一)血气分析

血气分析示低氧血症、高碳酸血症和混合性酸中毒,PaO_2 和 BE 值均下降,$PaCO_2$ 增高。血清钠、钙值可降低。

(二)肌酸激酶同工酶

肌酸激酶同工酶(CK-BB)可明显增高,为早期诊断和判断预后的重要指标。

(三)脑 CT 检查

CT 为诊断脑水肿较直观的影像学诊断方法之一,新生儿科学术会议制定的 HIE 的 CT 分度标准如下。

(1)轻度:散在、局灶低密度影分布 2 个脑叶。

(2)中度:低密度影超过 2 个脑叶,白质、灰质对比模糊。

(3)重度:弥散性低密度影,灰质、白质界限消失,但基底节、小脑尚正常,侧脑室狭窄、受压。

（四）头颅 B 超

头颅 B 超不如 CT 准确、直观，能提示脑水肿程度。

有围产期窒息史的足月儿，于生后 2 天内出现神经系统症状（如意识、肌张力及反射的改变、惊厥等），并排除严重先天畸形者即可做出 HIE 的诊断。

五、治疗

本病的治疗在于尽可能改善已经受损害的神经元的代谢功能，防止脑病变在出生后继续恶化，维持机体内环境的稳定，纠正因窒息缺氧而产生的各脏器功能损害。

（一）供氧

可采用多种供氧方法，保持 PaO_2 在 70 mmHg 以上，$PaCO_2$ 在 40 mmHg 以下。同时注意维持红细胞比容在 45% ~ 60%，以保证其足够的带氧能力，低于 45% 时可少量输血；高于 65% 时必须进行部分换血，以降低血黏稠度，改善组织缺氧。

（二）改善脑血流，保证充分的脑灌注

要监测心率、血压、周围循环及尿量。必要时可静脉滴注多巴酚丁胺，每分钟 2.5 ~ 5 μg/kg，或多巴胺，每分钟 3 ~ 5 μg/kg，使收缩压维持在 50 mmHg 以上，心率在 100 次 / 分以上。

（三）抗惊厥

（1）苯妥英钠：负荷量为每次 10 ~ 20 mg/kg，静脉注射，15 ~ 30 分钟注射完，2 小时后可给维持量，即每日 5 ~ 8 mg/kg，有效血药浓度为 5 ~ 15 μg/mL。

（2）苯巴比妥：首次总量 20 mg/kg，静脉注射，第一次给 10 mg/kg。如抽搐不止，20 分钟后可重复一次。24 小时后可开始维持量治疗，每日 5 mg/kg。有效血药浓度为 15 ~ 30 μg/mL。

（3）地西泮：剂量为 0.1 ~ 0.3 mg/kg，直接静脉推注，但速度应缓，不少于 3 分钟。用于反复惊厥的患儿。

（四）控制脑水肿

脑水肿是引起脑损伤的主要原因。早期因缺氧使脑细胞毒性水肿及局灶性缺血，在不伴有颅内压增高时，首先要严格限制液体输入量。有明显颅内压增高时，应首选甘露醇，现多提倡小剂量使用。用法：20% 甘露醇每次 0.25 ~ 0.5 g/kg，静脉注射，每 4~6 小时 1 次，好转后可延长给药间隔时间，共 3 ~ 5 天。每次用后给呋塞米 1 mg/kg 静脉注射，可提高疗效，减轻心脏负担。地塞米松与甘露醇合用降颅内压效果更好，持续时间长，但用药后 12 小时才起作用。用法：地塞米松每次 0.5 mg/kg，每日 2~4 次，用 3~5 天。

（五）保护脑功能

（1）能量合剂：包括三磷酸腺苷、胰岛素及辅酶 A，能促进脑细胞代谢，有利于脑功能恢复。

（2）胞二磷胆碱：100~125 mg 加入 5% ~ 10% 葡萄糖液 20 mL 中静脉滴注。中度 HIE 新生儿用 7 ~ 10 天，重度 HIE 新生儿用 14 ~ 21 天或至临床症状消失。胞二磷胆碱可增加脑血流量，改善脑组织代谢，促进大脑功能恢复及改善意识状态。自出生后第二天开始用，2 ~ 3 天发挥作用，1 周末作用最强。

（3）脑活素：剂量 1mL（足月儿）加入 10% 葡萄糖液中缓慢静脉滴注，每日 1 次，10 天为 1 个疗程。本药为一种蛋白水解物，过敏体质者慎用。

（4）吡拉西坦（脑复康）：改善脑代谢，保护和促进脑皮质的功能恢复。每次 0.1 g，每日 1~2 次，共 3~6 个月。加用维生素 B₁、维生素 B₆ 效果更好。

（六）高压氧治疗

用高压氧舱给氧治疗 HIE，可取得较好效果。

（七）其他

1.自由基清除剂

自由基清除剂如维生素 C、维生素 E、糖皮质激素、复方丹参注射液、苯巴比妥钠可酌情应用。

2.光量子疗法

光量子疗法在 20 世纪 90 年代应用于儿科临床，方法是小剂量血在体外抗凝，经紫外线光量子照射及充氧后再回输体内。分自体血光量子疗法和异体血光量子疗法 2 种。有出血倾向、血卟啉病等忌用。

六、护理与康复

（一）护理

（1）置新生儿于重症监护室婴儿辐射保暖台上保温，维持体温在 36.5℃ 左右。

（2）给予新生儿正确的体位，保证气道通畅，选择有效的氧疗方法，控制吸入氧气温度在 32~35℃，定时翻身、拍背、体位引流，及时去除气道分泌物，保证 PaO_2 或氧饱和度在正常范围。

（3）有惊厥者及时处理，避免脑细胞再度缺氧，每 4 小时评价 1 次患儿意识及对外界反应，以了解脑的供氧情况。

（4）有颅内压增高者抬高床头 15°~30°，头正中略向后仰，减少搬动，保持环境安静，减少不必要刺激，换尿布时勿抬高双下肢，保证脑的血流灌注。

（5）合理喂养，病情严重者可适当推迟喂奶时间，一般情况好转后再试喂。对患儿保暖，取侧卧位。

（6）严密观察病情，观察神志、呼吸、瞳孔、前囟的变化，生后 12 小时内注意新生儿有无意识障碍、肢体颤抖、睁眼、凝视、嗜睡、肌张力减低或增高，拥抱反射过分活跃、减弱或消失，吸吮反射是否减弱等情况。发现异常，及时报告医生。

（7）保证充分的脑血流灌注，要监测心率、血压、周围循环及尿量。监测血气，改善通气，维持 $PaCO_2$ 在正常范围。维持红细胞比容在 45%~60%，以保证红细胞有足够的带氧能力。

（8）协助医生做好血 pH 值、血气、血糖、血电解质、渗透压、尿素氮、肝功能测定及精确记录液体出入量等，并连续监测各项参数变化。控制脑水肿，按医嘱给予 20% 甘露醇，每次 0.25~0.5 g/kg，每 4~6 小时 1 次，地塞米松每次 0.5 mg/kg，每 6~12 小时 1 次，并注意观察药物疗效及反应。控制惊厥，按医嘱首选苯巴比妥，负荷量为每日 20 mg/kg，维持量为每日 5 mg/kg，静脉注射或肌内注射。注意观察病情变化，发现异常及时通知医生并协助处理。

(二)康复

(1)加强孕期保健,产时防止新生儿窒息。

(2)出院指导:告知家长患儿目前病情、日常生活护理和喂养知识、预防各种感染和观察病情方法,嘱其定期带患儿来院复查生长发育情况。

(郭玲)

第二十三节 新生儿颅内出血

新生儿颅内出血主要因缺氧或产伤引起,早产儿发病率较高,是新生儿早期的重要疾病,预后较差。

一、病因和发病机制

(一)缺氧

缺氧以早产儿多见,病因参阅"新生儿缺氧缺血性脑病"。它可引起室管膜下生发层基质出血,还可引起脑实质点状出血或早产儿的蛛网膜下隙出血。

(二)产伤

足月儿比未成熟儿多见,如头盆不称、胎位异常、胎儿过大、急产等均可造成硬脑膜撕裂伴有静脉窦破裂。胎儿头过度变形,脑静脉在进入静脉窦处可被扭曲、伸展或撕裂。顶骨过度重叠可使大脑上静脉在进入上矢状窦处被撕裂。

臀位产和急产儿由于胎儿头来不及变形,容易发生静脉窦撕裂。使用产钳容易造成新生儿颅骨凹陷性骨折,压迫脑组织或损伤脑膜。

(三)其他

快速输注高渗液体、机械通气不当等可致医源性颅内出血;早产儿因颅骨较软,在使用面罩加压给氧、头皮静脉穿刺或气管插管时常将头部固定于仰卧位,可因此压迫枕骨而致小脑出血;母亲有原发性血小板减少性紫癜病史,或孕期使用抗惊厥药(苯妥英钠、苯巴比妥)、抗结核药(利福平)等,亦可引起胎儿或新生儿颅内出血。新生儿肝功能不成熟、凝血因子不足,也是引起颅内出血的一个原因。

二、临床表现

新生儿颅内出血的症状和体征与出血部位及出血量有关。一般在出生后1~2天出现。常见症状如下:

(一)意识改变

意识改变,如激惹、过度兴奋或表情淡漠、嗜睡、昏迷等。

（二）眼症状

眼症状,如凝视、斜视、眼球上转困难、眼震颤等。

（三）颅内压增高表现

颅内压增高表现,如脑性尖叫、前囟隆起、惊厥等。

（四）呼吸改变

呼吸改变,如出现呼吸增快、减慢、不规则或暂停等。

（五）肌张力改变

肌张力早期增高,以后减低。

（六）瞳孔

瞳孔大小不对称,对光反应差。

（七）其他

如黄疸和贫血。

（八）各类型颅内出血的特点

1.硬脑膜下出血

多为产伤所致天幕、大脑镰撕裂和大脑表浅静脉破裂。急性大量出血者在数分钟或几小时内神经系统症状恶化,呼吸停止而死亡;亚急性者,在出生 24 小时后出现症状,以惊厥为主,有局灶性脑征,如偏瘫、眼斜向瘫痪侧等,亦有症状在新生儿期不明显,而在生后数月产生慢性硬脑膜下积液,有惊厥发作、发育迟缓和贫血等。

2.原发性蛛网膜下隙出血

典型症状是生后第 2 天发作惊厥,发作间歇情况良好,少量出血者无症状。大多数预后良好,个别患儿可因粘连而出现脑积水后遗症,大量出血者常于短期内死亡。

3.脑室周围—脑室内出血

多见于早产儿,根据头颅 CT 图像可分为四级:

（1）Ⅰ级,脑室管膜下出血。

（2）Ⅱ级,脑室内出血,无脑室扩大。

（3）Ⅲ级,脑室内出血伴脑室扩大。

（4）Ⅳ级,脑室内出血伴脑实质出血。

Ⅰ、Ⅱ级出血可无症状;Ⅲ、Ⅳ级出血神经系统症状进展快,在数分钟到数小时意识状态从迟钝转为昏迷,瞳孔固定,对光反射消失,肌张力低下,有惊厥和去大脑强直状态,血压下降,心动过缓,呼吸停止而死亡;部分患儿在病程中有好转间隙,存活者常留有脑积水和其他神经系统后遗症。

4.小脑出血

小脑出血多发生在 <32 周的早产儿,常合并肺透明膜病、肺出血,临床症状不典型,大多数有频繁呼吸暂停、心动过缓,最后因呼吸衰竭而死亡。

三、实验室及其他检查

（一）血常规

出血量多者血常规有贫血表现,红细胞比容下降,血红蛋白下降。

（二）脑脊液检查

脑脊液为均匀血性,镜下红细胞呈皱缩状。

（三）B超检查

B超显示散在广泛或局部高回声区,提示有散在或局灶的脑出血。

（四）CT检查

CT检查能精确了解病变类型、部位及程度,并对预后作出估计。

（五）脑电图

脑电图（EEG）,常显示暴发抑制型的高波幅慢波,有类似 α 活动明显的波幅抑制。

四、诊断

病史和临床表现仅能提供诊断线索。脑脊液检查如为均匀血性并发现皱缩红细胞,则有助于诊断,但检查正常亦不能排除本病,且病情危重时不宜进行此操作。影像学检查有助于确诊,CT和B超检查可提示出血部位和范围,有助于判断预后。

五、治疗

（一）加强护理

保暖、给氧,避免哭闹加重出血。使患儿处于头正中位或右侧卧位,头肩略垫高 15°~30°。及时清理呼吸道分泌物,静脉液体量限制在 60~80 mL/(kg·d)。出生时即有症状者,宜推迟喂奶。应用维生素 K_1、维生素 C 和其他止血药物如酚磺乙胺。亦可少量输新鲜血或血浆 7~10 mL/(kg·d),以补充凝血基质和纠正贫血。纠正低血糖,按 6~8 mg/(kg·min) 的速度输葡萄糖,使血糖 >3.36 mmol/L,但应注意防止高血糖。维持血气和血 pH 值在正常范围。

（二）控制惊厥

颅内出血常伴发低血糖和低血钙,故出现惊厥后先用 10% 葡萄糖酸钙,无效再用地西泮,每次 0.3~0.5 mg/kg,肌内注射或静脉注射。苯巴比妥每次 5~8 mg/kg 或氯丙嗪每次 1~2 mg/kg 及水合氯醛等,必要时 6 小时后重复使用。

（三）降低颅内压

可采用呋塞米降颅内压,每次 0.5~1 mg/kg 静脉注射,地塞米松每日 0.5~1 mg/kg,分 2~3 次静脉注射。慎用甘露醇,当颅内压增高明显,脑干受压症状出现时可用,每次 0.25~0.5 g/kg,30 分钟内静脉注入。

（四）保护和恢复脑功能

改善脑细胞代谢可用细胞色素 C、辅酶 A、ATP、维生素 C 等。为改善脑缺氧,在有条件的医院可辅助高压氧舱治疗,以减少后遗症的发生。

（五）呼吸、循环衰竭的治疗

有呼吸、循环衰竭表现者,可给予小剂量呼吸中枢兴奋剂和洛贝林、醒脑静等。

（六）防治继发感染

及早使用抗生素,以预防肺炎等并发症。

（七）硬脑膜下穿刺

对硬脑膜下血肿者,可反复做硬脑膜下穿刺治疗。

（八）脑积水的治疗

恢复期发生脑积水者应及时处理。可口服甘油,每次 $1 \sim 1.5$ mL/kg,每 8 小时 1 次,也可给予地高辛口服以减少脉络丛分泌的脑脊液,剂量同抗心衰治疗,维持疗法时可每周停 1 天。以上方法收效往往甚微,应请脑外科医生协助,酌情进行导管分流术。

六、护理与康复

（一）护理

(1)保持安静对患儿有重要意义。应尽量少搬动患儿,为防止出血加重,头肩部应稍抬高,尽量不要搬动头部,并取右侧卧位,防止呕吐物吸入气管。烦躁时,遵医嘱给予镇静剂。

(2)根据病情推迟喂奶,液体和营养液可由静脉补充。待一般情况好转后开始先试喂糖水,喂奶时不应抱起,喂奶后注意是否出现发绀、呕吐,防止奶液呛入气管引起窒息。

(3)清除口腔呕吐物及呼吸道分泌物,保持呼吸道通畅。

(4)预防感染,应与感染患儿分开,保持室内空气新鲜。

(5)发生惊厥时按惊厥护理常规护理。

(6)检查患儿头部有无血肿、产瘤或产伤,若有应做相应处理,局部用软纱布棉垫包好,以保持皮肤清洁,避免再受损伤而引起感染。

(7)在恢复期定时翻身,避免局部受压时间过长引起压疮。肢体保持功能位置,防变形及挛缩。有瘫痪时定时做肢体被动运动。

(8)重点观察患儿的意识状态、呼吸,有无惊叫、惊厥、呕吐等症状。注意前囟、瞳孔、肌张力以及拥抱、觅食、吸吮等反射的改变。如患儿开始为兴奋,后转为安静,呼吸规则、发绀消失,说明病情好转。如患儿脸色发灰、呼吸不规则、四肢发凉、肌肉松弛,则提示病情危重,应及时与医生联系,协助处理。

(9)脑疝为本病的严重并发症,护士应注意观察其前驱症状。如出现前囟持续膨隆、紧张,肌张力增高,频繁惊厥等,应及时报告医生,早做处理。

(10)注意静脉输液时的速度和量,严格控制滴入量,滴速不宜过快,并观察有无输液反应。注射甘露醇时,要防止外渗。

(11)颅内出血的患儿病情容易变化,有时可突然恶化而导致死亡,要提高警惕,做好急救准备。备置各种急救用品,如氧气、吸引器、气管导管、50%葡萄糖液、甘露醇及各种急救药品,以利及时抢救。给镇静剂及脱水剂时,应按医嘱严格掌握剂量,并做好护理记录。

（二）康复

(1)做好孕期保健,加强产前检查。

(2)积极去除病因,如对早产、难产、手术产及产时有窒息及其他缺氧、损伤史的新生儿,应限制对早产儿的刺激,减少能引起新生儿血压急剧升高的状态(肌张力增强、呼吸暂停、惊厥等),尽量避免药物因素引起血压升高,避免有害刺激。

（3）密切监护酸碱平衡等。

（4）对新生儿及早产儿应避免大量或快速注射高渗溶液。

（郭玲）

第二十四节　新生儿败血症

新生儿败血症是指细菌侵入血循环并生长繁殖、产生毒素而造成的全身性感染。目前仍是新生儿、早产儿、极低出生体重儿常见的疾病，也是新生儿重要的死因之一。

一、病因和发病机制

新生儿尤其是早产儿由于免疫功能不完善，且受围产期的环境因素影响，故易患败血症。

新生儿非特异性和特异性免疫的防御机制与成人不同：一方面是未发育成熟，功能尚欠完善；另一方面是缺乏"经验"，尚未接触过外环境中的抗原物质。因此，更易感染某些病毒、细菌、真菌和原虫，且病情较重，治疗反应欠佳等。

（一）非特异性免疫反应

新生儿血液中补体 C3 水平低，白细胞吞噬过程中的调理趋化性差。皮肤屏障作用差，如皮肤角质层及真皮层薄弱，胶原纤维粗松，易受机械和物理性损伤；皮肤含水量多；pH 值高，利于细菌生长；消化道肌层薄弱，通透性高，利于细菌通过；淋巴结过滤作用差，不易使感染局限，等等。

（二）特异性免疫反应

1.体液免疫

（1）IgG：脐血 IgG 等于或稍高于母体水平（可超过母体水平 10%），早产儿、小于胎龄儿、过期产儿的 IgG 水平则低于母体水平，新生儿期血清 IgG 水平迅速下降，出生 4 周的 IgG 水平约为脐血水平的 1/2。

（2）IgM：IgM 不能通过胎盘。脐血 IgM 含量升高（正常为 40～240 mg/L）时，应考虑有宫内感染。IgM 减少，易患革兰阴性菌感染。

（3）IgA：脐血中 IgA 含量甚微，IgA 不能通过胎盘，故新生儿易患呼吸道及消化道感染。若脐血 IgA 增高，同样提示有宫内感染的可能性。

2.细胞免疫

由于正常胎儿在宫内没接触过病原性的抗原物质，T 细胞反应能力低，生后 5～10 天未致敏的 T 细胞不能充分发挥细胞免疫作用，因此易患严重的病毒感染，甚至死亡，缺乏致敏淋巴细胞也容易发生真菌感染。

二、临床表现

可有产程过长、羊膜早破、羊水污染、皮肤黏膜损伤、脐带感染等病史。

常缺乏"典型"表现。一般早期有不同程度食欲低下甚至拒奶、体重不增或下降。体温波动大，发热或体温反而不升。随病情进展，中毒症状明显，嗜睡、烦躁不安或惊厥。黄疸进行性加重，呕吐、腹泻、腹胀、肝脾大。严重患儿可见出血倾向，少数可有中毒性心肌炎及循环衰竭表现，如心音低钝、心律不齐、脉搏微弱等。

三、实验室检查

（1）血培养有致病菌生长。

（2）血白细胞增高或明显降低，白细胞内有中毒颗粒。

（3）C反应蛋白（CRP）增高（≥15μg/mL）。

（4）白细胞层涂片检查可发现较多的细菌。

（5）暴露感染灶或脐部涂片、深部脓液等培养有参考价值。

（6）血浆、浓缩尿的对流免疫电泳、乳胶凝集试验阳性对诊断B族链球菌败血症有帮助。

四、治疗

（一）抗生素治疗

尽量选用杀菌药。在病原菌未明确前选用球菌、杆菌兼顾的抗生素联合给药，经静脉给药，疗程2~3周，脓毒败血症则需4~6周。一般先用两种抗生素，明确病原菌后根据药敏试验结果调整用药。

（1）指征：对早产儿、具有多种高危因素、临床症状提示感染、白细胞计数异常和CRP增高者，无须等待细菌培养结果，应及时使用抗生素。

（2）病原菌未明确前可选择氨苄西林与阿米卡星联合应用，前者每次50mg/kg，每日2次，静脉注射，疑为脑膜炎时剂量加倍，后者7.5~10mg/kg，静脉注射，每日1次；病原菌明确后可根据药敏试验结果选择用药，如临床疗效好，虽不敏感亦可暂不换药，一般疗程7~10天。

（3）严重感染，或用上述药物无效者，或疑为医院内革兰阴性菌感染者，或并发脑膜炎者，可用第三代头孢菌素，即头孢噻肟，每次50mg/kg，每日2次，静脉滴注；或头孢曲松钠，每次50~100mg/kg，每日1次，静脉注射。疑为表皮葡萄球菌感染者可用万古霉素，每次10~15mg/kg，每日2次，静脉注射；绿脓杆菌感染者则首选头孢拉定，每次50mg/kg，每日2次，静脉注射；厌氧菌感染者首选甲硝唑，每次15mg/kg，每日2次，24~48小时改为每次7.5mg/kg，静脉注射。伊米配能/西司他丁钠盐（泰能）为新型β内酰胺类抗生素，对绝大多数革兰阳性及革兰阴性需氧菌和厌氧菌均有强大杀菌作用，剂量为每次20mg/kg（≤36周），或每次20~30mg/kg（>36周），每日2次，静脉滴注。

（二）支持疗法

供给足够热量，一周内新生儿每日需50~60kcal/kg。供给液体量为每日50~100mL/kg，用 1/5 张液。输少量鲜血或血浆。

（三）对症处理

保暖。有发绀时吸氧。病情严重或休克者用糖皮质激素。惊厥者给予止惊剂。黄疸较重者按高胆红素血症处理，采取光照疗法或换血，预防核黄疸。局部有脓肿者，应切开排脓引流。

（四）治疗并发症

休克者扩充血容量及使用血管活性药物如多巴胺。高胆红素血症时应进行光照疗法，糖皮质激素必须在有效足量运用抗生素的前提下应用。

（五）免疫治疗

1.免疫球蛋白治疗

尤其是早产儿，可用大剂量免疫球蛋白 0.5~1 g/kg，静脉滴注。

2.部分换血

主要用于严重感染、白细胞减少或高胆红素血症，不仅供给抗体、补体、调理素、粒细胞，还可将含毒素或未结合胆红素的血换出来，一般用新鲜肝素化全血（150 mL/kg）。

五、护理与康复

（一）护理

（1）严格进行消毒隔离工作，患儿应当隔离，预防交叉感染。工作人员在护理患儿前后应用肥皂水洗手或用 75% 乙醇甘油擦手，患儿出院后被褥衣物应进行消毒处理。

（2）供给足够的营养和水分，增强机体抵抗力。喂养时应耐心、细心，能吸吮者宜直接母乳喂哺。吸吮能力较差者可用滴管滴入。不能进食时可采用鼻饲喂养，或通过静脉补充热量、水与电解质。喂奶时如发现面色有变化，应立即停喂奶，并寻找原因。所用奶具每次用前应经煮沸消毒。

（3）每天用温水擦浴，更换衣服，保持皮肤清洁、干燥。如有小脓疱可用 75% 乙醇棉签擦除脓液后涂甲紫。

（4）脐部感染时应每天换药，先用 3% 双氧水溶液清洗、拭净，并敷消毒纱布。换药用具和被污染的敷料必须经高压蒸汽消毒后再处理。

（5）口腔护理常用的清洗液为消毒生理盐水或 1∶5 000 呋喃西林溶液。

（6）注意保暖，患儿体温变化大，应每 2~4 小时测体温 1 次。高热者头部置冰袋并适当解松褙褓及减少盖被。四肢发凉、体温不升者应用热水袋或暖箱保暖。

（7）如有呼吸急促、发绀或循环不良表现时应及时给氧。

（8）患儿的精神状况、对外界刺激的反应性、体温与体重的变化、面色、黄疸、食欲、吸吮力等为病情观察的重点。若经治疗后体温渐趋稳定，对外界反应灵活，吸吮有力，黄疸渐消退，此乃病情好转，反之则属病情恶化，应注意严密观察。

（9）注意观察有无并发症，若患儿出现体温升高、面色青灰、喷射性呕吐、前囟饱满、阵发性尖叫或两眼凝视等，提示可能并发化脓性脑膜炎；呼吸急促、口唇青紫、口吐白沫、咳嗽等有并发肺炎的可能；对末梢循环不良、体温过低者应检查下肢、臀部、耻骨联合等部位有无新生儿寒冷损伤综合征的发生。

(10)注意出血倾向,观察皮肤、黏膜有无出血,并注意瘀点大小及增减情况。危重者可口吐咖啡色液体,大便呈柏油样或带血,此时应及时吸出并清除呕吐物,禁食,并给予氧气吸入、止血药物等抢救治疗。

(11)应密切观察神志与黄疸进展程度,防止核黄疸及中毒性脑病的发生。如发生呻吟、烦躁不安、神志不清,甚至发生惊厥,表示病情在继续恶化,应及时与医生联系,以便及早给予相应的处理。

(12)入院后即遵医嘱抽血做常规检验及血培养,以便及早明确病原菌。熟练掌握头皮静脉穿刺技术,使抗菌药物顺利滴入,并严格控制补液速度。了解常用抗菌药物的配伍禁忌、使用方法及注意事项,密切观察药物疗效及反应。

(二)康复

加强孕妇保健工作,注意对高危孕妇的管理,避免临产时感染;加强临产时监护,防止新生儿感染,保持皮肤及脐部清洁。注意保暖,供给足够热量,鼓励母乳喂养,一旦感染立即隔离治疗。

(韩新新)

第二十五节　新生儿破伤风

新生儿破伤风是破伤风梭菌由脐部侵入并滋生繁殖引起的急性感染性疾病。破伤风梭菌产生的嗜神经外毒素与神经组织结合,导致的全身骨骼肌强直性痉挛、牙关紧闭为主要临床特征。

一、病因和发病机制

破伤风梭菌为革兰阳性厌氧菌,其芽孢抵抗力强,煮沸 1 小时或高压蒸汽(120℃)10 分钟方可杀灭,将其放入石炭酸溶液中需 10～12 小时方可杀灭,含碘消毒剂或环氧乙烷亦可将其杀灭,而普通消毒剂则无效。破伤风梭菌广泛存在于土壤、尘埃和粪便中,在耕地中较多。用被破伤风梭菌污染的剪刀、线绳、纱布进行断脐、结扎和包扎脐残端时,破伤风梭菌即进入脐部,包扎造成的缺氧环境更有利于破伤风梭菌的繁殖。

破伤风梭菌所产生的外毒素有痉挛毒素和溶血毒素两种,前者对中枢神经组织有较大的亲和力,而引起肌肉痉挛,但其传导途径与作用点并未十分清楚。一种认为是神经传导,痉挛毒素由神经末梢运动终板吸收,沿着运动神经的淋巴间隙或神经轴上行,到脊髓前角运动细胞,可出现临床症状。以后在脊髓中扩散到对侧前角,从而累及整个中枢神经系统。另一种则认为,痉挛毒素是通过血液、淋巴的途径,附着于血浆蛋白上,到达全身,作用于脊髓前角细胞和神经末梢的运动终板,引起临床症状。此外,还有人认为是由于痉挛毒素作用于横纹肌的神经感受器所引起的反射性冲动传到中枢神经系统。总之,破伤风的发病机制是破伤风的痉挛毒素作用于中枢神经的结果。

二、临床表现

潜伏期大多为 4~8 天(2~21 天),发病越早,尤其是抽搐出现越早,预后越差。起病时表现为咀嚼肌受累,患儿哭闹不安、张口和吸吮困难,随后牙关紧闭、面肌痉挛、口角外牵呈苦笑面容。1~2 天发展为全身阵发性强直性痉挛,双拳紧握、上肢过度屈曲、下肢伸直,呈角弓反张。痉挛间歇期肌强直继续存在,轻微刺激如声、光、轻触等即可引起痉挛发作。重者可因呼吸肌与喉肌痉挛而引起呼吸困难、窒息。膀胱、直肠括约肌痉挛可导致尿潴留和便秘。患儿神志清楚,早期多不发热,频繁痉挛发作可致体温升高。若及时处理,度过痉挛期,可在 1~4 周症状减轻,逐渐好转。有不洁分娩史及典型临床症状者即可确诊。

三、实验室及其他检查

脐部脓汁涂片可见细菌及中性粒细胞。培养阳性率较高。早期尚无典型症状时,用压舌板检查咽部用力下压时,患儿牙关咬得很紧,压舌板不易拔出,有助于早期诊断。

四、治疗

原则是保证营养,控制痉挛,预防感染。

(一)保证营养,减少刺激

病初应暂时禁食,以免误吸,以静脉输液供给营养;痉挛减轻后,用鼻胃管喂养,给予充足的营养和热量。减少刺激,治疗要集中,操作要轻快,病室需安静、避光。

(二)控制痉挛

控制痉挛是治疗本病的主要环节,可依次选用下述药物。

(1)地西泮:每次 0.3~0.5 mg/kg,静脉缓慢注射,5 分钟内即达有效浓度,但半衰期短,仅半小时,不适于维持治疗。镇痉后,插鼻胃管并保留,给予地西泮计划治疗,轻度每日 2.5~5 mg/kg,重度每日 5~10 mg/kg,分 6 次经鼻胃管或肛管给药,达到地西泮化,使患儿处于深睡状态,维持 4~7 天,逐渐减量,直至能张口吃奶,痉挛解除可停药。地西泮一般不用肌内注射,因其不易吸收。

(2)复方氯丙嗪:每次 1~2 mg/kg,可 4~8 小时 1 次,静脉或肌内注射。

(3)苯巴比妥钠:止痉效果好,维持时间长,不良反应小。可先用负荷量 15~20 mg/kg,静脉注射,维持量为每日 5 mg/kg,分 2 次静脉注射,需做血药浓度监测,以免蓄积中毒。

(4)水合氯醛:止痉作用快,效果佳,而且安全,10% 溶液每次 0.5 mL/kg,灌肠或鼻胃管注入。

(5)维生素 B_6:每日 100 mg 可增加脑内 γ-氨基丁酸(GABA)的含量,达到解除痉挛效果。

上述药物的常用方法是,地西泮与复方氯丙嗪,或地西泮与苯巴比妥钠交替使用,每 4~6 小时用 1 次。药物剂量以患儿安静或小刺激时不抽搐为宜,长期大剂量用药的婴儿可能从痉挛状态转为松弛苍白状态,应予以注意。

(三)中和毒素

(1)破伤风抗毒素(TAT):1 万~2 万 U 用生理盐水稀释后缓慢静脉滴注,3 000 U 脐周封闭,破伤风抗毒素对游离于血液或淋巴液中留存的毒素起中和作用,故宜尽早使用,但对已与神经组织结合的毒素无效。

（2）人体破伤风免疫球蛋白：疗效较破伤风抗毒素佳，可用 500 U 肌内注射。

（四）应用抗生素

应用抗生素的目的在于阻止脐部的需氧杂菌滋生和破伤风梭菌繁殖，还能防治肺炎、败血症等细菌感染等并发症。常用青霉素剂量为每天 20 万～30 万 U/kg，分次静脉滴注，连用 10 天。甲硝唑能杀灭体内的破伤风梭菌，消除破伤风外毒素的来源，剂量为每天 50 mg/kg，分为 3～4 次口服，重者可用 7.5 mg/kg 静脉滴注。有并发症时应加用广谱抗生素，并延长青霉素的用药时间。

（五）气管切开

用于病情严重者，如潜伏期在生后 4 天内，反复抽搐、喉痉挛、窒息且咳嗽及吞咽反射消失，或支气管内分泌物阻塞等时，应尽早做气管切开术，但必须在控制痉挛后才可施行手术。

（六）脐部处理

用 3% 过氧化氢或 1∶4 000 高锰酸钾液清洗脐部，涂以 2.5% 碘酊，再用 75% 乙醇脱碘，每日 1 次，直到创面愈合。

（七）其他

缺氧时吸氧。有呼吸衰竭表现者用东莨菪碱，每次 0.03～0.05 mg/kg，间隔 10～30 分钟重复使用，病情好转后延长使用时间。必要时气管插管，使用人工呼吸器。有脑水肿时应用呋塞米或甘露醇等脱水剂。水肿、少尿者应限制液量。

五、护理与预防

（一）护理

（1）病房要保持安静，保持适宜的温湿度，避免各种刺激，光线宜稍暗，尽量不要触动患儿，减少不必要的检查。患儿应严格隔离，吸氧装置与吸痰器等用品应专用。护理完毕注意手的清洗与消毒。

（2）应早期使用鼻胃管喂养，插管前应先用止痉剂，以免引起窒息，由鼻胃管注乳液时宜少量多次，缓慢注入。入量及热量不足者可静脉滴注葡萄糖液。

（3）保持呼吸道通畅，防止窒息，可使患儿取头低侧卧位，及时清除鼻咽部分泌物。面色青紫、呼吸困难时给予氧气吸入，并备妥急救药品及器械，以利抢救。

（4）新生儿破伤风易并发肺炎及败血症而加重病情导致死亡，因此，应根据气温随时增减衣被，因痉挛而大汗淋漓时，可用干毛巾擦干，防止受凉。对低出生体重儿及四肢冰冷患儿应注意保暖。在不引起痉挛的情况下，给予翻身以防发生坠积性肺炎和压疮。四肢痉挛、双拳紧握时，有关部位易破损糜烂，应注意掌心清洁、干燥。及时更换尿布，保持臀部的清洁干燥。

（5）注意皮肤护理，保持皮肤清洁、干燥，在不引起惊厥发作的前提下，定时变换体位，尤其要注意易发生糜烂的部位如掌心、腋窝及肛门皮肤，预防压疮。同时做好脐部的护理，接触过伤口的敷料等用物，必须焚毁或用高压蒸汽消毒。

（6）注意口腔护理，破伤风患儿牙关紧闭不能进食，口腔分泌物又多，易引起口腔炎或吸入性肺炎,可用棉签轻轻洗去分泌物或以 3% 过氧化氢溶液及温盐水清洗口腔,保持清洁。

(7)保持鼻腔清洁,经鼻导管吸氧和插鼻胃管者,要防止鼻黏膜损伤和保持鼻腔清洁及通畅,可用小棉签蘸温开水轻轻清洗。

(8)重点观察痉挛的次数和持续时间,有无窒息,如发现强直性痉挛合并面色青紫、呼吸困难、屏气,应考虑喉头痉挛,有发生窒息危及生命的可能,应立即给氧并通知医生进行抢救。

(9)大量使用止痉药物易引起药物蓄积中毒,应密切观察药物反应。如患儿出现呼吸缓慢、表浅,面色苍白,牙关松弛,全身瘫软,提示镇静剂过量,应立即与医生联系停用或减量,以免抑制呼吸中枢导致呼吸衰竭。

(10)遵照医嘱进行破伤风抗毒素静脉滴注或肌内注射时应掌握剂量(一般用量为 1 万 ~2 万 U);应用抗生素控制感染时,遵照医嘱严格掌握用量、用法和速度,也可配合中药治疗。

(11)注意观察并发症如口腔炎、支气管肺炎、新生儿败血症的发生,发现异常及时报告医生。

(二)预防

(1)严格按照无菌接生法接生。

(2)紧急情况下接生时,如无已消毒的器械,可把剪刀烧红,冷却后断脐,脐带适当留长,结扎线用煮沸法消毒。24 小时内重新消毒结扎脐带,剪除远端部分,并预防性注射破伤风抗毒素 1 500 ~ 3 000 U。

(韩新新)

第二十六节　新生儿寒冷损伤综合征

新生儿寒冷损伤综合征指新生儿期由受寒、早产、感染、缺氧等多种原因引起的低体温和皮肤变硬的一种疾病,又称新生儿硬肿症,是我国北方地区新生儿较为常见的疾病,尤其是在冬季出生的早产儿、低出生体重儿发病最多。本病以皮肤冷、硬、肿,伴体温过低、多器官功能衰竭为特征。多在寒冷季节发病,夏季发病大多为严重感染、重度窒息引起。

一、病因和发病机制

发病机制可能与寒冷、早产、感染、缺氧等有关。

(1)新生儿体温调节中枢发育不成熟、体表面积相对较大、皮下脂肪少、皮肤嫩薄等,导致新生儿易于散热,体温易偏低。新生儿皮下脂肪组织中饱和脂肪酸成分多、熔点高,体温低时易凝固。局部血液循环不良导致毛细血管通透性增高,而致皮下水肿。

（2）棕色脂肪含量少，新生儿在寒冷时主要靠棕色脂肪产热，如果由于寒冷时棕色脂肪消耗过多，则不能保持正常体温。早产儿棕色脂肪含量更少，更易发病。在感染、窒息、缺氧时，不但增加了热量的消耗，并且使棕色脂肪产热受到抑制，致低体温而发生硬肿。

新生儿血液中红细胞多，血红蛋白高，血液黏稠，而低体温、缺氧、酸中毒使血流更缓慢。血流缓慢、组织灌注不良及缺氧是肾衰竭并发 DIC 及肺出血的病理基础。

二、临床表现

本病多发生在寒冷季节，以早产儿及出生 1 周内的新生儿多见。初期表现为体温降低、反应差、哭声弱、吮乳差或拒乳等，病情加重时即发生硬肿和多器官功能损伤。

（一）低体温

体温常降至 35℃ 及以下，重症常 <30℃，早期腋—肛温差为正值，病程长和重症者为负值，表示能量储备耗竭。夏季由于重症感染致病者多无低体温，仅见皮肤僵硬，且无水肿，其发病机制可能为周围循环衰竭。

（二）硬肿

硬肿多发生在全身皮下脂肪积聚部位，皮肤紧贴皮下组织，不能移动，其特点为硬、亮、冷、肿、色暗红，压之轻度凹陷。硬肿发生顺序是：小腿→大腿外侧→整个下肢→臀部→面颊→上肢→全身。严重硬肿可使肢体僵硬，面部、胸部、腹部硬肿可致呼吸困难、不哭及吮吸困难。硬肿范围计算：头颈部 20%，双上肢 18%，前胸及腹部 14%，背及腰骶部 14%，臀部 8%，双下肢 26%。

（三）多器官功能受损

早期常有心音低钝、心率变慢、微循环障碍表现。严重时可导致休克、心衰、DIC、肺出血、急性肾衰竭等多器官功能衰竭。常并发肺炎、败血症。

根据临床表现，病情可分为轻、中、重度，见表 1-1。

表 1-1 新生儿寒冷损伤综合征

评分	体温 /℃		硬肿范围 /%	器官功能改变
	肛温	腋—肛温差		
0	≥35	负值	<30	无或轻度功能低下
1	<35	0 或正值	30 ~ 50	器官功能损害
4	<35 或 30	正值或负值	>50	器官功能衰竭

说明：①总分为 0 分者为轻度，1~3 分为中度，4 分以上为重度。②体温检测：肛温在直肠内距肛门约 3 cm 处测，持续 4 分钟以上；腋温将上臂贴紧胸部测 8 ~ 10 分钟。腋—肛温差正值说明产热良好，负值提示产热衰竭。③器官功能低下包括不哭、不吃、反应低下。功能损害表现有心率缓慢、心电图异常、血生化异常等。器官功能衰竭指休克、心衰、肾衰竭、DIC、肺出血等。

三、实验室及其他检查

（一）血常规

血常规以血小板减少为主，并发感染时，白细胞增高，以中性粒细胞增高为主。

（二）生化检查

低血糖，红细胞比容升高，凝血酶原时间延长。血气分析示低氧血症及代谢性酸中毒，PaO_2 降低，$PaCO_2$ 升高。

（三）心电图检查

心电图检查示 PR 间期延长，QT 间期延长，低电压，T 波低平、倒置，ST 段下降。

（四）胸部 X 线检查

胸部 X 线检查示有炎症、淤血、水肿、出血改变。

四、治疗

本病治疗原则包括正确复温，合理供应热量和液体，积极去除病因，早期纠正器官功能紊乱和加强监护。

（一）一般治疗

患儿居室宜温暖，耐心喂养，供给充分热量，使身体产热而复温。

（二）复温

体温稍低（34~35℃）者，给予母怀取暖、电热毯包裹等方法，体温多能很快升至正常。对体温明显降低（≤33℃）或产热衰竭（腋—肛温差为负值）者予以婴儿辐射保暖台或暖箱复温，温度高于皮肤温度 1℃，复温速度为 0.5～1℃/h。待体温恢复正常，稳定后调至适中环境温度。

（三）控制感染

由于感染是诱因之一，宜根据并发感染性质选用敏感、肾毒性小的抗生素。

（四）热量和液体供应

明显心肾功能受损者，严格控制输液速度和输液量[60～80 mL/(kg·d)]。产热、复温需要足够的能量，热量从 50 kcal/(kg·d)开始逐渐增为 100～120 kcal/(kg·d)。胃肠功能紊乱不宜进食者，予以部分或完全静脉营养。

（五）纠正器官功能紊乱

1.循环障碍

有微循环障碍者或休克体征时在维持心功能前提下及时扩容、纠正酸毒。心率低者首选多巴胺 5～10 μg/(kg·min)或（和）酚妥拉明每次 0.3~0.5 mg/kg，每 4 小时 1 次。

2.DIC 的治疗

（1）肝素：疑有 DIC 者给肝素每次 1 mg/kg，加入 10%葡萄糖液 5 mL 中，静脉注射，每 6 小时 1 次，第 2 天每 8 小时 1 次，第 3 天每 12 小时 1 次，至凝血酶原时间和凝血时间正常，或病情好转停药。一般用药 3 天左右。应用肝素 1～2 次，立即输血 25 mL，必要时翌日再输血 1 次。

（2）莨菪类药：山莨菪碱能解除血管痉挛，增加肾脏血流量，改善肾小球滤过功能，增加尿量,加速体内毒素排泄,调节酸碱平衡,还能减轻心脏前后负荷,从而改善心功能。有人在综合治疗基础上应用山莨菪碱,每次 2~3 mg/kg 加入 10%葡萄糖液 80~100 mL 内静脉滴注,每日 1 次,用至硬肿完全消失为止,结果病死率为 32%。用药后体温上升的平均时间为 18.9 小时,硬肿完全消退时间为 7 天。另有人用东莨菪碱 0.01 ~ 0.1 mg/kg 加入 10%葡萄糖液中静脉滴注,重者酌加剂量,治疗新生儿寒冷损伤综合征 25 例,治愈 20 例;对照组 25 例,治愈 10 例。

(3)多巴胺:机制是本品可增加肾血流灌注,促进利尿;也可扩张冠状动脉,增强心肌收缩力;此外还具有改善循环障碍、促进胃肠功能恢复、阻断 DIC 和预防肺出血等作用。文献报道,在综合治疗的基础上加用本品治疗 42 例,治愈 28 例,死亡 14 例,死亡率为 33%,与目前国内外的报道相比,死亡率明显降低。方法:在纠正酸中毒、扩容后静脉滴注多巴胺,剂量为每次 1 mg/kg(每 1 mg 多巴胺加入 10%葡萄糖液 10 mL 内),滴注速度为每分钟 5 ~ 8 μg/kg,每日 1~2 次,连用 2~7 天。

(4)双嘧达莫:可降低血液黏滞度,加快血液流速,改善微循环,对早期 DIC 疗效显著。强调早期应用,尤其是早产儿和双胎儿可防治 DIC 的发生和进展。剂量为每日 1~2 mg/kg,加入 10%葡萄糖液 50 mL 中缓慢静脉滴注,待硬肿开始消退时停用,一般用药 3 ~ 4 天。

(5)其他:补充凝血物质。DIC 消耗凝血因子,故应及时输入少量鲜血或血浆,每次 5 ~ 10 mL/kg。此外,应适量使用纤溶抑制药物,如 6– 氨基己酸,0.1 g/kg;或对羧基苄胺,每次 8 ~ 12 mg/kg。

3.急性肾衰竭

严格限制液量,尿少或无尿给予呋塞米,每次 1~2 mg/kg。无效时加用多巴胺或氨茶碱静脉滴注。有高钾血症时给予胰岛素加葡萄糖静脉输注(每 4 g 葡萄糖加 1U 胰岛素),同时控制钾的摄入。低钙血症时,补充葡萄糖酸钙。

4.肺出血

早期做气管内插管,进行正压呼吸(CPAP 或 IPPV)治疗,平均气道压(MAP)为 10.75 ~ 12.75 cmH_2O。2~3 天病情好转,减低呼吸器参数并撤离。同时要积极治疗引起肺出血的原因。

5.其他

有出血倾向或已出血者选用维生素 K_1、酚磺乙胺;有缺氧表现者给予氧疗。维生素 E 除有抗氧化作用外,可维持红细胞膜及其他细胞膜的稳定性,促进组织呼吸和氧化磷酸化过程,维生素 E 每次 5 mg,每日 3 次,口服。维生素 C100 ~ 200 mg/kg 加入能量合剂中静脉滴注。

五、护理与康复

(一)护理

1)提供适宜的环境,调节室内温、湿度,使室温保持在 24 ~ 26℃,湿度在 55%~65%,注意观察暖箱内的温、湿度,根据病情变化及时调整。在转运新生儿时应有合适的保暖措施,吸入的氧必须加温、加湿,输入的液体也应加温至 35℃。

2）能吸吮者尽量母乳或奶瓶喂养，不能吸吮者可用滴管或鼻饲喂养，吞咽功能恢复后选用小奶孔、软奶头的奶瓶试喂，无青紫、发憋则逐渐增加奶量。重症伴呕吐者可由静脉补充营养物质与液体。热量开始时每日为 50 kcal/kg，以后随病情及日龄增长，逐渐递增为每日 100～120 kcal/kg。

3）复温为新生儿寒冷损伤综合征治疗的关键，必须遵循逐渐复温之原则，切忌升温过快。措施如下：

（1）入院后先用体温计正确测量肛温，做好记录。然后根据不同体温给予处理。

（2）中度低体温（肛温在 30℃ 以上，肛—腋温差为零或正值）患儿可立即放入温度为 30～32℃ 的暖箱中，通过减少散热使体温升高。根据患儿病情和体温恢复情况，把暖箱温度调节在 30～34℃，力争 6～12 小时复温。

（3）重度低体温（肛温低于 30℃，肛—腋温差为负值，说明无产热能力）患儿应在立即纠正代谢紊乱、恢复器官功能、静脉补充热量的同时采用外加温形式逐渐复温。先让患儿在比其肛温高 1～2℃ 的暖箱内复温，然后每小时提高 1～1.5℃ 箱温（不超过 34℃），使患儿体温在 12～24 小时恢复正常。

（4）复温过程中用体温计测肛温，每 2 小时一次，体温正常 6 小时后改为每 4 小时一次，并做好记录。

（5）同时记录患儿生命体征、尿量、环境温湿度，并检测血气、血糖、电解质及肾功能。

（6）给氧：对有窒息史、感染合并缺氧及休克的患儿，应给氧。

4）有酸中毒者可给予 5% 碳酸氢钠 3～5 mL/kg，稀释成等渗液后静脉滴注。

5）对有呼吸困难、发绀者，应及时给氧，并注意保持呼吸道通畅。

6）新生儿寒冷损伤综合征患儿皮肤血循环很差，应经常更换体位，以免局部受压时间过长而影响病变的恢复，甚至发生压疮。每 2 小时翻身一次，动作要轻柔。

7）注意预防感染。新生儿寒冷损伤综合征患儿的抵抗力很弱，一旦发生感染，预后很差。常见的感染有肺炎和败血症。要注意清洁护理，防止皮肤及黏膜的破损。做好口腔、皮肤、脐部、臀部的护理，各种注射严格无菌操作。接触患儿的毛巾、衣服、尿布等应柔软并经消毒处理。注意隔离，室内每日紫外线照射一次。为预防和控制感染，应及早选用抗生素。

8）皮下和肌内注射药物时，应避开硬肿处，以利吸收。

9）当出现各种并发症时，分别做好各有关护理。

10）病情观察与护理

（1）密切观察患儿一般状态及生命体征的变化，此类患儿反应差、呼吸表浅、循环不良，如面色突然发青、发灰，是内出血的征兆，应立即报告医生进行处理。

（2）观察皮肤的颜色、硬肿部位及程度、范围。硬肿严重者，注意皮肤黏膜及其他部位的出血倾向。如鼻腔溢出血性泡沫液体为肺出血，应立即报告医生。

（3）静脉滴注葡萄糖液时，滴速不宜过快；遵照医嘱应用糖皮质激素、肝素、抗生素、止血药治疗时，剂量应准确，并观察不良反应；应用肝素过程中需定时测定凝血时间。

（4）注意观察并发症的发生

①肺炎与败血症：如患儿治疗反应不佳，出现呼吸浅促、发绀、呼吸暂停时应做胸部摄片。如病情加重、反应差、黄疸加深、皮肤有瘀点时，应及时做血培养，因此类患儿易伴发肺炎或败血症。

②DIC：对重症患儿要密切注意皮肤有无瘀点、瘀斑以及有无消化道或呼吸道出血症状。如有呕血或黑便表明有胃肠道出血现象。如口鼻流血性泡沫样分泌物，肺内出现细湿啰音时，表明已有肺出血。此为DIC的改变，要及时通知医生，积极进行抢救。

（二）康复

（1）向家长说明保暖对患儿治愈疾病的重要性及保暖的注意事项，如使用热水袋的注意事项。

（2）向家长介绍保持空气新鲜、阳光充足、定期消毒及室内温湿度适宜的重要性。室内温度保持在24～26℃，湿度为55%～65%。

（3）教授母乳喂养的方法（坐式、侧卧式、环抱式）及母乳喂养的优点。讲解母亲保证充足休息和加强营养的重要性。

（4）及时更换尿布，保持局部皮肤干燥、清洁，以免发生红臀；保持脐部干燥，以免尿布刺激引起脐部感染。

（5）说明严禁探视及讲究卫生的原因及重要性：患儿抵抗力低，严禁探视、讲究卫生可防止交叉感染。

（6）说明发生并发症的早期表现及对疾病预后的影响，如肺炎、败血症、DIC的先兆症状。

（韩新新）

第二十七节 新生儿黄疸

黄疸为一种重要的临床体征，是由于体内胆红素增高引起皮肤、黏膜或其他器官黄染的现象。成人血清胆红素 >34 μmol/L 时，巩膜和皮肤可见黄染，新生儿由于毛细血管丰富，胆红素 >85 μmol/L 时才出现皮肤黄染。婴幼儿和成人若出现黄疸是病理表现，而新生儿出现黄疸则分生理性黄疸和病理性黄疸。

一、病因

胆红素主要来源于每天约1%老化破坏的红细胞。初为间接胆红素（脂溶性），需吸附于血清白蛋白运至肝脏，在肝细胞中经过酶的作用进行处理后转化成直接胆红素（水溶性），由肾脏及粪便排出。新生儿时期胆红素代谢方面有以下特点：

（1）胆红素生成较多：新生儿每日生成胆红素为成人的2倍以上，这是由于新生儿初生时红细胞数相对多；其寿命比成人短20~40天，且破坏快；旁路胆红素来源多，血红素加氧酶在生后 7 天内含量高,产生胆红素的潜力大。

(2)肝功能不成熟:肝细胞内 Y、Z 蛋白含量低,对胆红素摄取能力差,5~15 天达到成人水平;肝细胞内尿苷二磷酸葡萄糖醛酸基转移酶的量及活力不足,形成结合胆红素的功能差。

(3)肠肝循环特殊:新生儿刚出生时肠道内正常菌群尚未建立,不能将进入肠道的胆红素转化为尿胆原和粪胆原。且新生儿肠道内 β-葡萄糖醛酸苷酶活性较高,将肠道内结合胆红素水解成葡萄糖醛酸和未结合胆红素,后者又被肠壁吸收,经肝门静脉到达肝,加重了肝的负担。

因此,新生儿摄取、结合、排泄胆红素的能力仅为成人的 1%~2%,极易出现黄疸。

二、临床表现

(一)生理性黄疸

1.黄疸出现时间较晚

一般足月儿在生后 2~3 天,早产儿在生后 3~4 天。

2.黄疸持续时间较短

足月儿生后最晚 14 天消退,早产儿最长可延迟至 4 周完全消退。

3.黄疸程度较轻

血清总胆红素峰值,足月儿 <221 μmol/L,早产儿 <256 μmol/L。

4.血清胆红素性质

以未结合胆红素为主,结合胆红素 <26 μmol/L。

5.伴随病症

无伴随病症,一般全身情况好。

6.其他

预后好,一般不需特殊治疗。

(二)病理性黄疸

(1)黄疸出现时间较早或太晚:一般常于生后 24 小时内出现,或于生后 1 周或数周才出现。

(2)黄疸持续时间较长:足月儿常超过 2 周,早产儿常超过 4 周,或黄疸退而复现。

(3)黄疸程度较重:足月儿血清总胆红素峰值 >221 μmol/L,早产儿 >256 μmol/L;结合胆红素 >34 μmol/L。

(4)黄疸进展快:血清总胆红素每日上升 >85 μmol/L,或呈进行性加重。

(5)伴随病症:均有伴随病症。

(6)其他:预后随原发病而异,多需采用中西医结合治疗。

(三)母乳性黄疸

发生率为 0.5%~2%,多于生后 4~7 天出现黄疸,2~3 周达高峰,血清胆红素可 >342 μmol/L,但尚无核黄疸。胆红素在停止哺乳 24~72 小时即下降,3 天仍不明显降低者可除外母乳性黄疸。患儿胃纳良好,体重增加,无引起黄疸的其他原因。继续哺乳 1~4 个月,胆红素亦降至正常。确切原因尚未肯定,目前认为是 β-葡萄糖醛酸苷酶含量丰富,活性又高,当新生儿开奶延迟、摄入量不足、肠蠕动减少时,β-葡萄糖醛酸苷酶可分解,结合胆红素还原成未结合胆红素而在肠道内吸收增加,显现黄疸。积极加喂母乳,肠蠕动增加、肠壁再吸收减少,黄疸可望自然消退。

三、治疗

(一)产前处理

1.血浆置换术

孕妇产前监测血清 Rh 抗体效价不断升高者,可予反复血浆置换治疗,以换出抗体,减轻溶血。

2.宫内输血

若胎儿有严重贫血而肺尚未成熟者,可行宫内输血。

3.肝酶诱导剂

孕妇在产前 1~2 周口服苯巴比妥 90 mg/d,以增加胎儿肝细胞酶的活力。

4.提前分娩

若羊水检查发现胆红素浓度明显增高而胎肺已发育成熟,可考虑提前分娩,以减轻胎儿受累。

(二)新生儿治疗

重点是纠正贫血,降低血清胆红素,防止胆红素脑病。注意保暖,纠正缺氧,防止低血糖。

1.一般治疗

在严密观察黄疸进展的条件下,轻症可行一般治疗,以牛奶喂养。

(1)酶诱导剂:苯巴比妥及尼可刹米均能诱导肝细胞微粒体中葡萄糖醛酸转移酶的活性,加速与未结合胆红素结合。两者联合使用可提高疗效。苯巴比妥尚能增加 Y 蛋白,促进肝细胞对胆红素的摄取,每日 5 ~ 8 mg/kg,尼可刹米每日 100 mg/kg,均分次口服。

(2)白蛋白或血浆:白蛋白可与胆红素结合,以减少未结合胆红素的游离。按 1 g/kg,加入 10%葡萄糖液静脉滴注。或用血浆每次 20 ~ 30 mL 静脉滴注。

(3)口服或静脉注射葡萄糖:有利于葡萄糖醛酸生成,促进胆红素代谢。

(4)糖皮质激素:具有阻止抗原抗体反应、减少溶血、激活肝酶、增加葡萄糖醛酸与胆红素结合作用。氢化可的松每日 6 ~ 8 mg/kg 静脉点滴,或泼尼松每日 1 ~ 2 mg/kg 口服。

(5)青霉胺:每日 400 mg/kg,分次口服;或每日 300 mg/kg,分 4 次,静脉注射。

(6)活性炭:活性炭能吸附肠道内的游离胆红素,从而减少胆红素的重吸收。10%活性炭水溶液每次 5 mL,胃管饲入,每 2 小时 1 次,可连续使用。

2.光照疗法

未结合胆红素在光的作用下能氧化成为一种水溶性的产物(光—氧化胆红素即双吡咯),使之能经胆汁和尿排出体外。如已明确为本病,出现黄疸时即用光照疗法在相当大的程度上能减少换血,但不能完全代替换血。促进胆红素转化最有效的光波长为 450 ~ 460 nm。因蓝光波长为 425 ~ 476 nm,故多选用蓝光照射。光照疗法在处理未结合胆红素方面比酶诱导剂作用快,而且疗效好,尤其对未成熟儿效果较好。

(1)光照疗法有两种:①单面光照;②双面光照。灯管与皮肤间距离为 33 ~ 50 cm,光照疗法时应注意箱内温度保持在 28 ~ 33℃,相对湿度为 55% ~ 65%。患儿应裸体进行 24 小时连续照射,总疗程为 48 ~ 72 小时。光照疗法不能阻断溶血的进行,故要注意贫血程度,必要时需适量输血。

(2)光照疗法中应注意:①随时观察并记录黄疸的消失情况,定时查血清胆红素。若胆红素继续升高超过 342 μmol/L,或有核黄疸征象时,应及时考虑换血。②要用黑布或黑纸保护双眼及胸部,以避免眼睛被损害及诱发动脉导管未闭;因光照疗法会使不显性失水增加,应注意补充。③能引起稀便或呕吐,停止光照疗法后症状即可消失。④还可引起青铜症,停止光照疗法后如肝功能正常能自行恢复。

3.换血疗法

换血是抢救严重新生儿溶血病的重要措施,目的是换出抗体和已致敏的红细胞,防止溶血进一步发展;换出胆红素,防止出现核黄疸;纠正贫血,预防多脏器功能衰竭。

4.核黄疸的治疗

本病主要在预防。对已经发生核黄疸者,仍需积极采取措施,降低高未结合胆红素血症。

四、护理与康复

(一)护理

(1)病室要求阳光充足,避免交叉感染。

(2)及时喂养可促使肠道内正常菌群建立,打断新生儿特殊的肠肝循环,有利于降低血中未结合胆红素的浓度。黄疸患儿食欲较差,喂养时需耐心。

(3)加强臀部及皮肤的护理。

(4)观察并记录黄疸出现的时间、速度、程度及色泽。注意观察大小便的变化。尿色的改变常先于皮肤、巩膜的改变。部分黄疸患儿大便呈灰白色,如新生儿肝炎或胆道闭锁者。观察大便时要检查大便的中心部分。如大便原为灰白色,转黄时仅大便表层变黄,中心部分仍为灰白色,黄疸持续加深,说明病情严重,可能为胆道闭锁。如大便均匀发黄,黄疸逐渐消退,说明病情好转,可能为肝炎。

(5)注意有无核黄疸的早期症状,如肌张力低下、嗜睡或精神萎靡、吸吮反射减弱等;观察有无出血倾向;注意观察生命体征及一般情况,有无呼吸障碍、心功能不全等情况。

(6)进行蓝光治疗时,要严格执行操作规程,观察并处理蓝光治疗的不良反应,蓝光治疗期间多喂水,必要时可给予静脉输液。定时监测箱内温度(28 ~ 33℃)、湿度(55% ~ 65%)。用眼罩遮盖双眼,避免蓝光损害视网膜,男婴注意保护阴囊。每 2 ~ 4 小时测量体温 1 次。注意桌面照光每 4 小时翻身 1 次。记录每次光照疗法开始及停止时间。

(7)需进行换血时,应做好手术室的空气消毒,严格遵守操作规程。注意观察病情变化,如黄疸加重,并有嗜睡、吸吮减弱、拒乳、肌张力减低,则提示有核黄疸的可能。及时通知医生,并配合抢救备好血及各种药品和物品。如患儿两眼凝视、肌张力增高、尖叫、痉挛发作,立即给予氧气吸入。

(二)康复

(1)使家长了解病情,取得家长的配合。

(2)对于新生儿溶血病,做好产前咨询及孕妇预防性服药。

（3）发生核黄疸者，注意后遗症的出现，给予康复治疗和护理。

（4）若为母乳性黄疸，嘱可继续母乳喂养，如吃母乳后仍出现黄疸，可改为隔次母乳喂养逐步过渡到正常母乳喂养。若黄疸严重，患儿一般情况差，可考虑暂停母乳喂养，黄疸消退后再恢复母乳喂养。

（5）若为 G-6-PD 缺乏者，患儿衣物保管时勿放樟脑丸，并注意药物的选用，以免诱发溶血。

（韩新新）

第二章 营养性疾病

第一节 蛋白质—热能营养障碍

蛋白质—热能营养不良

蛋白质—热能营养不良(PEM)是由于能量和(或)蛋白质缺乏所致的一种程度不同的临床综合征,同时有维生素和矿物质等多种营养素缺乏的特点。多见于3岁以内的婴幼儿。

一、病因

(一)摄入不足

小儿处于生长发育的阶段,对营养素尤其是蛋白质的需要相对较多,喂养不当是导致营养不良的重要原因,如母乳不足而未及时添加其他富含蛋白质的食品,奶粉配制过稀,突然停奶而未及时添加辅食,长期以淀粉类食品(粥、米粉、奶糕)喂养等。较大小儿的营养不良多为婴儿期营养不良的继续,或因不良的饮食习惯,如偏食、挑食、吃零食过多、不吃早餐等引起。

(二)消化吸收不良

消化吸收不良,如消化系统解剖或功能上的异常如唇裂、腭裂、幽门梗阻、迁延性腹泻、过敏性肠炎、肠吸收不良综合征等均可影响食物的消化和吸收。

(三)需要量增加

急、慢性传染病(如麻疹、伤寒、肝炎、结核)的恢复期、生长发育快速阶段等均可因需要量增多而造成营养相对缺乏,糖尿病、大量蛋白尿、发热性疾病、甲状腺功能亢进、恶性肿瘤等均可使营养的消耗量增多而导致营养不足。先天不足和生理功能低下如早产、双胎因生长需要量增加可引起营养不良。

二、病理生理

由于长期能量供应不足,导致自身组织消耗,体温偏低;蛋白质供给不足或消耗致血白蛋白下降、低蛋白水肿;脂肪消耗致血清胆固醇下降、脂肪肝;糖原不足或消耗过多致低血糖;各系统器官退行性病变及功能低下,免疫功能下降。

三、临床表现

营养不良患儿的早期表现是体重不增,继之体重下降,皮下脂肪逐渐减少至消失。皮下脂肪减少的顺序首先是腹部,以后为躯干、臀部、四肢,最后是面部。随着营养不良程度加重,出现皮肤干燥、苍白、体温降低、头发干枯、心音低钝、心率减慢、血压下降、食欲减退、腹泻、低血糖等。严重者出现营养不良性水肿,水电解质紊乱。

营养不良患儿易出现各种并发症,最常见的是营养性贫血,其次是多种维生素和微量元素缺乏,出现干眼症、口腔炎、末梢神经炎等。因小儿免疫力低下,易并发细菌、病毒、霉菌感染,如上呼吸道感染、肺炎等。不同程度蛋白质—热能营养不良的临床表现见表2-1。

表2-1 不同程度蛋白质—热能营养不良的临床表现

	Ⅰ度(轻)	Ⅱ度(中)	Ⅲ度(重)
体重低于正常平均值	15%~25%	25%~40%	40%以上
腹部皮下脂肪厚度	0.8 ~ 0.4 cm	0.4 cm 以下	消失
身长	基本正常	低于正常	明显低于正常
消瘦	不明显	明显	皮包骨样
皮肤	正常或苍白	苍白,弹性差	明显苍白,干皱,弹性消失
肌张力	基本正常	弹性差,松弛	肌肉萎缩,肌张力低下
精神状态	稍不活泼	稍萎缩,乏力,呆滞,反应差,多哭闹	抑制与烦躁交替

四、实验室及其他检查

(一)血浆蛋白

血浆蛋白可反映蛋白贮存状态,尤其是白蛋白和转铁蛋白。总蛋白 <40 g/L 及白蛋白 <20 g/L 时呈现水肿。

(二)血清氨基酸

水肿型患儿血清氨基酸有明显改变,必需氨基酸下降,非必需氨基酸不变或升高。因此,甘氨酸 + 精氨酸 + 谷氨酸 + 牛磺酸与缬氨酸 + 亮氨酸 + 异亮氨酸 + 蛋氨酸的比值增高(正常比值 <2)。当比值 >3.5 可发生水肿。

(三)电解质

低钾血症常见,主要反映机体总钾量下降。低镁血症反映细胞内镁降低。低血钠预示预后不良,但却不能反映机体总钠量,机体内总钠量因细胞内钠潴留(钠泵失灵)而不降低或增高。血钙在治疗后常降低。病情迁延的患儿可出现自发性低血糖。除脱水患儿外,血尿素氮降低。

(四)超声检查

超声检查可见肝脂肪变。

(五)X 线检查

X 线检查可见胸腺萎缩。

(六)心电图

心电图无特异改变,如低血钾则可出现相应变化。

(七)其他

合并贫血时,血红蛋白及红细胞数减少,红细胞形态改变。白细胞正常或减少,感染时中性粒细胞增高不明显。凝血因子Ⅱ、Ⅶ、Ⅹ减少,但不一定出现出血症状。血小板减少,一般不低于 $40 \times 10^9/L$。血、尿、粪培养可因感染而呈阳性。

五、治疗

治疗原则为去除病因、调整饮食、促进消化和治疗并发症。补充不足的营养素,修复异常机体成分,促进体重和身高的增长。体重是最重要的临床指征。

(一)病因治疗

查明病因后应予以积极治疗,如纠正不当的喂养方法,矫治唇腭裂、幽门梗阻等消化道畸形等,控制感染,治疗消耗性疾病等。

(二)调整饮食

应根据蛋白质—热能营养不良的程度,消化能力和对食物耐受情况,逐渐调整饮食。轻度蛋白质—热能营养不良的小儿,消化功能和食物耐受能力接近正常,在维持原膳食的基础上,添加含蛋白质和高热量的食物。供给热量从每日 $250 \sim 330$ kJ/kg 开始,以后逐渐递增。待体重接近正常后,再恢复至小儿正常需要量。

中度、重度蛋白质—热能营养不良的小儿,消化功能及食物耐受能力均差,食欲低下。热量和营养物质供给由低到高,从每日 $165 \sim 230$ kJ/kg 开始,逐渐少量增加,以满足基础代谢的需要,若消化吸收好,可增加至 $500 \sim 727$ kJ/kg,并按实际体重计算热量。蛋白质摄入量从每日 $1.5 \sim 2.0$ g/kg 开始,增加到 $3.0 \sim 4.5$ g/kg。过早给予高蛋白的食物可引起腹胀和肝大,食物中应含有丰富的维生素和微量元素。

(三)药物治疗

(1)给予各种消化酶(胃蛋白酶、胰酶等)以助消化。

(2)口服各种维生素,必要时肌内注射或静脉注射。

(3)血锌降低者口服 1% 硫酸锌糖浆,从 0.5 mL/(kg·d)开始,逐渐增至 2 mL/(kg·d),补充锌剂摄入可促进食欲、改善代谢。

(4)必要时可肌内注射蛋白质同化类固醇制剂,如苯丙酸诺龙,每次 10 mg,每周 1 次,连续 $2 \sim 3$ 周,以促进机体对蛋白质的合成、增进食欲。

(四)中医治疗

针灸、推拿、捏脊等疗法可起一定促进食欲作用。中药可服用参苓白术散等健脾补气药以帮助消化,促进吸收。

(五)其他治疗

病情严重者,可给予要素饮食或进行胃肠道外全营养。酌情选用葡萄糖、氨基酸、脂肪乳剂、白蛋白静脉滴注。

六、护理与康复

(一)护理

1.饮食调整

原则为由少到多、由稀到稠、循序渐进,以免发生消化功能紊乱。饮食调整的具体方法如下:

(1)对于轻度营养不良患儿应在原有基础上逐渐增加。热量从每日 100~120 kcal/kg

开始,蛋白质每日 3 g/kg。根据消化情况逐渐增至热量每日 150 kcal/kg,蛋白质每日 3.5～4.5 g/kg。待体重接近正常后再恢复至正常热量需要量。

（2）对于中度及重度营养不良患儿饮食调整要逐步进行。开始能量供给可为每日40～60 kcal/kg,蛋白质每日 2 g/kg,1 周后能量供给增至每日 20～150 kcal/kg,蛋白质每日3～4 g/kg。若重度营养不良患儿食欲和消化功能恢复,能量供给可为每日 150～170 kcal/kg。待体重恢复,体重与身高比例接近正常后能量供给调整至生理需要量。

选择易消化吸收又含有高热能与高蛋白质的食物。鼓励母乳喂养,无母乳或母乳不足者可给予牛奶或其他兽乳,重度营养不良患儿可短期摄入稀释奶、酸奶、脱脂奶或高蛋白配方奶。对奶类过敏者可选用豆浆、豆类代乳粉。较大婴儿还可添加米面制品、蛋类、鱼、肝、瘦肉、血、豆制品等食物。热能不够可在食物中加少许植物油。此外应给予充足的维生素和矿物质。

根据患儿病情选择适当的喂养方法。对于食欲很差、吞咽困难、吸吮力弱者可采用鼻饲法,待吸吮及吞咽能力增强后,可改用滴管或奶瓶喂哺。应按计划耐心喂哺,以免发生呕吐。

每周应测体重 1～2 次,定期测量身高,以评估营养状况和恢复情况。

2.促进消化和改善代谢功能

注意补充维生素 A、B、C、D 及锌,以促进食欲,改善代谢。有营养性贫血时应补充铁剂、叶酸及维生素 B 族。食欲极差者可试用胰岛素葡萄糖疗法。必要时肌内注射蛋白同化类固醇制剂如苯丙酸诺龙促进蛋白质合成。病重者可静脉滴注白蛋白,静脉高营养,或少量多次输全血或血浆,输液时注意速度要慢,以免加重心脏负担,出现心衰。

3.预防感染

注意观察皮肤、口腔清洁情况,防止发生皮肤破溃、口腔炎。保持室内空气清新,温度适宜,采用保护性隔离,预防呼吸系统感染。

（二）康复

鼓励母乳喂养。若采用混合或人工喂养时必须以牛、羊乳类或奶粉喂哺婴儿,调配合理,不能稀释过淡。无动物乳时可应用代乳品如豆浆、豆乳粉等,但切忌单纯用淀粉类食品喂养婴儿。必须按时添加辅助食品,为断奶做准备,骤然断奶可使婴儿不习惯其他食物,易发生营养不良。培养小儿不挑食、不偏食、少吃零食的良好饮食习惯。有充足的睡眠和休息时间,以及适当的户外活动和体格锻炼,使小儿保持良好的食欲。按时完成预防接种计划,预防各种急、慢性传染病。定期体格检查。及时矫正先天畸形,如唇裂、腭裂和幽门狭窄等。为儿童提供良好的生活环境,给予更多的心理支持,促进身心各方面发展。

肥胖症

单纯性肥胖是由于长期能量摄入超过消耗,导致体内脂肪积聚过多,使体重超过同年龄、同性别小儿均值的 20%。可发生于任何年龄。

一、病因和发病机制

（一）遗传因素

双亲均肥胖其子代 80% 肥胖,双亲不胖者子代仅 14% 肥胖,双胎研究中亦示肥胖与遗传有关。现发现与肥胖有关的候选基因有 β 肾上腺能受体基因、神经肽 Y、瘦素和解耦联蛋白基因等。

（二）环境因素

摄入超过代谢需要或活动过少致低消耗均可引起营养正平衡。摄入过多可缘于营养知识错误以及饮食习惯、饮食结构不当。生活方式则影响能量消耗,如少活动,过度受保护等。

（三）器质性疾病

①Frohlich 综合征(多由下丘脑器质病引起,包括肿瘤、炎症等,致肥胖伴性发育不良）；②Prader-Willi 综合征（过食、肥胖、矮小、智能低下、性发育不良）；③Laurence-Moon-Biedl 综合征(肥胖、矮小、多指/趾、视网膜变性及性功能不全)；④皮质醇增多症(Cushing 综合征)；⑤假性甲状旁腺功能减退症(肥胖、智能低下、低钙抽搐、第一掌骨短、甲状旁腺素抵抗)。

二、临床表现

任何年龄均可发生。1 岁以下婴儿、5~6 岁儿童及青少年期尤易发病。患儿食欲极好,食量亦大,尤喜甜食和脂类食物。智力良好。性发育正常或较早。活动不便,极少运动。明显肥胖儿童常有疲乏感,用力时气短或腿痛。严重肥胖者可因脂肪过度堆积限制胸廓及膈肌运动,致肺通气量不足,呼吸浅快,肺泡含气量减少,引起低氧血症、红细胞增多、发绀、心脏扩大、心衰,甚至死亡,称 Pickwickian 综合征。

体格检查发现患儿皮下脂肪甚厚,分布均匀,尤以乳、腹、髋、肩部显著。腹部及大腿可出现粉红色或紫红色浅纹。四肢肥大,尤以上臂和股部明显。女性肥胖儿外生殖器发育大多正常,男性患儿由于大腿会阴部脂肪过多,阴茎可掩藏于脂肪组织中而显得过小,实际上属正常范围。少数肥胖儿可有扁平足及膝外翻。

三、实验室及其他检查

单纯性肥胖患儿血中胰岛素水平升高,血脂胆固醇、甘油三酯及游离脂肪酸均增高,超声检查发现有不同程度脂肪肝。近年研究单纯性肥胖儿"无氧阈左移",表明此类患儿肌内水平有氧代谢能力弱、效率低。血浆肥胖蛋白(OP)含量减少,OP 抗肥胖作用减弱。

四、诊断

对于小儿肥胖症的诊断指标还不统一,目前常用的指标有:

1.身高、体重法

身高、体重法是目前国内常采用的方法。体重超过同年龄、同性别、同身高参照人群均值 20%者为肥胖;均值 20% ~ 29%为轻度肥胖;30% ~ 49%为中度肥胖;50% ~ 59%为重度肥胖;60%以上者为极重度肥胖。

2.体重指数

体重指数(BMI)是指体重(kg)与身高(m)的平方之比(kg/m²)。由于该指标与体密度法测得的体脂相关性为 0.75~0.8,与血压、血脂、脂蛋白、瘦素浓度及发展为成人肥胖的相关性很强,目前被国际上推荐为确定肥胖症的最适用指标。小儿体重指数随年龄、性别而有差异,评价时应查阅图表。BMI 大于或等于同年龄、同性别第 95 百分位数诊断为肥胖症。

五、治疗

小儿肥胖症的治疗方案是,减少热能性食物摄入,增加机体对热能的消耗,使体内过剩的脂肪不断减少,从而使小儿体重下降。饮食疗法和运动疗法是治疗本病的两项重要措施,双亲应和肥胖儿一起参与到治疗方案中,建立科学生活方式,保持良好习惯。中医治疗以健脾益气,清胃泻热,化痰消脂为主。

(一)饮食疗法

以低脂、低碳水化合物及高蛋白食谱应用最广。低脂饮食可迫使消耗自身的脂肪,但不可避免促使蛋白质分解,故需同时供给优质蛋白质。高蛋白食物烹调时限制用油。碳水化合物分解成葡萄糖后会刺激胰岛素分泌,从而促使脂肪合成,故应适量限制。为了满足小儿食欲,不影响患儿的饱腹感,应鼓励其多吃蔬菜类食品,其纤维可减少糖类的吸收和胰岛素的分泌,并能阻止胆盐的肠肝循环,促进胆固醇排泄,如选择食用萝卜、青菜、黄瓜、番茄、苹果、柑橘、竹笋等。

(二)增加活动量

加强体育锻炼不拘形式,贵在坚持,且应在饮食治疗的基础上进行。如鼓励患儿参加各种活动,做些家务劳动和不剧烈的体育锻炼。逐渐增加运动量和运动时间,增加热量消耗,减轻体重。

(三)消除顾虑,改变心理状态

肥胖常引起一些心理行为问题,特别是青春期女孩,常认为自己的身体很丑,形成长期的自我形象贬低。肥胖的青少年常有较强的被动性和依赖性。他们在面对内在或外在压力时,缺乏有效的应对方法,而常用过度进食来满足自己。在为青少年制订减肥计划时,要让他们充分地参与,使其感到应对自己的饮食习惯和运动计划负责任。在指导青少年减肥的同时,要帮助他们对自身形象建立信心,改善社交技巧,并通过同伴或集体的支持和鼓励,最终达到身心健康发展。

六、护理与康复

(一)护理

采取控制饮食、合理运动,配合心理和药物治疗的综合护理措施。其中饮食疗法和运动疗法最为重要。

1.饮食疗法

为了达到减轻体重之目的,患儿每日摄入的热能必须低于机体消耗的总热能,同时还必须是小儿的基本营养及生长发育的需要,以免影响其正常生长发育。

(1)正处于生长发育期的患儿,应选择低脂、低糖和高蛋白的饮食:鼓励患儿要选择体大饱腹明显而热能低的蔬菜类食品,如萝卜、青菜、黄瓜、莴苣、竹笋等,其纤维素可减少糖类的吸收和胰岛素的分泌。

(2)提倡少量多餐,杜绝过饱,不吃夜宵和零食。

2.运动疗法

运动疗法是减轻肥胖者体重的重要手段。选择有效而又容易坚持的运动项目,提高对运动的兴趣,如游泳、踢球、健身操等。每日坚持运动至少 30 分钟,运动量应该根据患儿耐受力而定,以运动后轻松愉快不感到疲劳为原则,如运动后出现疲惫不堪、心慌气促及食欲大增,提示活动量过度。应鼓励家庭成员共同参与。

3.心理护理

引导肥胖者正确认识自身体态改变,消除因肥胖带来的自卑心理,鼓励患儿参与正常的社交活动。让患儿充分参与制订饮食控制和运动计划,提高他们坚持控制饮食和运动锻炼的兴趣。帮助患儿对自身形象建立信心,达到身心健康发展。

(二)康复

讲述科学喂养的知识,培养儿童良好的饮食习惯,避免营养过剩,创造条件和机会增加患儿的活动量。

(韩新新)

第二节 维生素 A 缺乏症

维生素 A 缺乏症是因体内缺乏维生素 A 所致的一种营养缺乏症。其主要临床表现为眼结合膜干燥,暗光下视力差,皮肤干燥及毛囊角化,故又称眼干燥症、夜盲症等。维生素 A 通常以两种形式存在于食物中,一种为视黄醇,存在于动物的肝、脂肪、乳汁和蛋黄内,另一种为胡萝卜素,存在于植物中,如胡萝卜、红薯、南瓜、番茄、柿子中的含量最多。本病以 6 岁以下小儿多见,并往往伴有蛋白质、热能缺乏及营养不良。

一、病因

(一)摄入不足

喂哺母乳、牛乳以及按时添加辅食的婴儿,一般不易缺乏维生素 A,但长期进食米、面等谷类食物,未添加辅食者可发生维生素 A 缺乏症。

(二)吸收不良

慢性腹泻、肠结核、脂肪泻等消化系统疾病影响维生素 A 的吸收。慢性肝病、胆道闭锁影响维生素 A 的吸收和代谢。上述疾病的患儿易发生维生素 A 缺乏症。

(三)需要量增加

早产儿维生素 A 储备不足,生长又快,如补充不够,易发生维生素 A 缺乏。患麻疹、结核病、长期发热、恶性肿瘤等消耗性疾病时,维生素 A 消耗增加,也可并发维生素 A 缺乏症。

(四)营养代谢障碍

蛋白质缺乏、锌缺乏、甲状腺功能减退、糖尿病时,影响维生素 A 的转运、代谢和利用,可发生维生素 A 缺乏症。

二、病理

全身上皮细胞萎缩,继而出现角化增生且易于脱落;腺体细胞由原来的立方与柱状上皮细胞化生为复层鳞状上皮细胞,失去正常的分泌功能。脱落的细胞可阻塞管腔,病变以眼结合膜、角膜最显著;其次为呼吸道、泪腺和泌尿道黏膜。皮肤有角化、丘疹、皮脂腺及汗腺萎缩、局部防御功能降低。

三、临床表现

(一)眼部

最初为暗适应时间长,以后昏光下视物减退,黄昏时视物不清,继则夜盲;眼干燥不适,经常眨眼,系因泪腺管被脱落上皮细胞堵塞使泪液减少,继而眼角膜和结膜失去光泽和弹性,眼球向两侧转动时,可见球结膜折叠,形成与角膜同心的皱纹圈,在角膜旁有泡沫状小白斑,称为比托斑;角膜干燥,混浊而软化,形成溃疡,易继发感染,愈合后留下白斑影响视力,重者可发生角膜穿孔,虹膜脱出而失明。

(二)皮肤改变

初起时全身皮肤干燥脱屑,以后角化增生,角化物充塞毛囊腔突出于皮面,触之有"粗沙"感,以上、下肢伸侧为重,继之发展至躯干、背部、臀部,多见于年长儿。此外,可见毛发枯黄易脱落,变脆无光泽,指(趾)甲失去光泽,脆薄多纹,易折断。

(三)其他症状

黏膜上皮的增殖与角化,导致呼吸道、消化道、泌尿生殖道的防御能力下降,易于反复发生感染,且迁延不愈。另外,还可出现小儿生长发育迟缓,常伴营养不良、贫血和其他维生素缺乏症。

四、实验室检查

(一)血清维生素 A 水平

血清维生素 A 水平可代表体内维生素 A 状况,但不能说明体内贮存情况。正常血清维生素 A 水平为 0.70~2.56 μmo/L;维生素 A 缺乏时 <0.70 μmo/L,有临床症状者多 <0.35 μmo/L。

(二)相对剂量反应试验

测空腹血清维生素 A 水平(A_0),然后口服 450 μg 维生素 A,5 小时后再测血清维生素 A 水平(A_5)。相对剂量反应试验(RDR)=(A_5−A_0)A_5×100%,相对剂量反应试验 >20% 为阳性,表示肝贮存维生素 A 减少。

五、治疗

(一)一般治疗

积极去除病因,纠正不合理的喂养,调整饮食给予含维生素 A 和胡萝卜素丰富的食物,应多进食肝类、乳类和蛋类等动物性食物,也应多进食胡萝卜、西红柿、红薯等植物性食物,它们含有维生素 A 的前体,可在体内转化为维生素 A。

（二）维生素 A 治疗

确诊为维生素 A 缺乏症的患儿应及早应用维生素 A 治疗，防止眼部症状由轻转重。早期轻症给予维生素 A 口服，婴幼儿每日 1 500 μg/kg(5 000 IU/kg)，每日总量 7 500～15 000 μg/kg(2.5 万～5 万 IU)，分 2～3 次口服。重症或消化吸收障碍者给予维生素 A 水溶制剂，每日 3 000 μg/kg 口服或肌内注射，4～5 日减量，或维生素 AD 制剂 0.5～1 mL，深部肌内注射，每日 1 次。症状好转改口服，并逐渐减少剂量。

（三）眼部病变的处理

有干眼病时，双眼可滴消毒鱼肝油，用 0.25%氯霉素眼药水防治感染。有角膜溃疡者用 1%阿托品散瞳，以防止虹膜脱出及粘连。做眼部护理时要小心，滴药时用拇指搁在眼眶上缘，将眼睑轻轻向上提起，切不可压迫眼球，以防造成角膜穿孔，或溃疡已深，将近破裂，虽给大量维生素 A 也难免引起视力减退，甚至失明。因此，局部治疗应及早施行。

六、护理与康复

（一）护理

(1)供给含维生素 A 丰富的饮食。鼓励母乳喂养，无母乳者选用其他乳类食品喂养。及时添加含维生素 A 丰富的食品，如蛋、肝及水果或水果汁等，以保证机体需要。

(2)遵医嘱给予维生素 A 口服或肌内注射，密切注意治疗效果，预防维生素 A 中毒。

(3)注意保护性隔离，预防呼吸道感染及其他感染的发生。

（二）康复

(1)指导患儿家长合理喂养，注意补充维生素 A。

(2)及时治疗感染、腹泻及其他消耗性疾病。

(3)在预防的同时要防止长期、大量补充维生素 A 所致维生素 A 过量中毒。

（韩新新）

第三节　维生素 B₁ 缺乏症

维生素 B₁ 缺乏症，又称脚气病，是体内缺乏维生素 B₁(又名硫胺素)引起的，临床主要表现为消化、神经及循环系统的症状。成人体内维生素 B₁ 库存量为 30 mg，每天以 1 mg 转换，正常人当维生素 B₁ 缺乏 2~3 周还不会出现症状。

一、病因

（一）摄入量不足

乳母饮食中缺乏维生素 B₁ 其哺乳婴儿即可患本病。维生素 B₁ 在谷物的外皮和胚芽中含量很丰富，但将谷物加工过度，去净外皮或碾掉胚芽，维生素 B₁ 就会大量丢失。自广泛应用机器碾米以来，在以大米为主食的许多国家和地区中，维生素 B₁ 缺乏症曾普遍流行。调查结果显示,我国发病地区主要在农村,尤以南方各省多见,患病者(包括孕产妇及乳母)食用在当地自行加工的精白米,其维生素 B_1 的含量都低于国家规定的标准。烹调方法不当亦可致病,如煮饭加碱过多,破坏维生素 B_1 的生理活性,或者煮米弃汤而将含大量维生素 B_1 的米汤废弃。到农忙时,劳动强度增加,饭量增多,却没有及时补充富含维生素 B_1 的食品。在发生婴儿脑型维生素 B_1 缺乏症的地区,还存在着产妇、乳母忌口和饮食单调的不良习惯。如饮食中缺乏维生素 $B_1$3 个月以上,即可出现症状。某些淡水鱼体内含有硫胺分解酶可使维生素 B_1 分解而失去其生理活性,故喜食生鱼者易患本病。

(二)需要增多

生理需要量增加,如小儿生长发育的迅速阶段,发热或甲状腺功能亢进等均使机体对维生素 B_1 需要量增多。

(三)吸收障碍

长期消化不良或其他吸收功能障碍,或患肝脏疾患易致维生素 B_1 缺乏症。

二、病理生理

维生素 B_1 吸收后在肝、肾组织中转化为焦磷酸硫胺素,参与糖代谢中丙酮酸、α - 酮戊二酸的氧化脱羧及磷酸戊糖旁路的酮基移换作用。缺乏维生素 B_1 使组织中丙酮酸堆积,丙酮酸过多可抑制胆碱乙酰化酶并激活胆碱酯酶,使乙酰胆碱减少,最终使神经传导受累,因此消化道蠕动变慢,分泌减少;由于糖代谢受阻,使细胞能量供应受限,功能受损。

三、临床表现

婴儿常突然发病,以神经系统症状为主要表现者称脑型,心衰为主要表现者称心型。年长患儿的症状以水肿和周围神经炎为主。

(一)一般症状

常有乏力、倦怠、食欲缺乏、消瘦、顽固性便秘、生长发育迟缓。

(二)神经系统症状

先出现烦躁,继而表情淡漠、反应迟钝、嗜睡、脑神经麻痹、喂食呛咳,最终转入昏迷、惊厥,可因脑水肿、呼吸衰竭死亡。周围神经受损,表现为深浅反射消失,呈上升性及对称性的感觉障碍,肌张力减退,易跌倒,乃至麻痹。

(三)心血管系统症状

心脏扩大、心律不齐、心衰。心电图呈低电压、T 波低平倒置、ST 段下移等改变。

(四)其他

早期可见踝部水肿,继而全身水肿、多个浆膜腔积液。

四、实验室及其他检查

(一)维生素 B_1 负荷试验

口服维生素 $B_1$5 mg(肌内注射 1 mg),留尿 4 小时,尿中维生素 B_1 含量 >100 μg 为正常。脚气病患者多 <50 μg。

(二)血维生素 B_1 含量

正常应 >0.18 μmol/L［正常值（0.35±0.17）μmol/L］。

(三)其他

母乳中维生素 B_1 含量 <0.24 μmol/L。红细胞中酮基转换酶活性减低。

五、治疗

(一)维生素 B_1

一般每日口服维生素 B_1 10~30 mg,同时乳母每日口服 60 mg,重症及消化功能紊乱者可每次 10 mg,每日 2 次肌内注射,或每日 100 mg 静脉推注。

(二)改善饮食

每日供给蛋白质至少 1.5 g/kg,同时补充其他 B 族维生素。

(三)对症治疗

惊厥或心衰时给氧、镇静等。

一般经过上述适当治疗,食欲缺乏、水肿和心衰等症状都可在 24 小时内消失,但周围神经病变和心肌损害则往往在数周至数月才逐渐恢复。

本症应禁用激素,因激素有对抗维生素 B_1 的作用,用后血糖升高,乳酸和丙酮酸堆积。激素阻碍丙酮酸氧化为二氧化碳及乙酰辅酶而使病情恶化。

六、护理与康复

(一)护理

(1)不宜给小儿单纯喂哺精制米、面食品,且烹调食物时不宜加碱,做米饭时不宜去米汤,注意添加粗粮。培养不挑食的习惯。乳母应注意补充充足的维生素 B_1。

(2)母乳喂养的患儿,乳母和患儿应同时进行治疗。观察疗效,维生素 B_1 治疗 24 小时内,可见食欲缺乏、水肿、心衰等症状好转或消失。

(3)对有神经系统症状的患儿应避免外伤,保持患儿在舒适体位。

(4)对重症患儿应密切注意呼吸、脉搏、心率、心律及神志等变化,一旦出现心衰和惊厥,立即抢救。

(二)康复

向家长宣传疾病预防的知识,强调本病是可以预防的,宣传合理喂养的知识,培养儿童良好的进食习惯。

（韩新新）

第四节　维生素C缺乏症

维生素C缺乏症又称坏血病,是由于人体缺乏维生素C(抗坏血酸)引起的一种营养缺乏症。本病主要表现为出血倾向和骨骼改变,好发于婴幼儿。维生素C主要存在于新鲜水果、蔬菜中,如橘、柚、柠檬、猕猴桃、山楂、番茄和绿叶蔬菜。加热、遇碱或微量铜时维生素C易被破坏。

一、病因

1.摄入不足

母乳喂养婴儿不易发生维生素C缺乏症,但牛乳、代乳品及谷类食物中维生素C含量很少,且加热煮沸过程中易被破坏,故长期人工喂养儿如不及时添加富含维生素C的辅食,易发生维生素C缺乏症。

2.吸收障碍

患有长期腹泻等慢性消化功能紊乱时,可影响胃肠道吸收利用维生素C,易引起维生素C缺乏症。

3.需要量增加

生长发育迅速的小儿,维生素C需要量增加。发热及患有感染性疾病时,如肺炎、结核病等,维生素C需要量亦增加。如摄入量不足,可发生本病。

二、临床表现

本病多见于6个月至2岁的小儿。

(一)全身症状

起病缓慢。最初表现为厌食、倦怠、体重减轻、面色苍白,可伴低热,易合并反复呼吸道感染、腹泻等。

(二)出血症状

常见皮肤瘀斑、牙龈出血及肿胀。重者可有鼻衄、血尿、便血、骨关节及颅内出血等。

(三)骨骼症状

骨膜下出血,骨干骺端脱位分离,出现肢体肿痛而不红,假性瘫痪,蛙状腿,腿被触动时因剧痛而哭泣。肋骨及肋软骨接合处胸骨板半脱位,形成坏血病串珠,在凸起部位内侧可摸到凹陷,可因此与佝偻病串珠相鉴别。

三、实验室及其他检查

(1)长骨X线:骨干骺端临时钙化带增厚致密,有锯状突;骨干骺分离、脱位或半脱位;骨骺四周钙化、中央骨质萎缩,呈毛玻璃状;骨膜下血肿呈哑铃状、杵状或梭状等;骨皮质变薄,骨质疏松,骨小梁消失。

(2)毛细血管脆性试验呈阳性。

(3)血清维生素 C 含量低于 5.68 μmol/L。

(4)维生素 C 负荷试验,尿排出量 <50%。

四、治疗

一般每日口服维生素 C500 mg;重症患者或不能口服者应每日静脉注射 1 000 mg,1~3 日改口服治疗,共 2~3 周。在治疗后 1~2 日症状明显改善。骨骼病变明显的患儿应减少搬动、保持安静,以防骨折及骨骺脱位。有牙龈出血者要注意口腔卫生。

五、护理与康复

(一)护理

(1)供给富含维生素 C 的食品。注意烹调方法,减少烹调不当所致维生素 C 过多被破坏。纠正偏食,及时添加辅食。

(2)遵医嘱给予维生素 C 口服或静脉注射。

(3)保持安静、少动,护理中动作轻柔,避免不必要的移动患肢,以免疼痛加剧和发生骨折、骨干骺脱位。

(4)密切观察患儿神志、呼吸、脉搏、血压及瞳孔变化,及时发现颅内出血先兆。

(5)注意口腔卫生,防止牙龈出血部位继发感染。注意保护性隔离,预防交叉感染。

(二)康复

指导孕母和乳母多食富含维生素 C 的食物,必要时每日补充维生素 C 制剂;指导家长合理喂养小儿,按时添加果汁、蔬菜,改进烹调方法,纠正小儿偏食习惯。

(韩新新)

第五节　维生素D缺乏性佝偻病

维生素 D 缺乏性佝偻病是小儿体内维生素 D 不足使钙、磷代谢紊乱产生的一种以骨骼病变为特征的全身慢性营养性疾病。本病常见于婴幼儿时期,严重时发生骨骼畸形,是我国儿科重点防治的四大疾病之一。

一、病因

(一)日光照射不足

体内维生素 D 的主要来源是皮肤中的 7-脱氢胆固醇经紫外线照射生成。小儿户外活动少,尤其是北方冬季日光照射不足及紫外线不能通过玻璃窗,易导致发病。

(二)维生素 D 摄入不足

天然食物中维生素 D 含量很少,不能满足小儿生长发育的需要,若不及时补充,易发生疾病。

(三)生长发育迅速、维生素 D 相对不足

小儿快速生长发育时期,如婴儿期等,对维生素 D 需要量增加,若添加不足易发生维生素 D 缺乏症、佝偻病。

(四)疾病与药物的影响

胃肠道疾病或肝胆疾病影响维生素 D 的吸收,如慢性腹泻、婴儿肝炎综合征等,因肝、肾严重损害可影响维生素 D 的羟化作用,致钙磷代谢障碍。

二、病理

维生素 D 缺乏性佝偻病的病理改变是由于细胞外液中钙、磷浓度不足(乘积 <40),骨钙化过程受阻,破坏了软骨细胞增殖、分化和凋亡的正常程序,骨骺端骨样组织堆积,临时钙化线失去正常的形态,成为参差不齐的阔带,骺端增厚、向两侧膨出,形成临床所见的肋骨"串珠"和"手、足镯"等征。扁骨和长骨骨膜下的骨质也矿化不全,骨皮质被骨样组织替代,骨膜增厚,骨质疏松,容易受肌肉牵拉和重力影响而发生弯曲变形;颅骨骨化障碍表现为颅骨变薄和软化、颅骨骨样组织堆积出现"方颅"。

三、临床表现

(一)活动初期

活动初期以非特异性神经精神症状为主,如夜惊、多汗、烦躁不安等。体征为枕秃,轻度骨骼改变。血生化改变轻微。

(二)活动激期

活动激期除有初期的非特异性神经精神症状外,同时有骨骼改变,如 3~6 个月婴儿有颅骨软化,8~9 个月可见方颅,前囟迟闭至 2~3 岁,出牙顺序颠倒;1 岁左右可见肋骨串珠,甚至有肋膈沟、鸡胸或漏斗胸;6 个月以上婴儿可见"手镯"或"脚镯",开始行走后下肢可见"O"形腿或"X"形腿。另外全身肌肉松弛,肌张力低下,甚至有语言发育迟缓,免疫功能低下。血生化改变明显,血钙、磷均降低、碱性磷酸酶增高。X 线片可见干骺端临时钙化带模糊或消失,呈毛刷状或杯口状改变,骨骺软骨明显增宽,骨质疏松。

(三)恢复期

恢复期经治疗后症状改善,体征逐渐减轻至恢复。血钙、磷浓度数天内恢复正常,X 线 2~3 周开始改善,碱性磷酸酶 4~6 周恢复正常。

(四)后遗症期

后遗症期症状消失,仅留不同程度的骨骼畸形。

四、实验室及其他检查

应参考血清钙、磷和碱性磷酸酶的测定和 X 线腕部照片的结果。

五、治疗

本病治疗目的在于控制疾病的发展,防止骨骼畸形和复发。

（一）一般治疗

加强护理,科学喂养,婴儿期应提倡母乳喂养,离乳期应及时合理添加辅食,哺乳期母亲及婴儿断乳后,宜多食用含维生素 D、钙、磷和蛋白质丰富的食物(如蛋黄、肝类、乳类、鱼、肉等)。

（二）户外活动和日光浴

利用自然条件,开展户外活动和日光浴,是佝偻病防治的经济、方便有效的方法。

（三）维生素 D 制剂的应用

1.口服法

①活动初期给维生素 D 每日 0.5 万 ~ 1 万 IU,持续 1 个月后改为服预防量。②活动激期给维生素 D 每日 1 万 ~2 万 IU,持续 1 个月后改为预防量。③恢复期应用预防量维持,南方每日 200 IU,北方每日 400 IU。需要量大且需长期服用维生素 D 制剂时,宜用单纯维生素 D 制剂而不宜用鱼肝油, 以防由于同时摄入大量维生素 A 而发生维生素 A 中毒。

2.突击疗法

当小儿拒绝口服或为重症或有肺炎、腹泻、急性传染病等,可考虑采用肌内注射维生素 D_2 40 万 IU 或维生素 D_3 30 万 IU,作为突击疗法。①活动初期或轻度可肌内注射维生素 D_2 或 D_3,一般 1 次即够。1 个月后随访,如好转,以预防量口服维持。若好转不明显,可再肌内注射 1 次。②活动激期或中度,可给维生素 D_3 60 万 IU 或 D_2 80 万 IU,分 2 次肌内注射,相隔 2~3 周。③重度佝偻病可给维生素 D_2 或 D_3,分 3 次肌内注射,相隔 2~4 周。1 个月后随访,给予预防量维持,直至 2 岁。

（四）钙剂

使用维生素 D 的同时可口服葡萄糖酸钙每日 1 ~ 2 g, 使用钙剂时注意勿与牛奶同服,以免形成沉淀。

（五）枸橼酸

维生素 D 治疗效果不佳者,可每日用 20% 枸橼酸及 30% 枸橼酸钠各 30 mL,加糖分数次口服,以促进钙、磷沉着在成骨部位,但需注意手足搐搦症的发生。

（六）人工紫外线照射

在有条件的单位(备有波长为 256 ~ 313 nm 专用紫外线灯或水银石英灯及温度适宜的治疗室)可采用人工紫外线照射。照射时应保护好患儿(包括工作人员),要戴防护眼镜或用隔布保护好患儿的头部。紫外线照射的禁忌证为肺结核、营养不良Ⅱ度以上或体温在 37℃以上。照射时如发现患儿表现出精神烦躁、食欲减退及皮肤不良反应,立即停止。

（七）矫形治疗

较轻的畸形多于治疗后自行矫正;遗留有明显的下肢骨骼畸形者,可在佝偻病静止后,4 岁以后做手术矫形。

六、护理与康复

（一）护理

(1)指导家长带小儿定期户外活动,直接接受阳光照射,尽量多暴露皮肤。夏季应避免太阳直射,冬季不能隔玻璃窗照射,应开窗让紫外线透过。

(2)提倡母乳喂养,及时添加辅食。遵医嘱给予维生素 D 制剂。

(3)提供舒适的环境,不要让患儿坐、站、走的时间过长。对重症患儿护理动作要轻柔,以免发生骨折。

(4)重症维生素 D 缺乏性佝偻病患儿因免疫功能降低,易患呼吸道、消化道感染。应严格执行各项护理操作,保持室内空气清新,避免交叉感染。

(5)恢复期可鼓励小儿做俯卧位抬头、展胸运动,有利于矫正鸡胸;给予小儿下肢内侧或外侧肌群按摩,可有助于"O"形腿或"X"形腿的恢复。

(二)康复

孕妇和乳母需加强营养,多晒太阳。宣传母乳喂养,新生儿出生 2 周后开始每日给予维生素 D400 ~ 800 IU。不能口服者,也可肌内注射维生素 D₃ 10 万 ~ 20 万 IU。小儿合理喂养,及时添加辅食;经常户外活动,多晒太阳。坚持合理饮食,多户外活动及口服维生素 D 预防量。

(韩新新)

第六节 维生素 D 缺乏性手足搐搦症

维生素 D 缺乏性手足搐搦症又称佝偻病性低钙惊厥,婴幼儿时期多见。主要由于维生素 D 缺乏,引起血钙离子降低,导致神经肌肉兴奋性增强,出现惊厥和手足搐搦等症状。

一、病因和发病机制

发病原因与佝偻病基本相同,主要因维生素 D 缺乏使血钙降低,而甲状旁腺反应迟钝,不能代偿性分泌增加,致血磷正常,而骨钙不能及时游离入血,使血钙继续降低。正常血钙浓度为 2.25 ~ 2.27 mmol/L,当低于 1.75 mmol/L 时,可引起神经肌肉兴奋性增高,出现惊厥或手足搐搦。

诱发血钙降低的原因有:

(1)维生素 D 缺乏的早期,甲状旁腺代偿功能还未建立,血钙降低。

(2)春季开始,小儿户外活动增多,阳光直接照射增加,或大剂量维生素 D 肌内注射,使血中维生素 D 的水平急剧上升,大量钙沉积于骨上,使血钙降低。

(3)感染、饥饿、发热时组织分解而释放磷,血磷升高,与钙结合以磷酸钙形式沉着于骨上,造成血钙降低。

二、临床表现

(一)惊厥

多见于婴儿,轻者两眼上翻,面肌抽动;重者全身惊厥,惊厥过后安静入睡,醒后活动如常。每次发作数秒至数分钟。

(二)手足搐搦

多见于幼儿,腕与掌指关节屈曲,四肢伸直合并,拇指贴近掌心。足部搐搦时踝关节伸直,足趾下弯如弓状。

(三)喉痉挛

主要见于婴儿,发生率低,但可窒息致死,主要表现为突发性喉部梗阻、发绀、吸气性呼吸困难。

(四)隐性体征

无发作时可出现神经肌肉兴奋性增高的体征,可出现以下体征。①面神经征(Chvostek 征):叩击颧骨与耳前方间的面神经分布区,诱发口角或眼角抽搐者为阳性。②腓反射征:用叩诊锤叩击膝部外侧的腓骨小头处的腓神经,见足向外侧收缩者为阳性。③陶瑟征:用血压计袖带包裹上臂,充气使血压维持在收缩压与舒张压之间,5 分钟内出现手足搐搦者为阳性。

三、实验室及其他检查

血钙降低(<1.7 mmol/L),血碱性磷酸酶升高,血磷可降低、正常或升高。心电图可有低钙表现。

四、治疗

治疗原则首先是控制惊厥或解除喉痉挛,其次是补钙,使血清钙迅速上升,随之给予大量维生素 D,使钙、磷代谢恢复正常。

(一)紧急处理

迅速控制惊厥或解除喉痉挛。苯巴比妥钠 5~7 mg/(kg·次)肌内注射,地西泮 0.1 ~ 0.3 mg/(kg·次)肌内注射或静脉注射,或 10%水合氯醛 40 ~ 50 mg/(kg·次)保留灌肠。保持呼吸道通畅,必要时行气管插管。

(二)补充钙剂

10%葡萄糖酸钙 5 ~ 10 mL,加等量生理盐水或 10%葡萄糖液稀释后缓慢静脉注射(10 分钟以上),必要时每日可用 2 ~ 3 次。病情稳定后改口服 10%氯化钙 5 ~ 10 mL/d,用 3 ~ 5 倍糖水稀释后口服,每日 3 次,3 ~ 5 日后改用钙剂口服。钙剂不能与乳制品同服。

(三)维生素 D 治疗

使用钙剂后补充维生素 D 口服,2 000 ~ 5 000 IU/d;重症可肌内注射,用量同维生素 D 缺乏性佝偻病,1 个月后改为预防量口服。

五、护理与康复

(一)护理

(1)保持安静,减少探视,避免刺激,预防外伤,可采取病床两侧加床档防止坠床,抽搐时不要对患儿肢体加以约束,勿强力使用物品撬开紧咬的牙关,以免造成损伤。

(2)按医嘱及时补充钙剂,降低神经、肌肉的兴奋性。

(3)当喉痉挛出现时应立即将患儿舌体轻轻拉出口外并立即通知医生,备好气管插管用具,必要时协助医生做气管插管以保证呼吸道通畅。同时按医嘱应用药物控制喉痉挛,常用的有苯巴比妥肌内注射,或10%水合氯醛溶液保留灌肠,或地西泮静脉或肌内注射,但静脉注射地西泮时宜慢,注射速度为每分钟1 mg,以免注射过快抑制呼吸。抗惊厥药物可抑制神经肌肉的兴奋性而使肌肉松弛解除痉挛。

(4)密切观察有无窒息的表现,一旦发现症状要立即吸氧,同时将患儿舌体轻轻拉出口外,头偏向一侧,及时清除口鼻分泌物,保持呼吸道通畅;已出牙的小儿,应在上下门齿间置牙垫,避免舌咬伤;必要时行气管内插管或气管切开,进行人工或机械呼吸。

(5)理解家长焦虑和恐惧心理,做好安慰解释工作;耐心介绍该病特点,说明治疗效果较好,一般不留后遗症,智力不受影响,要消除顾虑,树立战胜疾病的信心,积极配合治疗,促进患儿早日康复。

(二)康复

(1)向患儿家长介绍维生素 D 缺乏性手足搐搦症的原因和预后估计,解释本病不是颅内病变,一般不会造成严重后遗症,减轻家长的心理压力,以配合治疗和护理。

(2)讲解患儿抽搐时的正确处置方法,如就地抢救、保持安静、松解颈部衣扣、放置适当体位、通知医护人员,勿大喊大叫或抱起患儿急跑求医等,并说明这样做是为防止外伤或抽搐加重,避免缺氧引起脑损伤。

(3)指导家长出院后遵医嘱给小儿补充维生素 D 和钙剂,强调口服钙剂时应与乳类分开,最好在两餐之间服用,以免钙与脂肪酸结成凝块影响钙的吸收。

(4)平时注意多晒太阳,防止本病再发。

(韩新新)

第七节　锌缺乏症

锌缺乏症是人体长期缺乏微量元素锌引起的营养缺乏症。临床主要表现为食欲缺乏,生长发育迟缓,免疫功能低下,易感染,青春期缺锌还可致性成熟障碍。

一、病因

(一)摄入不足

食物中锌含量不足,素食者易于缺锌,因植物性食物含锌少,动物性食物含锌丰富并易于吸收;全胃肠道外营养如未加锌也可导致严重缺锌。

(二)吸收障碍

患有腹泻时可妨碍锌的吸收;谷类食物中含有多量植物酸和粗纤维,均可与锌结合而妨碍其吸收;牛乳含锌量与母乳相似,但牛乳中锌的吸收率远低于母乳锌。

（三）需要量增加

在小儿生长发育迅速时期,或组织修复过程中,或营养不良恢复期等均有锌需要量增加,而未相应补充锌。

（四）丢失过多

如长期多汗,反复出血、溶血,大面积灼伤,蛋白尿及应用金属络合剂等均可引起锌缺乏。

二、临床表现

（一）消化功能减退

缺锌影响味蕾细胞更新和唾液磷酸酶的活性,使舌黏膜增生、角化不全,以致味觉敏感度下降,发生食欲缺乏、厌食、异嗜癖等症状。

（二）生长发育落后

缺锌直接影响核酸和蛋白质合成和细胞分裂,并妨碍生长激素轴功能以及性腺轴的成熟,故生长发育停滞、体格矮小、性发育延迟。

（三）免疫功能降低

缺锌会严重损害细胞免疫功能而容易发生感染。

（四）智能发育延迟

缺锌可使脑 DNA 和蛋白质合成障碍,谷氨酸浓度降低,从而引起智能迟缓。

（五）其他

如地图舌、反复口腔溃疡、创伤愈合迟缓、视黄醇结合蛋白减少出现夜盲等。

三、实验室检查

（一）测定发锌、尿锌、血清锌含量

发锌含量能反映人体长期的锌营养状况,血清锌反映近期锌动态平衡情况,尿锌反映锌代谢水平,同时测定这三项指标,有一定参考价值。尿锌、发锌个体差异较大,至今无法确定正常值范围,故不能用于临床对个体锌营养状况的判断。目前建议 10 岁以下儿童血清锌的正常值下限为 $10.07\,\mu mol/L$。

（二）血清铜 / 血清锌

血清铜 / 血清锌在分析某些疾病时有一定意义。

（三）白细胞锌及红细胞锌测定

白细胞锌及红细胞锌均减低。

（四）含锌金属酶测定

含锌金属酶测定示,白细胞碱性磷酸酶活性降低。

四、治疗

（一）膳食治疗

供给含锌量较多的食物,母乳、牛乳、谷物喂养的婴儿应按月龄添加适合的辅食,如肝、鱼、瘦肉等含锌较多的动物食品。纠正较大儿童的偏食习惯。较大儿童可采取定时进餐、不吃零食、集体进餐方式,以增进食欲。

（二）补充锌制剂

每日给元素锌 0.5～1 mg/kg（相当于葡萄糖酸锌 3.5～7 mg/kg）,连服 1～3 个月。

（三）避免感染

锌缺乏使患儿免疫功能受损而易发生感染,应与感染患儿分室居住。

（四）其他

让家长了解导致患儿缺锌的原因,以配合治疗,防止复发。

五、护理与康复

（一）护理

1.改善营养、促进生长发育

供给含锌量较多的食物如肝、鱼、瘦肉等,尽量让新生儿获得初乳,合理添加辅食,培养小儿不偏食、不挑食的饮食习惯。补充锌制剂。

2.避免感染

保持室内空气清新,注意口腔护理,防止交叉感染。

（二）康复

（1）介绍导致患儿缺锌的原因和防治措施,使家长了解锌的每日供给量:0～6 个月 3 mg;7～12 个月 5 mg;1～10 岁 10 mg;>10 岁 15 mg。

（2）治疗常用葡萄糖酸锌,3.5～7 mg/kg,疗程一般为 2～3 个月,以便能正确地补充口服锌剂。锌制剂最好于饭前 1～2 小时服用,以利吸收,但需注意防止过量而出现中毒症状。

（3）鼓励母乳喂养。提倡平衡膳食,避免挑食、偏食、吃零食。

（4）对可能发生缺锌的情况如早产儿、人工喂养儿、营养不良儿、长期腹泻、大面积烧伤等,均应适当补锌。

（韩新新）

第三章　呼吸系统疾病

第一节 概 述

小儿时期易患呼吸系统疾病,其发生发展与小儿呼吸系统解剖、生理特点及机体免疫功能密切相关。了解这些特点对本系统疾病的防治有重要意义。

一、解剖特点

(一)上呼吸道包括鼻、鼻旁窦、咽、喉

1.鼻

婴幼儿鼻腔比成人短,无鼻毛,黏膜柔嫩富于血管。炎症时充血、水肿,后鼻腔易堵塞而发生呼吸和吸吮困难;婴幼儿鼻泪管短,开口部瓣膜发育不全,鼻腔感染后易引起结膜炎。

2.鼻旁窦

新生儿与婴幼儿鼻旁窦未发育,上颌窦和筛窦极小,婴幼儿很少发生鼻旁窦炎。

3.咽

婴幼儿咽部狭小,方向垂直,耳咽管相对宽、直而短,因而咽部感染易引起中耳炎;腭扁桃体出生时很小,1岁末逐渐增大,婴儿扁桃体炎很少见。

4.喉

婴幼儿喉部相对较长。呈漏斗形,喉腔较窄,软骨柔软,声带及黏膜薄弱,且富于血管、淋巴组织,轻微炎症即可引起喉头狭窄。

(二)下呼吸道包括气管、支气管和肺泡

(1)婴幼儿气管、支气管相对狭窄,软骨柔软,缺乏弹性;黏膜层柔嫩富于血管;黏液腺分泌不足,易干燥;黏膜纤毛活动力差,易发生感染及分泌物阻塞。右主支气管较垂直,易坠入异物。

(2)肺基本组织单位与成人相同,但肺泡数目少,肺间质组织发育旺盛,含血量多,含气量少,易发生感染,引起间质性炎症、肺不张等。

(三)胸廓

婴幼儿胸廓短小,呈圆桶状,肋骨呈水平位,膈肌位置较高,呼吸肌不发达,呼吸时胸廓活动度小,肺扩张受阻。小儿直立行走后肋骨渐倾斜,胸腔形状接近成人。小儿纵隔相对成人宽大、柔软、周围组织松软。当胸腔积液、积气时,易引起纵隔移位。

二、生理特点

(一)呼吸频率和节律

小儿年龄越小,呼吸频率越快,各年龄呼吸频率见表3-1。婴幼儿因呼吸中枢发育不完善,易出现呼吸节律不齐,以早产儿、新生儿最明显。

(二)呼吸形式

婴幼儿呈腹膈式呼吸,随年龄增长,呼吸肌逐渐发育成熟,出现胸腹式呼吸。

(三)呼吸功能的特点

小儿各项呼吸功能的储备能力均较低。当患呼吸道疾病时,较易发生呼吸功能不全。

表 3-1　不同年龄小儿呼吸、脉搏频率　　　　单位:次 / 分

年龄	呼吸	脉搏	呼吸：脉搏
0 ~ 28 天	40 ~ 45	120 ~ 140	1：3
1 岁以下	30 ~ 40	110 ~ 130	1：(3 ~ 4)
2 ~ 3 岁	25 ~ 30	100 ~ 120	1：(3 ~ 4)
4 ~ 7 岁	20 ~ 25	80 ~ 100	1：4
8 ~ 14 岁	18 ~ 20	70 ~ 90	1：4

1.肺活量

肺活量指 1 次深吸气后最大呼气量,小儿为 50 ~ 70 mL/kg。在安静情况下年长儿仅用肺活量的 12.5% 来呼吸,而婴儿则需用 30% 左右,说明婴幼儿的呼吸潜在量较差。

2.潮气量

潮气量指安静呼吸时每次吸入的气体量,小儿肺容量较小,潮气量亦小。

3.每分通气量

每分通气量指每分呼吸频率和潮气量的乘积,正常婴幼儿由于呼吸频率较快,每分通气量如按体表面积计算小儿与成人相近。

4.气体弥散量

CO_2 的排出主要靠弥散作用,小儿肺脏小,肺泡毛细血管总面积和总容量均比成人小,故气体总弥散量也小,但若以单位肺容量计算可与成人近似。

总之,从上述各项呼吸功能特点来看,若以体表面积计算小儿并不比成人差,但各项呼吸功能的储备能力均较低,所以患呼吸系统疾病时小儿仍易发生呼吸功能不足。

(四)呼吸道免疫特点

婴幼儿的呼吸道黏膜缺少分泌型 IgA,分泌型 IgA 是保护呼吸道黏膜局部免受感染的重要因素。新生儿及婴儿血中其他免疫球蛋白含量皆较低,因而婴幼儿期易患呼吸道感染。

(韩新新)

第二节 急性上呼吸道感染

急性上呼吸道感染(简称上感)是小儿时期常见的疾病,细菌、病毒和支原体等均可引起,但原发性上感以病毒引起者最为多见,可占 90％以上。病毒感染后可并发细菌感染,形成混合感染。常见的细菌包括溶血性链球菌、肺炎链球菌、流感嗜血杆菌等。本病临床症状轻重不一,与患儿年龄、感染病原体和机体抵抗力不同有关,年长儿症状较轻,而婴幼儿常较重。若伴有一些全身性疾病,如体免疫低下、营养不良、营养性贫血、维生素 D 缺乏性佝偻病等,或由于护理不当、不良环境等因素影响,可导致反复感染或病情迁延。

一、病因

90％以上由病毒引起,如呼吸道合胞病毒、流感病毒、副流感病毒、腺病毒、鼻病毒、柯萨奇病毒等。在病毒感染的基础上也可继发细菌感染,常见有溶血性链球菌、肺炎球菌等。婴幼儿时期由于上呼吸道的解剖生理和免疫特点易患呼吸道感染,若有疾病影响(如维生素 D 缺乏性佝偻病、营养不良、贫血、先天性心脏病等)、环境因素(如居室拥挤、通风不良、冷热失调)及护理不当则易发生反复上呼吸道感染或使病程迁延。

二、临床表现

本病症状轻重不一。与年龄、病原体和机体抵抗力不同有关,年长儿症状较轻,而婴幼儿较重。

(一)一般类型上呼吸道感染

婴幼儿局部症状不显著而全身症状重,可骤然起病,高热、咳嗽、食欲差,可伴有呕吐、腹泻、烦躁,甚至高热惊厥。年长儿症状较轻,常于受凉后 1～3 天出现鼻塞、打喷嚏、流涕、干咳、咽痛、发热等;有些在发病早期可有阵发性脐周疼痛,与发热所致阵发性肠痉挛或肠系膜淋巴结炎有关。

体检可见咽部充血,扁桃体肿大,颌下淋巴结肿大、触痛等;肺部呼吸音正常;肠病毒感染者可见不同形态的皮疹。

病程 3～5 天,如体温持续不退或病情加重,应考虑感染可能侵袭其他部位。

(二)两种特殊类型上呼吸道感染

1.疱疹性咽峡炎

疱疹性咽峡炎系柯萨奇 A 组病毒所致,好发于夏秋季。表现为急起高热、咽痛、流涎、厌食、呕吐、咽部充血,腭咽弓、悬雍垂、软腭等处有 2~4 mm 大小的疱疹,周围有红晕,疱疹破溃后形成小溃疡,病程 1 周左右。

2.咽—结合膜热

由腺病毒 3、7 型所致,常发生于春夏季,可在儿童集体机构中流行。以发热、咽炎、结合膜炎为特征；多呈高热，咽痛，眼部刺痛，咽部充血，一侧或两侧滤泡性眼结合膜炎；颈部、耳后淋巴结肿大，有时伴胃肠道症状。病程1~2周。

三、实验室检查

白细胞计数，因病原体不同而异。病毒感染时，减少或正常；细菌感染时，一般增高。

四、治疗

(一)抗感染治疗

1.抗病毒治疗

大多数上呼吸道感染由病毒引起。单纯病毒感染者以对症、支持治疗为主。亦可使用利巴韦林口服或静脉点滴，3~5日为1个疗程。若为流感病毒感染，可口服磷酸奥司他韦。

2.抗生素治疗

细菌性上呼吸道感染或病毒性上呼吸道感染继发细菌感染者可选用抗生素治疗。常选择青霉素类、头孢菌素类或大环内酯类抗生素。咽拭子细菌培养阳性结果有助于抗生素选择。

(二)对症治疗

(1)高热时给予退热处理，可口服对乙酰氨基酚或布洛芬，也可使用冷敷、温湿敷或乙醇擦浴等物理降温。

(2)伴有热性惊厥患者应立即控制惊厥，可使用地西泮或苯巴比妥等药物。还应注意防止惊厥再次发生。

(三)一般治疗

应注意防止交叉感染及并发症。注意休息、保持居室的通风、多饮水和补充必要的维生素。

五、护理与康复

(一)护理

(1)行呼吸道隔离，患儿卧床休息，有发热者执行发热护理常规。

(2)给高热量、高维生素、清淡易消化饮食，多饮水。

(3)及时清除鼻腔分泌物，以免影响呼吸。

(4)咳嗽频繁、痰液黏稠者，可给蒸汽吸入，以湿润呼吸道，减少刺激，减轻咳嗽，使痰液易于咳出。经常变换体位，拍击背部协助排痰。

(5)高热者按发热护理常规护理。发生高热惊厥时，执行惊厥护理常规。

(6)蛔虫病患儿在发生上呼吸道感染时由于体内环境变化，可使蛔虫骚动而产生腹痛，需与其他外科急腹症鉴别，可予以按摩、镇静和解痉。

(7)做好口腔护理，每天用生理盐水漱洗口腔1~2次，婴幼儿可勤喂，尤其在食后，以清洗口腔，增进食欲，防止发生口腔炎。

(8)保持皮肤的清洁，及时擦干尿液，更换湿污的被服，婴儿勤换尿布。

(9)密切观察病情变化，观察体温、脉搏、呼吸及精神状态，有无皮疹、恶心、呕吐、烦躁等,以早期发现某些传染病的前驱期症状,及时进行隔离。

(10)如感染时间过久,炎症蔓延可引起中耳炎、气管炎、肺炎等,应注意观察。年幼体弱者,感染经血液循环可播散于身体各处,并发败血症或化脓病灶,也可使机体产生变态反应,发生肾炎、风湿病、心肌炎等。故应观察病情变化,如病情加重,体温持续不退,应考虑到炎症是否向下呼吸道蔓延或出现其他并发症。

(11)保持呼吸道通畅。鼻塞时影响呼吸、睡眠和食欲,宜使鼻孔通畅,并保持清洁。鼻黏膜水肿而有呼吸困难时,用 0.5% ~ 1%麻黄碱液或 0.5% ~ 1%呋喃西林麻黄碱液滴鼻,每日数次,每次 1 滴,可使鼻黏膜血管收缩,应避免麻黄碱经鼻咽部咽下引起咳呛。鼻孔四周可涂油以防皮肤刺激。勿用力擤鼻涕,避免增加鼻腔压力,使炎症经耳咽管向中耳发展造成中耳炎。

(二)康复

小儿的居室应宽敞、整洁、采光好。室内应采取湿式清扫,经常开窗通气,成人应避免在小儿居室内吸烟,保持室内的空气新鲜。指导家长合理喂养小儿,及时添加辅食,加强营养,保证摄入足量的蛋白质及维生素,要营养平衡,纠正偏食。多进行户外活动,多晒太阳,预防维生素 D 缺乏性佝偻病的发生。加强体格锻炼,增强体质,加强呼吸肌的肌力与耐力,提高呼吸系统的抵抗力与适应环境的能力。在上呼吸道感染的高发季节,家长应尽量少带小儿到公共场所去。如有流行趋势时,可用食醋熏蒸法将居室空气进行消毒(每立方米用食醋 5~10 mL,加水 1 ~ 2 倍,加热熏蒸到全部汽化),或给易感儿服用板蓝根、金银花、连翘等中药汤剂预防。在气候骤变时,应及时增减衣服,要注意保暖,避免着凉。

(周媛)

第三节　急性感染性喉炎

急性感染性喉炎为喉部黏膜急性弥散性炎症。冬春季多见,常见于婴幼儿,新生儿极少发病。

一、病因

由细菌或病毒感染引起,亦可并发于麻疹、流感、百日咳、白喉等急性传染病。由于小儿喉腔狭小,软骨柔软,黏膜血管及淋巴管丰富,黏膜下组织疏松,感染后易充血、水肿而致喉梗阻。

二、临床表现

发病前可先有上呼吸道感染史。起病较急,多有发热、声嘶、咳嗽等。初起声嘶多不严重,哭闹时有喘声,继而炎症侵及声门下区,则呈"空、空"样咳嗽声,夜间症状加重。病情较重者可出现吸气性喉鸣,吸气时呼吸困难,胸骨上窝、锁骨上窝、肋间及上腹部软组织吸气期内陷等喉阻塞症状。如不及时处理,可能出现拒食,烦躁不安,面色发绀或苍白,吸气无力,循环、呼吸衰竭,昏迷,抽搐,甚至死亡。

三、实验室及其他检查

做喉镜检查,可见喉黏膜充血、肿胀,尤以声门区及声门下区黏膜红肿为著,喉腔显著狭窄。声门常附有黏膜脓性分泌物。

四、治疗

(一)保持呼吸道通畅,减轻喉水肿

对于Ⅱ度以上的喉梗阻应早期使用肾上腺皮质激素。用量应足够大。根据病情可口服泼尼松或静脉点滴地塞米松、氢化可的松,呼吸困难缓解后即可停药。雾化吸入是较好的方法。可用 1%～3%麻黄碱或肾上腺素、地塞米松等雾化吸入,促进喉黏膜水肿消退。

(二)控制感染

常选用青霉素类、头孢菌素类或大环内酯类抗生素静脉滴注。病情严重者予以两种抗生素。

(三)对症治疗

缺氧时给予吸氧;烦躁不安者可使用异丙嗪,异丙嗪除镇静作用外还有减轻喉头水肿的作用。不宜使用氯丙嗪和吗啡,以免加重呼吸困难;痰多者给予祛痰剂。

(四)气管切开

经上述处理后仍有严重缺氧和呼吸困难,或有Ⅲ度以上喉梗阻者,应及时行气管切开术。

五、护理与康复

(一)护理

1.改善呼吸功能和保证呼吸通畅

卧床休息,集中护理,避免哭闹,减少氧消耗。保持室内空气清新,维持室内空气湿度在 60%左右,有利于缓解喉头痉挛,必要时定时给予超声雾化吸入。抬高床头,持续低流量吸氧,以纠正缺氧。

2.严密观察病情变化

注意患儿的呼吸、心率、精神状态、呼吸困难程度,以及治疗后的反应。重病患儿在内科治疗的同时,做好气管切开术的准备工作,以备救急。

3.保证营养和入量

喉炎患儿容易咳呛,应耐心喂养,如经口食入不足,必要时应静脉补液。

4.心理护理

关心患儿,及时给家长解释病情的发展和可能采取的治疗方案,使家长理解治疗措施的意义,以取得家长的合作。

(二)康复

避免受凉、感冒,加强体育锻炼,增强体质。

(周媛)

第四节　急性支气管炎

急性支气管炎是病毒或细菌等感染所致的支气管黏膜炎症。同时累及气管,可称为急性气管支气管炎,大多继发于上呼吸道感染,亦是某些急性传染病(麻疹、流感、百日咳、猩红热等)的常见合并症。临床以咳嗽伴(或不伴)有支气管分泌物增多为特征。

一、病因

凡能引起上呼吸道感染的病毒或细菌均可引起支气管炎,免疫功能失调、营养不良、佝偻病、鼻窦炎等都是本病的诱发原因。

二、临床表现

(1)起病较急,大多先有上感表现,伴咳嗽,发热可有可无,体温高低不一,多在 2~4 天退热。婴幼儿全身症状较重,除常有发热外,还伴腹泻、呕吐等消化道症状。

(2)咳嗽为本病主要表现,初为干咳,2~3 天咳嗽逐渐加重,转为湿性咳嗽,有痰声或咳出黄色脓痰。部分患儿常因剧烈咳嗽而致呕吐及影响睡眠。年长儿可诉胸骨后疼痛。一般咳嗽 7~10 天缓解,重者有时可迁延 2~3 周,并常复发。

(3)体检发现,咽充血,肺部呼吸音粗糙,或有不固定的、散在的干、湿啰音。

三、实验室及其他检查

(一)血常规

由病毒所致者,周围血白细胞总数正常或低;由细菌所致者或合并细菌感染时,白细胞总数及中性粒细胞均见增高。

(二)X 线检查

胸部 X 线片显示正常,或有肺纹理增强,肺门阴影增深。

四、治疗

急性支气管炎的治疗除休息、改善室内通气等一般治疗外,可单纯使用中医药治疗。中医通过宣肺、化痰、清热、润燥等治法,可有效地缓解咳嗽这一主要症状,促使疾病痊愈。并发细菌感染时,配合选用银花、连翘、黄芩等有抗菌作用的药物;对于病毒感染所致者,配合选用板蓝根、贯众等具有抗病毒作用的药物。由于西药对病原体有较强的针对性,临床对有明确感染的患者应选用适当的抗生素,以协同中药发挥治疗效应。但须注意,应避免滥用抗生素,以减少不良反应。

(一)一般治疗

适当休息,多饮开水,给予易消化食物,加强护理,室内温度及湿度应适宜。婴儿须经常调换体位,或抱起拍背片刻,使呼吸道分泌物易于排泄。咳嗽多而妨碍休息时,可给予适量镇静药,但应避免过量以致抑制分泌物的排泄。

（二）对症治疗

1.止咳祛痰

一般不用止咳剂,以免影响排痰。干咳严重影响小儿休息者可用喷托维林(咳必清)、二氧丙嗪(克咳敏)等。痰液黏稠用祛痰剂并可雾化吸入。

2.止喘

哮喘发作时,可用解除支气管痉挛的药物,口服氨茶碱,每次 4 mg/kg,1 日 3 次。喘重者可加用肾上腺皮质激素。

（三）控制感染

对考虑为细菌感染或混合感染者可使用抗生素,轻者可口服复方新诺明、红霉素干糖浆、乙酰螺旋霉素等,对重症患儿可用青霉素、氨苄西林或头孢唑啉等。

五、护理与康复

（一）护理

(1)患儿应减少活动,增加休息时间,卧床时头胸部稍提高,使呼吸通畅。室内空气新鲜,保持适宜的温湿度,避免对流风。

(2)鼓励患儿多饮水,必要时由静脉补充。给予易消化营养丰富的饮食,发热期间进食流质或半流质为宜。

(3)由于患儿发热、咳嗽、痰多且黏稠,咳嗽剧烈时可引起呕吐,故要保持口腔卫生,以增加舒适感,增进食欲,促进毒素的排泄。婴幼儿在进食后喂适量生理盐水,以清洁口腔。年长儿应在晨起、餐后、睡前漱洗口腔。

(4)发热护理,热度不高时不需特殊处理,高热时要采取物理降温或药物降温措施,防止发生惊厥。

(5)密切观察病情变化,如体温、脉搏、呼吸、精神状态等,发现异常及时报告医生。

(6)参照上呼吸道感染,祛痰应用小儿止咳糖浆、溴己新等。止喘应用氨茶碱。由于氨茶碱的吸收和排泄有较大的个体差异,用药过程中应密切注意临床反应,以免过量或不足。哮喘性支气管炎患儿呼吸困难时,应吸氧。为使小儿保持安静,必要时可适当应用苯巴比妥等镇静剂。

（二）康复

加强营养,适当开展户外活动,进行体格锻炼,增强机体对气温变化的适应能力。根据气温变化增减衣服,避免受凉或过热。在呼吸道疾病流行期间,不要让小孩到公共场所,以免交叉感染。积极预防营养不良、维生素 D 缺乏性佝偻病、贫血和各种传染病,按时预防接种,增强机体的免疫能力。

（周媛）

第五节 肺 炎

肺炎是由不同病原体或其他因素所引起的肺部炎症。肺炎是我国儿童重点防治的四种疾病之一,也是小儿死亡的第一位病因。多见于婴幼儿,冬、春季或气候骤变时发病率高。本病可原发,也可继发于上呼吸道感染、支气管炎及麻疹、百日咳等急性传染病。当患营养不良、维生素D缺乏性佝偻病等疾病时,发病率更高,死亡率也高。

发达国家中小儿肺炎病原体以病毒为主,发展中国家则以细菌为主,细菌感染以肺炎链球菌多见,近年来流感嗜血杆菌和肺炎支原体有增多趋势。

一、分类

肺炎为儿科常见病,其分类见表3-2。

表3-2 肺炎分类

分类依据	分类
病理	分为小叶性肺炎(支气管肺炎)、大叶性肺炎、间质性肺炎
病因	1.感染性肺炎:①病毒性肺炎。最常见者为呼吸道合胞病毒,其次为腺病毒3、7、11、21型,甲型流感病毒及副流感病毒1、2、3型,其他还有麻疹病毒、肠病毒、巨细胞病毒等。②细菌性肺炎。常见细菌为肺炎链球菌、链球菌、葡萄球菌、革兰阴性杆菌、军团菌及厌氧菌等。③其他感染性肺炎。如由支原体、衣原体、真菌、原虫(以卡氏肺囊虫为主)引起的肺炎。 2.非感染性肺炎:吸入性肺炎、坠积性肺炎、嗜酸细胞性肺炎等。
病程	病程<1个月者为急性;1~3个月为迁延性;>3个月者称慢性
病情	轻症以呼吸系统症状为主,无全身中毒症状;重症除呼吸系统症状外,其他系统亦受累,且全身中毒症状明显
临床表现	分为典型、非典型两类。典型肺炎系由肺炎链球菌、流感嗜血杆菌、金黄色葡萄球菌、革兰阴性杆菌及厌氧菌引起;非典型肺炎的常见病原体为肺炎支原体、衣原体、军团菌
感染地点	分为社区获得性肺炎、院内获得性肺炎

临床上若病原体明确,则按病因分类,以利指导治疗,否则按病理分类。

二、病因和发病机制

肺炎多为上呼吸道感染和支气管炎发展所致,亦可继发于麻疹、百日咳等呼吸道传染病。病原体较复杂,细菌感染有肺炎链球菌、金黄色葡萄球菌、链球菌、流感杆菌及大肠杆菌等。病毒引起的有腺病毒、流感病毒和副流感病毒、呼吸道合胞病毒等。支原体肺炎亦不少见。病原体常由呼吸道入侵,少数经血行入肺。

病原体侵入呼吸道以后,由于机体抵抗力低下,病变不能局限,炎症向下蔓延至支气管、细支气管及肺泡。病变呈点片状播散性分布,多见于两肺下叶。病变以肺组织充血、水肿、炎症浸润为主,肺泡内充满渗出物。炎症使呼吸道黏膜增厚及下呼吸道阻塞而导致通气与换气功能障碍,主要表现为低氧血症,重症尚可出现高碳酸血症。高碳酸血症是通气不足、二氧化碳潴留所致。换气不足则导致 PaO_2 和 SaO_2 降低,严重者出现发绀。若严重缺氧(PaO_2 及 SaO_2 降低)又有 CO_2 排出受阻,$PaCO_2$ 增高,则可发生呼吸衰竭。缺氧、二氧化碳潴留及病原体毒素和炎性物质的吸收,可导致机体细胞酶代谢失常和器官功能障碍。

三、临床表现

(一)轻型肺炎

轻型肺炎以呼吸系统症状为主,无呼吸衰竭及其他脏器或系统功能的明显损害。起病可急可缓,一般先有上呼吸道感染症状,但也可骤然发病。

(1)发热多为不规则热,可呈弛张热或稽留热;新生儿、重度营养不良等患儿可不发热,甚至体温不升。

(2)咳嗽最为常见,其严重程度与肺炎的轻重不一定平行。开始为频繁的刺激性干咳,以后咳嗽有痰,剧咳时常引起呕吐、呛奶。

(3)呼吸表浅增快,可有鼻翼扇动,部分患儿口周、指甲轻度发绀。

(4)肺部体征:多数患儿肺部叩诊正常;早期呼吸音粗糙或稍低,以后可闻及固定的中、细湿啰音,以肺底部及脊柱旁较多,深吸气末更为明显;少部分患儿病灶融合,出现肺实变体征。

(5)常有食欲缺乏、乏力、嗜睡或烦躁不安。婴儿常有拒乳。如治疗及时、得当,多在两周内恢复。

(二)重症肺炎

重症肺炎除呼吸系统症状和全身中毒症状加重外,常有循环、神经和消化系统受累的表现。

(1)循环系统:常见心肌炎、心衰。前者主要表现为面色苍白、心动过速、心音低钝、心律不齐,心电图显示 ST 段下移、T 波低平或倒置;后者主要表现为呼吸困难加重,呼吸加快(>60 次 / 分),烦躁不安,面色苍白或发绀,心率增快(婴儿 >180 次 / 分,幼儿 >160 次 / 分),心音低钝或出现奔马律,肝脏迅速增大等。重症革兰阴性杆菌感染还可发生微循环障碍、休克甚至 DIC。

(2)神经系统:发生脑水肿时出现烦躁或嗜睡、意识障碍、惊厥、前囟隆起、瞳孔对光反射迟钝或消失、呼吸节律不齐甚至停止;脑膜刺激征等。

（3）消化系统：表现为食欲减退、呕吐或腹泻。发生中毒性肠麻痹时出现明显腹胀，呼吸困难加重，肠鸣音消失；发生消化道出血时出现呕吐咖啡样物，大便潜血试验阳性或柏油样便。

若延误诊断或金黄色葡萄球菌感染者可引起并发症。如在肺炎的治疗过程中，中毒症状及呼吸困难突然加重，体温持续不退或退而复升，应考虑脓胸、脓气胸、肺大疱等并发症的可能。

四、实验室及其他检查

（一）血常规检查

病毒性肺炎白细胞总数大多正常或降低；细菌性肺炎白细胞总数及中性粒细胞常增高，并有核左移。

（二）病原学检查

可做病毒分离或细菌培养，以明确病原体。血清冷凝集试验在 50%~70% 的支原体肺炎患儿中可呈阳性。

（三）胸部 X 线检查

早期肺纹理增粗，以后出现大小不等的斑片状阴影，可融合成片，可伴有肺不张或肺气肿。

五、治疗

（一）一般治疗

保持呼吸道通畅，及时清除上呼吸道分泌物，经常变换体位，多饮水，有利于痰液的排出。给予足量的维生素和蛋白质，少量多餐。

（二）抗生素治疗

抗生素治疗主要用于细菌性肺炎、支原体肺炎、衣原体肺炎及继发细菌感染的病毒性肺炎。使用原则：①根据病原菌选用敏感药物；②早期治疗；③联合用药；④选用渗透下呼吸道浓度高的药物；⑤足量、足疗程，重症宜静脉给药。

革兰阳性球菌感染一般选用青霉素类，第一、二代头孢菌素；可联合应用氨苄西林或氨基糖苷类。金黄色葡萄球菌肺炎选用新型青霉素、阿奇霉素、头孢菌素等。革兰阴性杆菌感染一般选用氨苄西林、氨基糖苷类及第二、三代头孢菌素等。支原体、衣原体肺炎首选阿奇霉素或红霉素。绿脓杆菌感染选用头孢他啶等药物。

用药应持续至体温正常后 5~7 天，临床症状基本消失后 3 天。支原体肺炎至少用药 2~3 周。金黄色葡萄球菌肺炎体温降至正常后还要继续用药 2 周，总疗程 6 周。

我国《急性呼吸道感染抗生素合理使用指南（试行）》关于抗生素的应用作了如下指导：

1）社区获得性肺炎（CAP）：应选用至少能覆盖肺炎链球菌和流感嗜血杆菌的抗生素，病情严重者还应覆盖金黄色葡萄球菌。

（1）轻至中度肺炎：首选青霉素或阿莫西林或氨苄西林或第一代头孢菌素，备选第二代口服头孢菌素（如头孢克洛等）。考虑病原体为支原体、衣原体或百日咳杆菌者可选用大环内酯类抗生素。

（2）重度肺炎：应视患儿具体情况，选用下列方案之一。

方案①：阿莫西林—克拉维酸或氨苄西林—舒巴坦。

方案②：头孢呋辛或头孢曲松或头孢噻肟。

方案③：苯唑西林或氯唑西林，适用于对甲氧西林敏感的金黄色葡萄球菌（MSSA）、甲氧西林敏感的表皮葡萄球菌（MSSE）。

方案④：大环内酯类抗生素＋头孢曲松或头孢噻肟，适用于重症细菌性肺炎或高度怀疑合并支原体、衣原体等感染者。

2）院内获得性肺炎（HAP）

（1）轻至中度HAP，可按重度CAP方案①②③④选用抗生素。

（2）轻至中度HAP伴有下列因素之一者：原有心肺基础疾病、恶性肿瘤、机械通气、长期ICU、长期使用抗生素或肾上腺皮质激素或其他免疫抑制剂、胸腹部手术、昏迷伴有吸入、糖尿病或肾功能不全等，可采用以下方案之一。

方案⑤：方案①②③或④＋克林霉素或甲硝唑，适用于考虑合并厌氧菌感染者。

方案⑥：替卡西林—克拉维酸或哌拉西林—他唑巴坦，适用于考虑为假单胞菌感染者。

（3）轻至中度HAP并存多种危险因素，可参照下述重度HAP方案。

（4）重度HAP：可选用方案⑥或下列方案之一。

方案⑦：头孢他啶或头孢哌酮或头孢哌酮—舒巴坦或头孢吡肟，适用于考虑假单胞菌等革兰阴性杆菌感染者。

方案⑧：方案⑥/⑦＋⑨氨基糖苷类抗生素，限于6岁以上患儿或病情严重、必须使用氨基糖苷类抗生素患者。

方案⑨：亚胺培南或美洛培南，适用于产生 β - 内酰胺酶的细菌感染者。

方案⑩：方案⑥/⑦/⑨＋万古霉素，针对极重度HAP和考虑甲氧西林耐药金黄色葡萄球菌（MRSA）及甲氧西林耐药表皮葡萄球菌（MRSE）感染的肺炎患儿。

（三）抗病毒治疗

明确为病毒感染者用抗病毒制剂，一旦确立细菌感染应该加用有效抗生素。

（1）利巴韦林：具有广谱抗病毒作用。剂量 $10 \sim 15$ mg/（kg·d），每日1次静脉滴注，疗程 $5 \sim 7$ 日。也可进行超声雾化吸入，剂量：2岁以下10 mg，2岁以上 $20 \sim 30$ mg，溶于30 mL 蒸馏水中雾化完为止，每日2次，连用5~7日。还可用 $0.5\% \sim 1\%$ 的溶液，1~2小时滴鼻1次。

（2）干扰素：具有对巨噬细胞、K细胞的激活作用，使病毒不能在细胞内复制，抑制其扩散。α - 干扰素对病毒性肺炎有效，雾化吸入局部治疗比肌内注射疗效好，可早期应用，疗程 $3 \sim 5$ 天。

（3）聚肌胞：为干扰素诱生剂，能增强机体抗病毒能力。2 mL 肌内注射，每日1次。

（4）阿昔洛韦（无环鸟苷）：剂量为每日 $20 \sim 30$ mg/kg，分3次静脉点滴，疗程5~7天。有广谱抗病毒作用，是抗疱疹病毒首选药物治疗。

（四）对症治疗

（1）氧疗：凡具有低氧血症者，有呼吸困难、喘憋、口唇发绀、面色苍白等时立即给氧。

一般采取鼻前庭给氧,氧流量为 0.5 ~ 1 L/min;氧浓度不超过 40%;氧气应湿化,以免损伤气道纤毛上皮细胞和痰液变黏稠。缺氧明显者用面罩给氧,氧流量为 2 ~ 4 L/min,氧浓度为 50% ~ 60%。若出现呼吸衰竭,则使用人工呼吸器。

(2)退热:高热时用物理降温或用退热药。

(3)镇静:咳嗽频繁,影响睡眠,或烦躁不安者可用小量镇静剂,氯丙嗪每次 0.5~1 mg/kg 肌内注射;惊厥者可选用苯巴比妥钠每次 5~8 mg/kg 肌内注射,或地西泮每次 0.1 ~ 0.3 mg/kg 肌内注射或静脉滴注,或水合氯醛灌肠每次 50 mg/kg。

(4)止咳化痰:溴己新每次 2~4 mg,每日 3 次。氯哌斯汀每次 0.5~1 mg/kg。喷托维林每次 0.5 ~ 1 mg/kg。0.5%可待因糖浆每次 0.1 mL/kg,每日 1~3 次。右美沙芬每次 0.3 mg/kg,每日 3 次。α-糜蛋白酶每次 2.5 ~ 5 mg,每日 1 ~ 2 次,肌内注射或雾化吸入。

(5)止喘:可用复方氯丙嗪,每次 1 mg/kg,每 6 小时 1 次,肌内注射;也可用氨茶碱每次 2 ~ 4 mg/kg,稀释于 10%葡萄糖液 20 ~ 40 mL 中缓慢静脉注射;还可选用地塞米松 2.5~5 mg,异丙肾上腺素 1mg,红霉素 100 mg,糜蛋白酶 5 mg,每 6 ~ 8 小时以超声气雾器治疗 1 次。严重者可给氢化可的松每次 5 ~ 10 mg/kg,加入葡萄糖液中静脉滴入;或地塞米松静脉滴注。

(6)腹胀:新斯的明每日 0.01 ~ 0.02 mg/kg 肌内注射。酚妥拉明每次 0.5 ~ 1 mg/kg,静脉滴注。2%肥皂水灌肠后,保留肛管排气。松节油 2 ~ 4 mL,加生理盐水 200 ~ 300 mL 灌肠。泛酸钙每日 5 ~ 10 mg/kg。低钾腹胀可服氯化钾 0.15 g/kg。

(五)液体疗法

对不能进食者,可进行输液治疗。总液量以每日 60 ~ 80 mL/kg 为宜,婴幼儿用量可偏大,较大儿童则应相对偏小。对高热、喘重或微循环功能障碍的患儿,由于不显性失水较多,总液量可偏高。急性期患者易发生钠潴留,故钠的入量不宜过多,一般不合并腹泻者,每日不超过 3 mmol/kg(相当于生理盐水 20 mL/kg),将液体配制成 10%葡萄糖与生理盐水之比成 4∶1 或 5∶1 的混合液。静脉滴注速度不可太快,控制在每小时 5 mL/kg 以下。输液时间不可太长,以免影响患儿休息和变换体位,能口服时立即停止输液。严重患儿可考虑输血浆或全血,以增强抵抗力,一般每次 20 ~ 50 mL。必要时每日或隔日 1 次,连输 2~3 次。对于明显脱水、酸中毒的患儿,可用 1/2 ~ 1/3 等渗的含钠液补足累积丢失量,然后用上述液体维持生理需要。

(六)糖皮质激素的应用

糖皮质激素可减少炎性渗出物,解除支气管痉挛,改善血管通透性,降低颅内压,改善微循环。适应证:①中毒症状明显;②严重喘憋;③伴有脑水肿、中毒性脑病、感染性休克、呼吸衰竭等;④胸膜有渗出的患儿。常用地塞米松,每日 2~3 次,每次 2 ~ 5 mg,疗程 3 ~ 5 日。

(七)物理疗法

对病程迁延,肺部啰音经久不消的患儿,可用超短波、红外线等照射胸部,每日 1 次。也可用芥末泥敷胸、松节油热敷或拔火罐等,能促进肺部渗出吸收及啰音消失。

(八)合并症治疗

(1)心衰的治疗:首选西地兰或毒毛旋花子苷或地高辛。西地兰剂量:0.01~0.015 mg/kg

静脉注射或加入小壶中静脉滴注;必要时2~3小时可重复1次,以后改为地高辛洋地黄化。病情不太重的患儿,一开始就可以应用地高辛,口服化量 <2 岁 0.04~0.06 mg/kg,>2 岁 0.03~0.04 mg/kg。首次用化量的 2/5,以后每 6~8 小时给 1/5 量。末次给药 12 小时后开始用维持量,维持量为化量的 1/5,分 2 次服。静脉注射为口服量的 3/4。

(2)中毒性脑病:纠正缺氧最重要。可静脉推注甘露醇每次 1~1.5 g/kg,根据病情需要,每日 4 次;地塞米松每日 2~5 mg;呋塞米每次 1~2 mg/kg,静脉推注或肌内注射。

(3)DIC 治疗:积极治疗肺炎,纠正缺氧、酸中毒,改善微循环,注意补充液量每日 70~90 mL/kg,应用潘生丁 10 mg,每 6 小时 1 次,肌内注射;或肝素每次 50 U/kg,每 6 小时 1 次,静脉应用。

(4)其他:并发感染性休克、呼吸衰竭时参阅有关章节。

六、护理与康复

(一)护理

1.一般护理

(1)绝对卧床休息,保持室内清洁,空气新鲜,环境安静。定时变换体位,轻拍背部,以减轻肺部充血。

(2)给高热量、高维生素、易消化的流质、半流质饮食,并保证充足的水分。

(3)保持呼吸道通畅,鼻及咽喉部分泌过多可致呼吸困难,应及时排除。痰液黏稠可给予雾化吸入,促使痰液湿化,以利咳出。痰多可用祛痰剂。

(4)做好口腔护理,防止发生口腔炎,增进食欲。

(5)加强皮肤护理,衣着要合适而宽大,勤换尿布。保持皮肤清洁,经常翻身,防止发生皮肤并发症。

2.病情观察

密切观察病情变化,应注意以下几点:

(1)定时准确地测量体温、脉搏、呼吸等生命体征。

(2)观察神志情况、瞳孔的变化及肌张力等,若有嗜睡、烦躁、昏迷、呼吸不规则、肌张力增高等,立即与医生联系进行抢救。

(3)观察心衰情况,如患儿表现出呼吸困难突然加重、烦躁不安、多汗、面色苍白或发绀、心音低钝、心率增快、肝脏短期内迅速增大、肺部湿啰音增多时,应及时报告医生纠正心衰。

(4)观察呼吸困难及缺氧程度、呼吸的速率节律、口唇有无发绀以及鼻翼扇动、张口呼吸、抬肩、三凹征等,及时发现呼吸衰竭的情况。

(5)观察、处理腹部并发症,注意检查腹部体征,若出现腹胀,应查找原因并针对性进行处理。对于低钾引起的腹胀应给予 10% 的氯化钾口服或加入葡萄糖液中静脉缓滴;肠胀气明显者行肛管排气,必要时肌内注射新斯的明。

(6)及时发现并发症,并给予相应处理。对胸腔闭式引流者,在严格无菌技术操作下,每日更换水封瓶,观察并记录排出物颜色、量及性质,保持引流装置的密闭性。

3.缺氧相关护理

一般情况下,轻度缺氧者不必输氧,可采用冷空气疗法以改善症状。中度缺氧者间歇给氧。重度缺氧者持续给氧,一般用面罩法。新生儿肺炎应尽早给氧,不要等到呼吸困难明显时再给氧。因为新生儿缺氧症状有时不明显,仅表现为鼻唇沟发青,有时口吐泡沫,故应引起重视。

4.使用镇静剂

烦躁不安的患儿可按医嘱使用镇静剂,用药后注意药效及反应,并尽量减少打扰和刺激,保持安静,以利于休息。

5.静脉补液

对于进食困难、摄入量不足或须静脉给药者,可采用静脉补液。但重症肺炎患儿常有水、钠潴留,为减轻心脏负担,水分和钠的入量应予以限制,静脉输液速度宜慢,以防输液量过多、输液速度过快而发生肺水肿和心衰。婴幼儿及心衰者静脉滴注速度不超过每分钟 8 滴,儿童不超过每分钟 15 滴。呼吸性酸中毒合并代谢性酸中毒须用碱性药物时,应首选 THAM,但该药碱性强,滴注时应防止漏至血管外,以免引起局部红肿、坏死。滴注速度不能过快,以防呼吸抑制、低血压、低血糖等发生。

6.DIC 的检查

重症肺炎患儿常有微循环障碍,甚至可引起 DIC,可表现为血压下降,四肢发凉,脉弱而速,皮肤黏膜及胃肠道出血等症状,应及时做好凝血的检查及采取相应措施。

(二)康复

(1)指导患儿加强营养、增强体质。

(2)进食高蛋白、高维生素饮食,开展户外活动,进行体格锻炼,尤其加强呼吸运动锻炼,改善呼吸功能。

(3)教育患儿咳嗽时用手帕或纸捂嘴,尽量使飞沫勿向周围喷射。不随地吐痰,防止病菌污染空气而传染他人。

(4)易患呼吸道感染的患儿,在寒冷季节或气候骤变外出时,应注意保暖,避免着凉。

(5)让家长了解呼吸道感染常用药物的名称、剂量、用法及常见不良反应,使疾病在早期得到及时处理。

(王秀妍)

第六节　支气管哮喘

支气管哮喘是一种以嗜酸细胞、肥大细胞为主的气道变应原性慢性炎症性疾病,该炎症可引起易感者不同程度的、广泛而可逆性的气道阻塞症状,其气道对刺激具有高反应性。临床表现为反复发作喘息,呼气性呼吸困难、胸闷、咳嗽等,可自行或经治疗后缓解。支气管哮喘具有以下病理生理特征:气道慢性炎症、气道高反应性、可逆性的气流受限。任何年龄均可发病,但多数始发于 4 岁以前。

一、病因

目前尚无满意的病因分类方法,传统分为外源性(过敏性)哮喘和内源性(隐源性)哮喘。

(一)外源性哮喘

外源性哮喘患者常有特应性,由环境中的过敏原引起。最常见的过敏原为各类吸入物,如花粉、室内灰尘、尘螨、动物皮毛及羽毛、烟尘、棉花籽或其他挥发性化学物质及牛奶、鸡蛋等食物。

(二)内源性哮喘

此型哮喘的主要诱因为呼吸道感染,尤以病毒及支原体感染为主。婴儿时期毛细支气管炎和(或)喘息性支气管炎反复发作,其中 1/3 的患儿最终发生此型哮喘。

二、病理

发病早期很少发生器质性病理改变;死于哮喘持续状态者的病变主要为气道黏膜水肿和以嗜酸粒细胞和淋巴细胞浸润为主的炎症,基底膜和平滑肌都增厚,管腔狭窄,且常含黏液栓,被阻塞的气道末端肺泡萎缩或扩张。

三、临床表现

(一)外源性哮喘

发病前可有过敏原接触史,多有鼻痒、打喷嚏、流清水样鼻涕、咳嗽等过敏性先兆症状。继而出现带哮鸣音的呼气性呼吸困难。患者多被迫采取坐位,两手前撑,两肩耸起,额部冷汗,发绀。听诊两肺满布哮喘音。发作将停时,咳出较多的稀薄痰液后,气促减轻,肺部哮鸣音逐渐减少和消失,哮喘发作停止,恢复到发病前状态。

(二)内源性哮喘

多由呼吸道或肺部感染诱发。先有咳嗽、咳痰并逐渐加重,以后出现哮喘。发作时临床表现与外源性哮喘相似,但起病缓慢,持续较久,且逐渐加重。肺部听诊哮鸣音和湿啰音同时存在。哮喘缓解后肺部湿啰音仍可存在。

(三)混合性哮喘

由于多种因素均可诱发哮喘,故在长期反复发作过程中,外源性和内源性哮喘可相互影响而混合存在,这种哮喘称为混合性哮喘。临床表现复杂,哮喘可常年发作,无明显季节因素。

(四)哮喘持续状态

严重哮喘发作持续 24 小时以上者,称为哮喘持续状态。常因感染未被控制,过敏原未消除;患者伴有失水,致使痰液黏稠不易咳出,形成痰栓,阻塞小支气管或并有肺不张;心肺功能不全,缺氧,酸中毒;对常用的平喘药物耐药;并发自发性气胸等引起。患者呼吸困难严重,表现为吸气浅,呼气长而费力,呈张口呼吸,甚至出现发绀,面色苍白,脉快,呼吸衰竭。

长期反复发作者,可有桶状胸,常伴生长发育落后和营养障碍。一般而言,儿童支气管哮喘的预后较好,到成年期后半数以上患儿的症状、体征完全消失,但部分患儿可留有轻度肺功能障碍,严重患儿可致呼吸衰竭和心功能不全,病死率约 1%。

四、实验室及其他检查

(一)血常规

外周血嗜酸性粒细胞计数,可有嗜酸性粒细胞计数增高($>0.3 \times 10^9/L$),接受肾上腺素治疗后,可出现白细胞假性增高。

(二)血清 IgE 测定

可有血清中 IgE 或特异性 IgE 增高。

(三)X 线检查

急性发作时可见两肺过度充气,透明度增高。合并肺部感染时,可见肺纹理增多增粗,亦可见炎性浸润阴影。重症患儿可摄 X 线后前位及侧位胸片,急性恶化时右中叶肺不张很常见,且可持续数月。

(四)血气分析

动脉血气与 pH 值对评价哮喘很重要。哮喘缓解期 PaO_2、$PaCO_2$ 及 pH 值可能正常;哮喘发作初期低 $PaCO_2$ 常见;发作早期 $PaCO_2$ 上升预示梗阻较为严重。病情严重时还可出现 pH 值下降,PaO_2 减低,缺氧严重,可合并代谢性酸中毒。每天检测的呼气峰流速值(PEF)及其一天的变异率,是判断亚临床型哮喘的指标。

(五)皮肤试验

将可疑的抗原做皮肤试验,有助于识别主要环境变应原,常见吸入性变应原有尘螨、霉菌、花粉、皮毛、枕垫填料等。皮肤挑刺的结果较为可靠。

五、治疗

治疗目标:有效控制急性发作期症状,防止症状的加重或反复,尽可能维持正常的肺功能,防止发生不可逆的气流受限,保持正常的活动能力,避免药物的不良反应和防止由于哮喘而死亡。

应坚持长期、持续、规范、个体化的治疗原则。发作期应快速缓解症状、抗炎、平喘。缓解期患儿要长期控制症状,降低气道高反应性,防止气道重塑,避免接触过敏因素,加强自我保健,提高机体免疫力。

（一）急性发作期的治疗

控制喘息,减少黏膜肿胀,保持气道通畅,促进分泌物排泄,减少由于分泌物潴留而继发的细菌感染。目前临床上应用最广的缓解哮喘急性症状的药物是 β_2 受体激动剂和糖皮质激素。主要采用雾化吸入给药。严重哮喘急性发作时可选择吸入速效 β_2 受体激动剂如沙丁胺醇或特布他林。常用的吸入型糖皮质激素有布地奈德和丙酸氟替卡松等。

（二）哮喘缓解期的治疗

哮喘缓解期的治疗包括使用糖皮质激素、白三烯调节剂、肥大细胞膜稳定剂治疗等。吸入型糖皮质激素是哮喘缓解期的首选药物,一般需要长期规范吸入 1~3 年,每 3 个月应进行病情评估,以调整治疗方案。

（三）哮喘持续状态的处理

1）给氧:一般采用面罩给氧（氧流量 3~4 L/min）和鼻前庭导管法（氧流量 0.5~1 L/min）,以保持 PaO_2 在 70~90 mmHg。

2）补充液体和纠正酸中毒:补液用 1/5 张含钠液纠正失水,防止痰液黏稠成栓;用碳酸氢钠纠正酸中毒。

3）肾上腺皮质激素:早期较大剂量静脉滴注激素,甲泼尼龙每次 1~2 mg/kg,每 6 小时 1 次;地塞米松每次 0.25~0.75 mg/kg,每 6 小时 1 次;氢化可的松每次 5~10 mg,每 6 小时 1 次。3 种激素制剂视病情任选一种。

4）支气管扩张剂

（1）沙丁胺醇溶液雾化吸入:药物剂量同前,开始时根据病情每隔 20 分钟或 1~2 小时吸入 1 次;同时需监护心率和呼吸情况,病情好转后,每隔 6 小时 1 次。

（2）氨茶碱:氨茶碱负荷量为 4~5 mg/kg,加入 10% 葡萄糖液 30~50 mL 中于 20~40 分钟滴完,维持量为每小时 0.9~1.0 mg/kg,维持 3 小时。

5）镇静剂:可用水合氯醛灌肠。慎用或禁用其他镇静剂。

6）机械呼吸:应用指征①持续严重的呼吸困难;②呼吸音减低到几乎听不到呼吸音及哮鸣音;③因过度通气和呼吸肌疲劳而使胸廓运动受限;④意识障碍,烦躁或抑制,甚至昏迷;⑤吸入浓度为 40% 的氧发绀无改善;⑥ $PaCO_2 \geqslant 65$ mmHg。呼吸器以定容型为好,需进行血气监测。

7）强心剂:如确有心衰,可用洋地黄制剂。

（四）预防复发

（1）免疫治疗:①脱敏疗法。用于过敏原不可能避免的情况。尘螨为最常见的过敏原,其次为花粉、霉尘和尘埃等。根据皮肤试验结果,将引起阳性反应的过敏原浸液做皮下注射,浓度由低到高,剂量逐渐递增,每周 1 次,持续 2 年。若发作有季节性,则于发作前 1 月开始上述脱敏治疗,也是每周注射 1 次,15~20 次为 1 个疗程。据国内报道,尘螨脱敏治疗有效率在 80% 以上,偶有发热、局部一过性红肿痒痛、荨麻疹、哮喘发作等不良反应。②免疫调节治疗。可采用中医辨证论治或给胸腺素等免疫调节剂提高机体免疫、降低过敏性。

（2）色甘酸钠:有抑制肥大细胞脱颗粒、降低气道高反应性的作用,故可预防支气管哮喘发作,宜在好发季节的前1个月开始用药,剂量为20 mg,雾化吸入,每日3~4次,经4~6周无效者可停用。一般对运动诱发的哮喘效果较好,对激素依赖性哮喘者,应用本品可望减少激素用量。

（3）酮替酚(甲哌噻庚酮):作用机制与色甘酸钠相似,对外源性哮喘效果较好。小于3岁者每次0.5 mg,每日2次;>3岁者每次1 mg,每日1~2次,口服6周无效可停用。

（4）经激素吸入疗法能使哮喘得以缓解的患儿应继续吸入维持量糖皮质激素6个月至2年或更长时间。

六、护理与康复

（一）一般护理

1.休息

哮喘发作时,患儿常表现出情绪激动、紧张不安、怨怒等,而精神因素又可导致哮喘加重,难以控制。护士除做好心理护理之外,应协助患儿采取舒适的半卧位或坐位,绝对卧床休息,减少说话,当发作严重时,应陪伴着患儿,以解除患儿精神上的恐惧感和孤独感。护理人员协助做好生活护理。

2.环境

患儿对气体的温度和气味很敏感,室内应整齐清洁,安静。保持室内适宜的温度与湿度,保持室内空气流通,室内布置应简单,避免接触过敏原物质,如花草、毛毯、喷洒杀虫剂及花露水等,以防引起哮喘发作。晨间护理应防止尘土飞扬,以免患儿吸入而诱发或加重哮喘。

3.饮食与水分的供给

鼓励患儿多饮水,以纠正出汗、呼吸过快引起的失水,并可使痰液稀释易于咳出。给予高热量、高蛋白、高维生素、清淡、易消化饮食,避免接触和食用致敏食物如鱼、虾等。一次进食量不宜太多,最好少量多餐,多食用新鲜蔬菜、水果等,保持大便通畅。

4.缓解呼吸困难

根据血气分析监测结果,予以适宜的氧疗,鼓励并协助患儿咳嗽排痰。必要时吸痰,以保持呼吸道通畅。

5.心理护理

针对患儿的心理状态,做好心理疏导,给予精神支持,并取得家庭及社会各方面积极的配合。

6.病情观察

（1）神志情况:哮喘发作期患儿一般神志是清楚的,重度、危重度发作常伴有呼吸衰竭,患儿可出现嗜睡、意识模糊,甚至浅、深昏迷,神志情况是判断哮喘发作程度的指标之一。

（2）呼吸情况:应密切观察患儿呼吸频率、节律、深浅度和用力情况。哮喘患儿由于小气道广泛痉挛、狭窄,表现为呼气性呼吸困难、呼气时间延长,并伴有喘鸣,危重度发作患者喘鸣音反而减弱乃至消失、呼吸变浅、神志改变,常提示病情危笃,应及时处理。

(3)发绀情况:由于低氧血症致血中还原血红蛋白增多,皮肤、黏膜呈现青紫色,称为发绀。应在皮肤薄、色素少而血流丰富的部位如口唇、齿龈、甲床、耳垂等处观察。并发贫血的患儿因血红蛋白过低,致使还原血红蛋白达不到发绀的浓度而不出现发绀,在进行病情观察时应予以注意。

(4)血气分析:是反映肺的通、换气功能和酸碱平衡的重要指标,亦是判断呼吸衰竭及其分型的依据,哮喘患儿发生Ⅱ型呼吸衰竭表明病情危重,应立即采取有效治疗措施,挽救患儿生命。

(5)药物反应:注意观察药物反应及疗效,加强心脏的监护,如患儿出现心悸、心动过速、心律失常、血压下降、震颤、恶心、呕吐等反应,要及时报告医生给予相应处理。

7.氧疗

给氧时要根据患儿缺氧情况调整氧流量,一般每分钟吸入 3 ~ 5 L。输氧方式的选择最好是以不增加患儿的焦虑为原则,应选择鼻导管或鼻塞吸氧。吸氧时应做湿化,勿给患儿未经湿化的氧气,以免气道黏膜干裂,痰液黏稠不易咳出。当哮喘得到控制,患儿神志、精神好转,呼吸平稳,发绀消失,$PaO_2 > 60 \text{ mmHg}$,$PaCO_2 < 50 \text{ mmHg}$,即可考虑撤氧观察血气变化。氧疗对于患儿的病情控制、存活期的延长和生活质量的提高有着重要的意义,因此,近年来越来越多的患儿的氧疗由医院转入家庭。家庭氧疗时应注意氧流量的调节,严禁烟火,防止火灾。

8.哮喘持续状态的护理

(1)给氧:患儿有缺氧情况时,应及时给氧,以纠正缺氧,改善通气和防止肺性脑病的发生,一般用低流量 1~3 L/min 鼻导管给氧。吸氧时注意呼吸道的湿化、保温和通畅。

(2)迅速建立静脉通道,并保持通畅,以保证解痉及抗感染药物等的有效治疗。遵医嘱准确及时地给予药物,常用氨茶碱及激素静脉点滴。应适当补充液体纠正失水。静脉滴注氨茶碱时要保持恒速,注意观察有无恶心、呕吐、心动过速等不良反应,及时与医生联系。

(3)促进排痰,保持呼吸道通畅:痰液易使气道阻塞,使气体分布不均,引起肺泡通气血流比例失调,影响通气和换气功能。因此,要定时协助患儿更换体位、拍背,鼓励患儿用力咳嗽,将痰咳出,也可采用雾化吸入,必要时吸痰。痰液稠厚排出不畅或出现呼吸衰竭的患儿,要做好气管插管、气管切开的准备。

(4)做好生活护理:鼓励患儿多饮水,患儿大量出汗时要及时擦拭,并更换内衣,以保证其舒适。

(5)做好心理护理:对情绪过度紧张的患儿,给予支持与关心,耐心解释,以解除其心理压力。

(二)康复

指导患儿学会呼吸运动以强化横膈呼吸肌。在执行呼吸运动前,应先清除呼吸道分泌物。

1.腹部呼吸运动

①平躺,双手平放在身体两侧,膝弯曲,脚平放于地板;②用鼻连续吸气并放松上腹

部,但胸部不扩张;③缩紧双唇,慢慢吐气直到吐完;④重复以上动作10次。

2.向前弯曲运动

①坐在椅上,背伸直,头向前向下低至膝部,使腹肌收缩;②慢慢上升躯干并由鼻吸气,扩张上腹部;③胸部保持直立不动,由口将气慢慢吹出。

3.胸部扩张运动

①坐在椅上,将手掌放在左右两侧的最下肋骨上;②吸气,扩张下肋骨,然后由口吐气,收缩上胸部和下肋骨;③用手掌下压肋骨,可将肺底部的空气排出;④重复以上动作10次。

4.介绍有关用药及防病知识

①增强体质,预防呼吸道感染;②指导患儿及家长确认哮喘发作的诱因,避免接触可能的过敏原,去除各种诱发因素(如避免患儿暴露在寒冷的空气中,避免与呼吸道感染的人接触等);③教会患儿及家长根据患儿自身表现进行病情监测,辨认哮喘发作的早期征象、发作表现及适当的处理方法;④教会患儿及家长选用长期预防与快速缓解的药物,正确、安全用药;⑤在适当时候及时就医,以控制哮喘严重发作。

(王秀妍)

第四章　消化系统疾病

第一节 概 述

一、解剖生理特点

(一)口腔

新生儿及婴儿口腔较小,舌宽短而厚,唇肌发育较好,且牙床宽大,颊部有坚厚的脂肪垫,这些特点均有助于吸吮活动。口腔黏膜薄嫩,血管丰富,唾液分泌量少,口腔黏膜较干燥,易受损伤和细菌感染。到 3～4 个月时,唾液腺发育完全,唾液量明显增加,由于口腔较浅,吞咽唾液能力差,常发生生理性流涎。

(二)食管、胃

婴儿食管较短(全长相当于从咽喉部到剑突下的距离),管壁弹力组织及肌组织发育不全,胃呈水平位。贲门括约肌控制能力差,而幽门肌发育良好,加之自主神经调节差,易发生幽门痉挛,同时吮奶吞咽空气过多,故婴儿易发生溢乳或呕吐。新生儿胃容量为 30～50 mL,后随年龄增大而增大,1~3 个月时为 90～150 mL,1 岁时为 250～300 mL。哺乳时进入胃内的乳汁一部分可流入十二指肠,故每次哺乳量应超过胃容量。胃排空时间随食物种类的不同而异,稠厚含乳凝块大的乳汁排空慢,如水为 1.5～2 小时,母乳 2～3 小时,牛奶 3～4 小时。故牛奶喂养者较母乳喂养间隔时间稍长。

(三)肠

小儿肠管相对比成人长(婴儿为身长的 6 倍,成人为身高的 4.5 倍),有利于消化和吸收。但肠黏膜细嫩,肠壁通透性高,肠腔内细菌毒素或消化不全的产物较易透过肠壁而进入血流引起全身中毒症状或变态反应性疾病。肠系膜柔软而长,但固定差,易发生肠扭转和肠套叠。直肠相对较长,黏膜及黏膜下层固定差,肌层发育不良,易发生脱肛。

小儿生后数小时细菌经其口腔及肛门进入肠道,母乳喂养以乳酸杆菌为主,人工喂养儿以大肠杆菌为主,主要分布在空肠以下的肠道,结肠部位最多。菌群失调或分布异常则使潜在的致病菌迅速繁殖而致肠道疾病。

(四)肝

年龄愈小,肝相对愈大(初生时肝重量约占体重的 4%,成人仅占体重的 2%)。4 岁以内的正常小儿,肝下缘在右锁骨中线肋缘下 1～2 cm 处可扪及。肝血管丰富,含血量多,肝细胞及肝小叶分化不全,屏障功能差。当患传染病、中毒或血液循环障碍时,肝易充血肿大及变性。婴幼儿肝结缔组织发育不良,肝细胞再生能力强,不易发生肝硬化。到 8 岁时结构与成人相同。

(五)消化功能

小儿消化器官未成熟,3 个月内婴儿唾液极少,小肠内胰淀粉酶含量也少,故消化淀粉的能力差。婴儿胃液酸度及胃蛋白酶强度低,故消化蛋白质主要依靠组织蛋白酶、胰蛋白酶及肠激酶。小儿胃、肠和胰腺都有脂肪酶,母乳中也有脂肪酶,故婴儿期对脂肪的消化、吸收较完全。

二、胎儿及小儿正常粪便特点

（一）胎便

新生儿于最初 3 日内排出的粪便为胎便,呈橄榄绿色,性状黏稠,无臭。它由脱落的肠上皮细胞、浓缩的消化液及咽下的羊水浓缩而成。

（二）人乳喂养儿的粪便

大多为金黄色,稠度均匀,形如软性黄油,有酸味,平均每日排便 1~4 次。

（三）人工喂养儿的粪便

牛、羊奶喂养者,粪便呈淡黄色,大便较干,量多而味微臭,每日排便 1~2 次,则有便秘的倾向。

（四）混合喂养儿的粪便

乳类加淀粉食物喂养者,大便量多,暗褐色成形,有明显臭味。若辅食种类和量加多,则大便渐与成人相似。

（王秀妍）

第二节　小儿腹泻

小儿腹泻或称腹泻病,是由多种病原引起的以腹泻和电解质紊乱为主的一组临床综合征。发病年龄以 2 岁以下为主,其中 1 岁以下者约占 50%。一年四季均可发病,但夏、秋季发病率最高。

一、病因

本病根据病因分为感染性和非感染性两类。

（一）感染性腹泻

病原有细菌、病毒、真菌和寄生虫等。我国近年来对急性腹泻病原检出率明显提高,一般为 30%~50%,主要病原为细菌,其次为病毒。

1.细菌

1)大肠杆菌:该菌为主要的肠道细菌感染源。按其致病机制分为 3 类。

（1）产肠毒素性大肠杆菌:该菌通过产生肠毒素引起腹泻,是发展中国家婴幼儿腹泻的主要病原之一。由于污染食物和水源,可引起暴发流行。

（2）侵袭性大肠杆菌:该菌直接侵入肠黏膜,引起炎症反应而导致腹泻。可呈散发或在婴幼儿集体机构暴发流行。

③致病性大肠杆菌:病原菌与肠上皮细胞表面紧密黏附,但不侵入细胞内,故又称为肠道黏附性大肠杆菌,在热带国家及卫生状况较差人群中,大肠杆菌为腹泻的重要病原体。也常常是新生儿腹泻流行的重要病因。

2)痢疾杆菌:近年国内大多数报道认为,该菌在急性腹泻患儿细菌性病原体分析中检出率最高,因地区不同,主要流行菌型不稳定,以宋内菌与福氏菌多见,志贺菌、鲍氏菌较少见。该菌通过苍蝇、污染的食物和水在人群中传播,发病率与社会经济及卫生条件有关。

3)沙门菌:近年来,人类沙门菌感染有逐年增多的趋势,主要为鼠伤寒及其他非伤寒、副伤寒沙门菌感染增加。该菌易在产科婴儿室和儿科新生儿病房引起暴发流行,病情危重,病死率高。

4)空肠弯曲菌:据国内报道,该菌占腹泻病原体的 10.9%~17.2%,流行季节以夏秋为主,8~9 月份最高,2 岁以下小儿多见。本病可通过被污染的水或食物传播,多为散发,也有大规模暴发的情况。

5)小肠结肠炎耶氏菌:占一般住院肠炎的 1.0%～3.0%,多在冬春季发病,传播途径为污染的食物,水以及接触传染,也可能通过呼吸道吸入与被节肢动物叮咬感染。

6)霍乱弧菌:分古典型及埃尔托生物型,分别引起古典霍乱与副霍乱。粪便污染水源是感染的主要来源,此外,直接或间接污染食物也可引起感染,多发生于夏秋季节。

7)嗜水气单胞菌:夏季多见,主要见于 2 岁以下儿童。国外报道较多。此外,金黄色葡萄球菌、变形杆菌、产气荚膜杆菌及难辨梭状芽孢杆菌等所致肠炎多为继发性。

2.病毒

1)轮状病毒:在世界各地,轮状病毒均为感染性腹泻最常见及分布最广的病原体。我国轮状病毒腹泻多发生于秋冬季,是秋冬季腹泻的主要病因。感染主要发生于 6 个月至 2 岁小儿,感染途径为胃肠道,但不排除呼吸道传播的可能性。

2)诺沃克病毒:主要发现于欧美各国,冬季多见,大多侵犯学龄儿童。传播与水源有关。

3)其他:肠腺病毒、星状病毒、杯状病毒、冠状病毒等。

3.真菌、寄生虫

真菌感染以白念珠菌最多见,大部分在使用广谱抗生素后继发。常见寄生虫为蓝氏贾第鞭毛虫,患者及包囊携带者为传染源,儿童较成人多见。

(二)非感染性腹泻

1.饮食因素

喂养不当是引起腹泻的原因,多见于人工喂养儿。喂养不定时,过多、过少或过早地喂食大量淀粉或脂肪类食物易引起小儿腹泻。

2.肠道过敏或消化酶缺乏

个别婴儿对某些食物成分过敏,或由于先天性或继发性肠内特殊酶类缺乏,喂食后可发生腹泻。

3.其他因素

气候突然变化,腹部受凉使肠蠕动增强;天气过热使消化液分泌减少,且小儿因口渴又易食乳或饮水过多,增加消化负担,稀释消化液,这些均易诱发腹泻。

4.体质因素

婴幼儿胃肠道、神经、内分泌、肝肾等发育均未成熟,调节功能差,免疫功能差,抗大肠杆菌抗体及轮状病毒抗体水平低,故易患大肠杆菌肠炎与轮状病毒肠炎。婴幼儿细胞外液所占比例高,调节功能又差,易发生体液、电解质紊乱,是死亡的主要原因。

二、发病机制

(一)感染性腹泻

1.肠毒素性肠炎

肠毒素性肠炎由各种产生肠毒素的细菌所致。一般细菌不侵入肠黏膜,不产生病理形态学变化。临床特点除腹泻脱水外,多数无发热等其他全身症状,粪便中无白细胞。

2.侵袭性肠炎

侵袭性肠炎由各种侵袭性细菌所致。细菌侵入肠黏膜组织,引起充血、水肿、炎症细胞浸润、溃疡和渗出等病变,排出含有大量白细胞和红细胞的菌痢样粪便。另外,侵袭性细菌引起肠炎时,肠系膜淋巴结均可肿大。

3.病毒性肠炎

病毒性肠炎病毒侵入肠道后,在小肠绒毛顶端的柱状上皮细胞上复制,使细胞发生空泡变性、坏死,其微绒毛肿胀、不规则和变短;受累的肠黏膜上皮细胞脱落,遗留不规则的裸露病变;固有层可见淋巴细胞浸润。

(二)非感染性腹泻

当进食过量或食物成分不恰当时,消化过程发生障碍,食物不能充分消化和吸收,积滞于小肠上部,同时酸度减低,有利于肠道下部细菌上移与繁殖,使食物产生发酵和腐败,使消化功能更为紊乱。分解产生的乳酸等使肠腔内渗透压增高,并协同腐败性毒性产物(如胺类)刺激肠壁,使肠蠕动增加,引起腹泻。

三、临床表现

从病史中了解喂养情况、不洁食物史、疾病接触史、食物和餐具消毒情况,以区别感染性与非感染性腹泻,还需注意发病季节与地区。

(一)轻型腹泻

轻型腹泻多为饮食不当或肠道外感染引起。以消化道症状为主,多无全身症状及明显脱水,精神尚好,体温多正常或只有低热。消化道症状主要为腹泻,每日多不超过10次,大便呈黄色或黄绿色,稀便或蛋花汤样便,有酸味,含奶瓣和泡沫,可混少量黏液,可有便前哭闹,肠鸣音增强,而便后安静。大便镜检见大量脂肪球。可有食欲差、溢乳或几次呕吐。多于数日内痊愈。治疗不当也可转为重型。

(二)重型腹泻

重型腹泻多为致病性大肠杆菌和病毒感染所致,也可由轻型腹泻转化而来。

1.全身症状

一般状态较差,可出现高热或体温低于正常。烦躁不安、精神萎靡、意识朦胧,甚至昏迷。

2.胃肠道症状

食欲低下,常有呕吐,严重者可吐出咖啡渣样液体。大便次数明显增多,每日十至数十次。大便呈黄绿色、黄色或微黄色,量多,呈蛋花汤样或水样,可有少量黏液。光镜下可见脂肪球及少量白细胞。

3.水、电解质和酸碱平衡紊乱症状

(1)脱水:由于吐、泻丢失体液和摄入量不足,体液总量尤其是细胞外液量减少,导致不同程度的脱水。按脱水性质,可分为等渗、低渗和高渗性脱水。临床呈现不同表现。

(2)代谢性酸中毒:由于腹泻丢失大量碱性物质;进食少和肠吸收不良,摄入热量不足,体内脂肪分解产生大量酮体;脱水血液浓缩,组织灌注不良和缺氧,乳酸堆积;肾血流量减少,肾功能减低,酸性代谢产物潴留。腹泻患儿有不同程度的酸中毒。

(3)低钾血症:由于进食少、钾摄入不足、吐泻失钾过多引起低钾血症。

(4)低钙和低镁血症:进食少、吸收不良和从大便中丢失钙、镁,可使体内钙、镁减少。血钙降低患儿可出现烦躁不安、手足搐搦,甚至惊厥等症状。低镁血症表现为神经肌肉兴奋性增高,如烦躁、抽搐、肌肉震颤等。

(三)不同病原体所致腹泻

1.致病性大肠杆菌肠炎

致病性大肠杆菌肠炎 5~7 月的婴儿多见,多起病较缓,呕吐和低热常与脱水同时出现。大便多呈蛋花汤样,色淡黄,偶见血丝,有腥臭味。多呈等渗性或低渗性脱水。

2.病毒性肠炎

病毒性肠炎主要由轮状病毒引起。多发生于 2 岁以下,起病急,早期出现呕吐,多合并上呼吸道感染症状。排水样便,黏液少,很少腥臭味,常伴发高热、腹胀,脱水呈轻、中度等渗或高渗性;抗生素治疗无效。

3.直肠弯曲菌肠炎

直肠弯曲菌肠炎发病季节性不强,以 1~3 岁最多见,大便常带血,确诊依靠细菌学检查。

4.金黄色葡萄球菌肠炎

金黄色葡萄球菌肠炎多继发于口服大量广谱抗生素后,症状与病程常与菌群失调的程度有关。主要表现为呕吐、发热、腹泻。呕吐常在发热 5 天前出现,大便为有腥臭味的暗绿色水样便,每日可排便 10~20 次或更多。脱水和电解质紊乱症状重,甚至发生休克。大便中常见灰白色片状伪膜,对临床诊断有帮助。

5.真菌性肠炎

真菌性肠炎多并发于其他感染,大便每日 3~4 次或稍多,呈黄色稀水样,偶呈豆腐渣样,有的发绿,大便镜检有真菌孢子及菌丝。

(四)迁延性腹泻

病程迁延 2 周以上,以人工喂养儿多见。主要由于:①长期喂养不当,造成消化吸收障碍及胃肠功能紊乱;②全身与消化道局部免疫功能低下,肠道感染始终未得到控制;③长期滥用抗生素引起肠道菌群失调;④严重营养不良的患儿,肠黏膜萎缩或急性肠道感染,肠黏膜上皮细胞受损,继发双糖酶缺乏,致使糖的分解和吸收不良。表现为腹泻迁延不愈,病情反复,腹泻次数和性状常不稳定,吐泻频繁时,出现水和电解质紊乱。常伴有呼吸道、泌尿道、皮肤等继发感染。由于长期消化吸收障碍,可见慢性营养紊乱症状:消瘦,体重明显减轻,贫血,多种维生素缺乏,生长发育迟缓等。

四、实验室检查

(一)外周血

无特异性,可通过白细胞及分类初步判定病原体为细菌或病毒。

(二)血生化

根据病情轻重,有不同程度的低血钾、低血钙及二氧化碳结合力增高。

(三)病原学检查

病原学检查包括大便细菌培养和药敏试验,或有关病毒酶标、血清抗体检查。

五、治疗

治疗原则是预防和及时纠正脱水、电解质紊乱和酸碱失衡;继续进食;合理用药。

(一)一般治疗

加强护理,注意消毒隔离,勤换尿布,观察脱水情况及静脉输液速度等。

(二)饮食疗法

继续进食以预防营养不良。母乳继续喂养,暂停辅食。对人工喂养者,给予米汤、稀释牛奶、凝乳喂养。疑为乳糖酶缺乏者可暂停乳类喂养,改用豆制代乳品或发酵酸奶,或使用无乳糖配方奶粉等。

(三)病原治疗

对病毒性肠炎不宜用抗生素,以饮食疗法和对症处理为主。对侵袭性细菌性肠炎则选择有效的抗生素治疗。

(1)大肠杆菌:庆大霉素、小檗碱、氨苄西林、诺氟沙星、环丙沙星、呋喃唑酮等。

(2)空肠弯曲菌:红霉素、氯霉素、呋喃唑酮、诺氟沙星、庆大霉素等。

(3)鼠伤寒沙门菌:氨苄西林、头孢唑肟、头孢他啶、环丙沙星等。

(4)金黄色葡萄球菌:停用原用的抗生素,选用万古霉素、去甲万古霉素、苯唑西林等。

(四)液体疗法

1.口服补液

采用口服补液盐(ORS)溶液,这是世界卫生组织推荐用以治疗急性腹泻合并脱水的一种溶液,效果较好。其应用理论基础是基于研究发现肠黏膜上皮细胞刷状缘上存在钠和葡萄糖的共同载体,载体上有钠和葡萄糖两种受体,当两种受体同时结合钠和葡萄糖时,可显著增加钠和水的吸收。

口服补液盐溶液可用氯化钠 3.5 g,碳酸氢钠 2.5 g,枸橼酸钾 1.5 g,葡萄糖 20 g,加水 1 000 mL 配制而成。其中各种电解质离子浓度为:Na^+ 90 mmol/L,K^+ 20 mmol/L,Cl^- 80 mmol/L,HCO_3^- 30 mmol/L。该溶液中含葡萄糖浓度为2%,有利于钠和水的吸收,钠离子浓度 90 mmol/L,适合于纠正累积损失及粪便中电解质钠丢失的补充,且含一定量钾和碳酸氢根可补充钾及纠正酸中毒；但如用于补充继续损失及生理需要量，该溶液则需适当稀释。

（1）对于无脱水的患儿应口服补液预防脱水，可用 ORS 溶液、米汤或糖盐水，20~40 mL/kg，4 小时内喝完，以后随时口服，能喝多少就喝多少。

（2）轻、中度脱水无呕吐的患儿，可口服 ORS 溶液，轻度脱水口服 50 ~ 80 mL/kg，中度脱水 80 ~ 100 mL/kg，具体液体量和速度应根据脱水恢复情况和大便量酌情增减，新生儿慎用。

2.静脉补液

对中度以上脱水或因腹胀明显、吐泻频繁、脱水重不能继续口服补液者需静脉补液。其总的原则是先盐后糖、先浓后淡、先快后慢、见尿补钾、抽搐补钙。输液做到三定，定输液总量、定输入液体种类及定输液速度，同时注意纠正酸中毒及电解质紊乱。

输液总量根据脱水程度而定，第一天输液量，应包括累积损失量、继续损失量和生理需要量（表 4-1）。第二天以后输液量，一般只补充继续损失量和生理需要量。

等渗性脱水用 1/2 张含钠液（等渗含钠液与葡萄糖液各半）；低渗性脱水用 2/3 张含钠液（等渗含钠液 2 份与葡萄糖液 1 份）；高渗性脱水用 1/3 或 1/4 张含钠液（等渗含钠液与葡萄糖液的比例分别为 1：2 或 1：3）。

表 4-1　第一天输液量　　　　　　　　　　　　　　　单位：mL/kg

脱水程度	累积损失量	继续损失量	生理需要量	总量
轻度	50	10 ~ 30	60 ~ 80	120 ~ 150
中度	50 ~ 100	10 ~ 30	60 ~ 80	150 ~ 200
重度	100 ~ 120	10 ~ 30	60 ~ 80	200 ~ 250

输液速度：前 8 小时输入总量的一半，失水较重者可先从中取 20 mL/kg，用 2：1 等张钠液（2 份生理盐水加 1 份 1/6 mol/L 乳酸钠或 1.4%碳酸氢钠）在头半小时内快速输入，余下的 16 小时输入总量的另一半（能口服者应扣除口服量）。

对轻、中度酸中毒并心肾功能良好者，多随输液后血循环改善而消失，一般不需另给碱性溶液。重度酸中毒须另外加用碱性溶液。药量按提高二氧化碳结合力 4.5 mmol/L 计算，常用 5%碳酸氢钠每次 5 mL/kg。需同时扩充血容量者直接用 1.4%溶液每次 20 mL/kg，可同时起到扩容和纠酸作用。如已测知二氧化碳结合力，可按提高到 18 mmol/L（40 容积%）计算。常用碱性溶液需要量计算公式：18- 二氧化碳结合力测得值（mmol/L）× 0.7 × 体重（kg）= 应补碱性溶液（mmol）。

补钾：中度以上脱水患儿在治疗前 6 小时内排过尿或输液后有尿即可开始补钾（有低钾血症的确切依据时，无尿亦可补钾）。一般每日补 2 ~ 4 mmol/kg（相当于 10%氯化钾液每日 1.5 ~ 3 mL/kg），能口服者将全日量分为 3 ~ 4 次口服；不能口服者按 0.15%~0.3%浓度静脉点滴，补钾时间不应少于 6 小时，损失的钾盐一般在 3 ~ 6 天陆续补充。较安全办法是将氯化钾 100 mg/kg 加入排尿后第一批输注的液体中静脉滴入，低钾情况一般都能好转，将其余用量分 3 ~ 4 次口服。因食物中含钾丰富，饮食恢复至正常量一半时，可停止补钾。

钙和镁的补充:在补液过程中,如果患儿兴奋性过高或出现惊厥或抽搐,可将10%葡萄糖酸钙10 mL稀释50%静脉滴入,必要时可重复。能口服时可给10%氯化钙每次5~10 mL,每日3~4次。抽搐停止后可肌内注射维生素$D_3$20万~30万U,并继续服钙剂。脱水重、久泻及有低血镁时,可肌内注射25%硫酸镁,每次0.2~0.4 mL/kg,每日2~3次,持续2~4天。

输血或血浆:加强支持疗法,每次输血浆25~50 mL,必要时1~3天重复1次,共2~4次,贫血者输全血。

3.几种特殊腹泻的液体疗法

(1)腹泻合并肺炎的液体疗法:腹泻合并肺炎,因发热、饥饿、缺氧可加重腹泻的代谢性酸中毒;二氧化碳潴留还常有呼吸性酸中毒;有时呈混合性酸碱失衡。低钾、低钙、低氯血症等电解质紊乱也常发生。此外,肺炎易合并心衰。因此,只要脱水不明显,能口服者尽量口服补液,必须静脉补液者,应坚持补液量不宜过多的原则,总补液量只按计算量的3/4补给。输液速度不宜过快等。

(2)腹泻合并心衰的液体疗法:一般心衰适当限盐水是必要的,但当合并腹泻出现脱水时,应给予合理的静脉补液,但速度不可太快。尤其对心衰伴有脱水休克而需快速补液时,则应严格监控心脏功能情况。对补液总量及电解质张力也应从严掌握。

(3)腹泻合并重度营养不良的液体疗法:营养不良患儿皮肤弹性差,一旦脱水易将脱水程度估计过重,而且心、肾功能差,液量过大会加重心脏负担。补液总量的计算应以现有体重为准,且比计算量少补1/3~1/2,并于2~3天完成丢失液体量的补充。此外,营养不良患儿肝功能差,纠正酸中毒宜用碳酸氢钠,并注意补钾、补钙、补镁。为防止发生低血糖,可将葡萄糖浓度提高至10%~15%。有低蛋白血症者少量多次输血浆或白蛋白。

(五)药物治疗

1.微生态调节制剂

旨在恢复肠道正常菌群,重建天然屏障,抵制病原菌繁殖侵袭,有利于控制腹泻。可选用以下微生态制剂。

(1)双歧三联活菌:由双歧杆菌、粪链球菌和嗜酸乳杆菌制成的活菌制剂。每粒0.21 g,每次1/2~1粒,每日3次,用5~7天。

(2)丽珠肠乐(回春生):为双歧杆菌活菌制剂。每次50~70 mg/kg,每日2次。

(3)整肠生:为地衣芽孢杆菌制剂。每粒0.25 g,每次0.125~0.25 g,每日2~3次。

2.肠黏膜保护制剂

吸附病原体和毒素,维持肠细胞正常吸收与分泌功能;与肠道黏液糖蛋白的相互作用,增强其屏障作用,以阻止病原微生物的攻击。蒙脱石散符合世界卫生组织(WHO)提出腹泻病用药的6条标准(即高效、可口服、可与ORS合用、不被肠道吸收、不影响肠道吸收和可抵御一系列肠道病原体)。治疗小儿腹泻临床有效率为92.5%,已在全世界多个国家应用,国内自1991年引进应用于临床,1998年全国小儿腹泻的防治学术研讨会推荐此药治疗小儿腹泻保护患者的肠黏膜。目前被认为是一种安全、高效的抗腹泻药物。常用蒙脱石散(每包3 g),1岁以下每次1 g,1~2次每次2 g,大于2岁每次3 g,均一日3次。

（六）对症治疗

（1）腹泻：腹泻应着重病因治疗和液体疗法，一般不宜用止泻剂，尤其感染性腹泻，止泻剂非但无效，反而抑制肠蠕动，增加毒素吸收，加重中毒症状，只有当热退、中毒症状消失，仍频泻不止者，可试用硅炭银、鞣酸蛋白、次碳酸铋等收敛剂。蒙脱石散为铝镁的硅酸盐，对病毒、细菌和毒素有吸附作用，用后可减少便次及便中水分，每日 3～9 g，分次在两餐间加水摇匀服。对病毒性腹泻有良效。氯丙嗪可抑制 cAMP 和 cGMP 增加引起的分泌性腹泻，每日 1 mg/kg，肌内注射。苯乙哌啶或盐酸洛哌丁胺，多只用于功能性腹泻。

（2）呕吐：为酸中毒或毒素所致，随病情好转可恢复。重者应暂时禁食，肌内注射氯丙嗪、甲氧氯普胺等，也可针刺内关、中脘、足三里穴。

（3）腹胀：为肠道细菌分解糖产气或缺钾所致。缺钾者及早补钾；针刺天枢、气海、足三里；必要时先肌内注射新斯的明，15 分钟后肛管排气，中毒性肠麻痹除治疗原发病外可用酚妥拉明。

（七）迁延性和慢性腹泻的治疗

努力寻找导致病程迁延的原因，进行病因治疗，调整饮食，保证营养。以支持对症治疗为主，静脉补充氨基酸制剂或少量多次输血浆或全血，切忌滥用抗生素，避免引起肠道菌群失调，积极治疗各种并发症，提高免疫力。

六、护理与康复

（一）护理

（1）对肠道感染性腹泻患儿，要做好床旁隔离，注意洗手，衣物、尿布、便盆、其他用具应分类消毒，防止交叉感染。

（2）卧床休息，头偏向一侧，防止呕吐物呛入气管。

（3）为减轻胃肠道负担，可适当调节或限制饮食，以利于消化功能恢复。呕吐严重者可暂禁食，母乳喂养者停哺乳或缩短每次哺乳时间，人工喂养儿可暂停 1～2 次喂奶。禁食 6～8 小时为宜。停止禁食后，母乳喂养儿可延长喂奶时间，第 1 天每次哺乳 5 分钟，第 2 天每次哺乳 10 分钟，奶间喂水。人工喂养儿可由喂米汤、稀释牛奶开始，病情好转后逐渐恢复饮食。

（4）详细记录出入量，入量包括口服液体、乳汁，静脉补液的量，出量包括大便次数及量、尿量、呕吐次数及量。

（5）腹泻患儿特别是病程迁延不愈者，机体抵抗力低下，易感染而致口内炎，应注意口腔护理。

（6）脱水严重患儿眼睛不能闭合，尤其是有意识障碍者，易发生角膜炎，并可伴有顽固性溃疡，故需用生理盐水湿润角膜，涂以红霉素眼膏或用 0.25%氯霉素液点眼并覆盖油纱布。

（7）勤换尿布，每次大便后用温水冲洗臀部并涂油膏，以防红臀或糜烂。

（8）进行必要的心理护理，对较大儿童及家属，应及时说明病情和各项检查、治疗的目的，消除其疑虑和恐惧心理，取得患儿和家属的合作，对顺利完成各项护理工作非常重要。

（9）监测体温变化。体温过高应擦干汗液，多喝水，枕冰袋等进行物理降温，做好口腔及皮肤护理。

（10）观察脱水程度，观察患儿的精神、皮肤弹性、尿量、前囟、眼眶有无凹陷等临床表现，估计脱水程度，同时要观察经过补液后脱水症状是否改善。

（11）观察低血钾、酸中毒表现，当发现患儿全身乏力、吃奶无力、肌张力低下、反应迟钝、恶心呕吐、腹胀及听诊肠鸣音减弱或消失，心音低钝，心电图显示 T 波平坦或倒置、U 波明显、ST 段下移和（或）心律失常，提示有低血钾存在，应及时补充钾盐。当患儿出现呼吸深快、口唇樱红、血 pH 值及二氧化碳结合力下降时，应及时报告医生及遵医嘱使用碱性药物纠正。

（12）观察腹泻情况大便次数、性状、量，并准确记录 24 小时出入量。

（二）康复

指导合理喂养，宣传母乳喂养，按时逐渐添加辅食，切忌几种辅食同时添加，防止偏食及饮食结构突然改动。食具应定时煮沸消毒。注意气候变化，防止受凉或过热，冬天注意保暖。

（王秀妍）

第三节　急性坏死性肠炎

急性坏死性肠炎发病急骤，主要病变为小肠急性出血性坏死性炎症。本病全年均可发生，以春夏季多见，各年龄小儿均可患病，以 3~9 岁儿童发病率最高。

一、病因和发病机制

病因尚未完全明确，拟与肠道非特异性感染及机体过敏反应有关。多数人认为与 C 型产气荚膜梭状芽孢杆菌及所产生的肠毒素有关，此毒素可引起组织坏死。

新生儿坏死性肠炎的发病有增加的趋势，可能与低出生体重儿存活率提高有关。其致病因素主要为肠道内细菌的作用，其次与缺氧缺血、红细胞增多症、喂食高渗溶液（包括高渗乳汁）等所致的肠黏膜损伤以及与肠道中含有碳水化合物等酶解物的发酵作用等因素有关。

二、病理

从食管到结肠整个消化道均可受累，但主要累及空肠和回肠，呈节段性分布，表现为肠壁肿胀、增厚、变硬、血管淤血，呈紫红色，甚至肠壁坏死、出血。肠管扩张积气，肠腔有血性渗出物，镜检见肠壁充血、水肿、出血、坏死、血栓形成，炎性细胞浸润。坏死逐层深入，可由黏膜层到肌层，甚至到浆膜层，引起肠穿孔、腹膜炎。

三、临床表现

多见于 3～9 岁儿童,新生儿和婴儿患者的临床表现典型。夏秋季较多见。常无前驱症状,起病急,主要为腹痛、腹泻、便血、呕吐、发热、中毒症状。

(一)腹痛

常突然腹痛起病,呈持续性钝痛伴阵发性加重,初为脐周、上腹部,晚期可波及全腹。

(二)腹泻和便血

发病当日或次日就出现腹泻,次数不等,早期黏膜渗出为主时,呈黄色水样便,含黏液,待黏膜坏死出血时,转为暗红色果酱样或赤豆汤样血便,有腥臭味,无里急后重。

(三)呕吐

呕吐常在腹痛后出现,初为黄绿色胆汁样物,以后为粪汁样,重者可吐咖啡样物,有时吐出蛔虫。

(四)中毒症状

初为低、中度发热,病情恶化后可寒战、高热、精神萎靡、烦躁、嗜睡,甚至昏迷、惊厥,可出现面色苍白发灰、四肢厥冷、血压下降等休克症状,甚至合并 DIC 和败血症。

体征:初期腹部稍胀、柔软,轻度压痛,但无固定压痛点,肠鸣音亢进。晚期肠麻痹时腹胀加重,肠鸣音减弱或消失。肠壁坏死累及浆膜或肠穿孔时,出现腹膜刺激征:全腹压痛、反跳痛、腹肌紧张,休克者反应迟钝,腹膜刺激征可不明显。肠穿孔时肝浊音界消失。

四、实验室及其他检查

(一)实验室检查

血常规示白细胞增多,中性粒细胞增高,血红蛋白可降低,大便镜检有大量红细胞,大便潜血试验阳性。大便培养有时发现有产气荚膜杆菌、致病性大肠杆菌、侵袭性大肠杆菌等。血电解质紊乱,出现低钾、低钠、低氯等。凝血机制障碍。

(二)X 线检查

腹部 X 线平片示麻痹性肠梗阻,可见小肠积气,肠管外形僵硬,肠壁增厚,黏膜皱襞变粗,肠间隙增宽。部分病例可见肠(胃)壁囊样积气及门静脉积气,腹腔有渗液。穿孔时立位片可见气腹。

五、治疗

一般采用非手术疗法及对症处理。

(一)禁食

疑诊本病即应禁食,确诊后继续禁食,时间一般为 8～12 天,待血便、腹胀减轻,大便潜血试验阴性后逐渐恢复饮食。有中、重度腹胀时应胃肠减压,并注意观察减压效果。

(二)抢救中毒性休克

早期发现和治疗中毒性休克,迅速补充血容量,给予低分子右旋糖酐、山莨菪碱注射液、人工冬眠疗法等,必要时输血浆或全血。

(三)纠正脱水及电解质失衡

禁食期间静脉输液以供给生理需要,纠正水、电解质紊乱和酸中毒,重症患儿采用静脉高营养。

（四）控制感染

控制感染可选用氨苄西林、甲硝唑、庆大霉素、头孢菌素、头孢曲松等药物。采用静脉途径，一般 5~7 天为宜。

（五）使用肾上腺皮质激素

肾上腺皮质激素可抑制变态反应，减轻中毒症状。氢化可的松每日 5~10 mg/kg，好转后改为泼尼松每日 1~2 mg/kg，口服；或地塞米松 0.25~0.5 mg/kg，静脉滴注。

（六）改善微循环

山莨菪碱 2~3 mg/kg，疗程 7~14 天。或每日 0.03~0.05 mg/kg，静脉滴注 3~7 天，症状控制后改为口服 3~5 天。

（七）抗凝血

一般应用肝素 100 U/kg，4~6 小时 1 次。

（八）对症治疗

出血量多者给止血剂，如对羧基苄胺、酚磺乙胺等；腹痛可注射阿托品。

（九）手术治疗

对出现完全性肠梗阻、肠穿孔或大量出血者，可切除病变肠段。

六、护理与预防

（一）护理

（1）卧床休息，直至病情好转。

（2）疑诊本病即应禁食，确诊后继续禁食，直到大便潜血试验阴性、腹胀消失和腹痛减轻后试行进食。从流质、半流质、少渣饮食，逐渐恢复正常饮食，若病情转重，应再予以禁食。

（3）做好清洁卫生，注意便后洗净臀部，及时更换污染的衣物、床单，护理患儿前后注意洗手，做好污物处理。

（4）详细准确记录 24 小时出入量，除急性期快速输液外，平时为禁食而补充热量和水分的输液速度应避免过快或过慢。

（5）行胃肠减压者，要注意保持引流管通畅，注意引流物的性质和数量。观察呕吐及大小便情况，保持呼吸道通畅。

（6）做好心理护理，消除患儿的紧张、恐惧心情。

（7）加强恢复期的护理，防止病情复发。

（8）病情观察：观察腹痛部位及性质，有无腹胀、腹部肌肉紧张等肠穿孔、腹膜炎的表现；注意呕吐次数、量及呕吐物的颜色、气味、黏稠度；观察大便的性质、有无坏死脱落的肠黏膜；是否有脱水、低钠、低钾及酸中毒的表现；观察体温、呼吸、脉搏、血压及神志状态，有无烦躁、抽搐、昏迷、面色发灰、血压下降等，发现异常立即通知医生。

（二）预防

由于本病多发生在农村，以夏秋季为多，故容易误诊误治，死亡率很高。因此，应加强高发区的防病教育和防治措施，早诊早治，有腹痛、腹泻、恶心、呕吐、便血、发热者应及早就诊,提高早诊率与治愈率。

(张慧苹)

第四节 肠套叠

肠套叠是指部分肠管套入相邻近的肠腔内。多发生在 2 岁以内的婴幼儿,男女童之比为(2~3):1,是婴幼儿期常见的急腹症之一。

一、病因与发病机制

肠套叠分为原发性和继发性。原发性的病因尚不清楚,婴儿时期肠系膜过长、松弛、缺乏固定、活动度大是引起肠套叠的解剖因素;当小儿饮食改变、腹泻及感染引起肠蠕动不协调,节律紊乱可能是促发因素。继发性肠套叠可见于麦克尔憩室、肠息肉、肠肿瘤、腹型过敏性紫癜等。

二、病理

肠套叠可以发生于大肠或小肠的任何部位,通常分以下几类:

(一)回盲型

回盲瓣为肠套叠的头部,带着回肠末端进入升结肠,盲肠和阑尾也随着套入结肠内。此型为最常见,占 50%~60%。

(二)回结型

起套点为末端回肠,距回盲瓣几厘米到数十厘米,盲肠和阑尾一般并不套入。此型较为常见,约占 30%。

(三)回回结型

回肠套入远端回肠后,然后再整个套入结肠内形成复套,约占 10%。

(四)小肠型

小肠套入小肠,占 6%~10%。

(五)结肠型

结肠套入结肠,占 2%~5%。

肠套叠发生后套叠部即逐渐向前推进,严重时可套入直肠。肠套叠因肠管及其系膜套入而引起肠腔阻塞及血液循环障碍,使套入部肠管缺血、水肿、充血、发紫以致坏死,继而穿孔。

三、临床表现

(一)阵发性腹痛

阵发性腹痛为最早症状,突然发病。患儿阵发性哭闹,双手紧握,双腿蜷缩、惊慌、面色苍白,间歇期如健康小儿。随着病程进展,发作间期缩短,由数十分钟到数分钟,每次发作期,恰是套入肠管再次向前推进,肠系膜进一步被牵拉,鞘部发生强烈收缩产生剧痛的时期。

(二)呕吐

腹痛后不久即可发生,早期为反射性呕吐,呕吐物为奶块及食物残渣,有时伴有胆汁,晚期为梗阻性呕吐,呕吐物带大便样物。

(三)便血

便血多发生在发病后 6～12 小时,患儿排出稀薄黏液样血便,称果酱样便,其原因为套入肠段血循环受阻,肠壁水肿,黏膜渗血。

(四)腹部肿块

上腹部或右上腹部扪得腊肠样肿块,右下腹部触诊有空虚感,是套入肠管向横结肠腔内推进所致。

(五)腹膜刺激征和中毒症状

肠套叠时间过久,可发生肠坏死、腹膜炎。表现为腹胀、腹肌紧张及压痛、肠鸣音消失、高热、眼窝凹陷、手足厥冷、脉细弱,甚至昏迷及中毒性休克。

四、实验室及其他检查

(一)粪常规

粪常规可见红细胞、脓细胞。

(二)X 线检查

X 线检查见肠胀气和液平面。钡灌肠检查,如回结型套叠,可见钡剂在结肠受阻,阻断呈"杯口状"或弹簧状阴影。

五、治疗

(一)非手术治疗

对于小儿患者在排除小肠可能绞窄的情况下,可以采用钡剂或注入空气并加手法推压可使小肠复位。早期复位率较高,但应在复位前先注射阿托品,复位后留院观察是否复位或肠穿孔。

(二)手术治疗

对于灌肠复位失败者、疑有肠坏死者、灌肠后穿孔者、小肠型套叠患儿可采用手术治疗。手术中如见无肠坏死,可用手法挤牵拉法,切忌猛拉猛挤;对于肠坏死者应做肠切除术,小肠切除后一期吻合;结肠切除后,小儿可一期吻合;如全身情况不好,不能耐受者也可先做结肠造口术,二期吻合。

六、护理与康复

(一)护理

(1)婴幼儿突然发生阵发性腹痛、呕吐、便血,在腹部扪及腊肠样肿块时可确诊肠套叠,应注意密切观察腹痛的特点及部位,以助于诊断。

（2）注意密切观察患儿腹痛、呕吐、腹部包块情况。患儿经灌肠复位治疗后症状缓解，常表现为：①患儿安静入睡，不再哭闹，呕吐停止；②腹部肿块消失；③口服活性炭 0.5~1 g，6 小时后可见大便内炭末排出；④肛门排气以及排出黄色大便，或先有少许血便，继而变为黄色。如患儿仍然烦躁不安，阵发性哭闹，腹部包块仍存，应怀疑是否套叠还未复位或又重新发生套叠，应立即通知医生做进一步处理。

（3）术前密切观察生命体征、意识状态，特别注意有无水电解质紊乱、出血及腹膜炎等征象，做好手术前准备；向家长说明选择治疗方法的目的，解除其心理负担，争取对治疗和护理的支持与配合。对于手术后患儿，注意维持胃肠减压功能，保持胃肠道通畅，预防感染及吻合口瘘。患儿排气、排便后可拔除胃肠引流管，逐渐恢复由口进食。

（二）康复

婴幼儿肠套叠多发生于添加辅食和断奶时，肠功能紊乱所致，故应循序渐进和合理添加辅助食品，防止过早、过量给予辅食，这是预防婴幼儿肠套叠的重要措施。

（张慧苹）

第五章 循环系统疾病

第一节 概 述

一、心脏的胚胎发生学

心脏由胚胎的中胚层组织演变而来,在胚胎的头3周内,中胚层细胞分化形成原始心管。此后,经过心管的分区、扭转及分隔逐渐形成完整的心脏。

二、心脏的解剖

心脏是一个中空的肌性纤维性器官。新生儿心的长径为3~4 cm,宽径为3~4 cm,前后径为2~3 cm。2岁时增大0.5倍,12岁时增大2倍。新生儿的心重16~20 g,出生后胎盘的循环切断,心脏的负担顿时减轻,所以心脏在出生5~6周时增长很少。6周以后又渐成长,1岁时增加2倍,而体重已增至3倍;至5岁时增至4倍,9岁时6倍,性成熟时心脏的增长稍落后于体重的迅速增长,青春期后增至12~14倍。男孩的心脏较女孩稍重,但因女孩青春发育较早,所以女孩青春期的心脏重量可与同年男孩相等甚至稍重。

(一)心脏的位置与心包

1.心脏的位置

心脏和大血管位于中纵隔心包腔内,前面与胸骨、肋软骨与左侧3~5肋骨胸骨端毗邻。后面与气管、食管、胸主动脉、奇静脉及迷走神经等相靠近。上方称作基底部,有大血管附着,下方则紧贴横膈。心脏的长轴是从其基底部通过房间隔、心室间隔而到心尖,呈倾斜状,所以心尖指向左前下方。心脏呈倾斜状,位于中纵隔内,而不处在正中线上,其2/3位左侧,1/3位右侧。心脏的外面由称作心包的纤维浆膜囊包裹。心包分为脏、壁两层。脏层为浆膜层,紧贴在心肌和大血管近侧部分的表面,故又称作心外膜。壁层为纤维层,包裹在心脏外面,形成心包腔,心包腔内含有少量浆液。

2.心包

心包是覆盖在心脏和大血管根部外面的一个纤维浆膜囊,分外、内两层。外层为坚韧的纤维层,内层为菲薄、光滑的浆膜层,可以分泌浆液。内层又分壁层和脏层,壁层紧贴纤维层,脏层附着于心脏表面,形成心脏外膜。壁层心包与脏层心包之间的间隙称心包腔,腔内仅含20 mL左右的浆液,以滑润心脏,减少搏动时的摩擦。心包上方在大血管根部反折,向下止于膈肌中心腔。

心包因有坚韧的纤维层,心包腔又小,腔内如有出血或渗液,将压迫心脏,而引起心包压塞。在心包炎后期有纤维化增厚、挛缩、粘连,使心包腔消失,限制了心脏的舒张。

心包后方有两处间隙:一为心包横窦,位于主动脉及肺动脉的后方;一为心包斜窦,位于左心房后面与肺静脉之间。

（二）心脏的内部结构

心脏是一个中空的肌性器官，共分 4 个心腔。心腔被纵行的房、室间隔分隔为左右两半。房间隔被分隔为左、右心房，室间隔被分隔为左、右心室。在正常心脏，左右两半互不相通，从而保证了体循环与肺循环的正常运行。

（三）心脏的血液供应

心脏的血液供应来自左、右冠状动脉，回流的静脉血绝大部分经冠状静脉汇集到冠状窦，经冠状窦口流入右心房，小部分静脉血直接流入心腔。心脏仅占体重的 0.5%，冠脉血流量占心输出量的 4% ~ 5%。冠状循环具有十分重要的功能和临床意义。

（四）心脏的淋巴管

心脏的淋巴管包括：心内膜下淋巴管、心肌淋巴管和心外膜下淋巴管、淋巴干。

（五）心脏的传导系统

心脏传导系统由负责正常冲动形成与传导的特殊心肌组成。它分为窦房结、结间束、房室结、希氏束、左、右束支以及浦肯野纤维网等几个部分。

（六）心脏的神经分布

心脏受交感神经和迷走神经的直接控制。前者来自第 1 ~ 5 胸部交感神经节。后者有心上及心下两支：心上支起自迷走神经的颈段，心下支起自迷走神经的分支喉返神经。交感神经和迷走神经的分支相互交错，在主动脉弓的后方及下方分别形成深部及浅部两个心神经丛。深、浅心神经丛再分出许多细小分支，终止于心脏传导系统及冠状血管。交感神经分布的区域较迷走神经广，除分布于窦房结、结间通路、房室结、房室束和左、右束支外，尚可分布到心房肌和心室肌组织。迷走神经只分布于窦房结、结间通路、心房肌、房室结及房室束。在左、右束支的近端可能有少量的迷走神经纤维。

三、循环的生理

血液由心流经动脉、毛细血管和静脉，最后又返回心，这种周而复始地流动，称血液循环。在循环过程中，心脏是血液循环的动力部分，血管为管道，血管内皮细胞则为血液和组织间的屏障。心脏有节律地收缩与舒张运动，称心搏。心脏收缩—舒张一次所需要的时间称为心动周期。整个血管系统依照循环途径的不同可分为体循环和肺循环。

（一）体循环

体循环又称大循环，携带氧和营养物质的血液随着心室的收缩从左心室流入主动脉，沿主动脉的各级分支流向全身的毛细血管，在毛细血管内与组织进行物质交换，把氧气和营养物质释放给组织，再把组织中的二氧化碳和代谢废物收回血液中，使动脉血变成静脉血，并沿各级静脉反流回右心房。血液在循环中，不断地将多余的水分和尿素等废物输送到肾脏，排出体外。

（二）肺循环

肺循环又称小循环，由大循环回心的静脉血，从右心房流入右心室，经肺动脉到达左右两肺。并沿肺动脉在肺内的各级分支进入肺泡周围的毛细血管网，进行气体交换，释放二氧化碳，吸收氧气，使静脉血转换成动脉血，再经一系列静脉血管汇入肺静脉出肺，流入左心房，继而再一次体循环开始。

肺循环具有以下特点：

(1)肺循环的流程短,阻力小,压力低,但每分钟的流量却与体循环大致相等。

(2)仅泵入单一的肺组织,不似体循环需供应结构和功能各异的许多器官血管床。

(3)局限于负压的胸腔中,灌注空腔的肺泡壁上的微血管甚为便捷,不似体循环有很大组织压力造成的阻力。

(4)肺血管较相应的体循环血管粗,但管壁厚度仅为其半,顺应性很佳。

(5)肺血管亦有舒缩的生理活动,但较体循环弱,其生理和病理的调节与体循环血管亦有不同。肺泡缺氧对肺血管最为敏感,如伴有酸中毒则肺血管收缩更为有力。

(6)肺循环有丰富的血管床储备,即使血流量增加 3~4 倍仍可借助血管扩张和启用后备的管路而不使压力明显增高。肺循环的血容量远较体循环小(1/10),容量增多易产生肺水肿。

(7)肺有两路血源,一为由右心室肺动脉而来的静脉血,二为由主动脉分出的支气管动脉血。后者为供应支气管壁、结缔组织、大血管壁的营养血管、纵隔的淋巴结及胸膜的脏层等。

(8)肺循环具有血流的过滤作用,全身静脉血入肺后如有微小颗粒可被小动脉堵截而免入体循环,但有右向左分流未经肺滤过时即易形成体循环栓塞。肺循环有溶纤功能使进入的微栓子消融,还富有抗凝物质如肝素等,且能产生一些内分泌物质如血管紧张素转化酶使血管紧张素 I 转变成血管紧张素 II 等。

(杜长虹)

第二节　先天性心脏病

概　述

先天性心脏病(简称先心病)是胎儿期心脏血管发育障碍引起的畸形,是小儿最常见的心脏病。国内统计本病发病率为活产婴儿的 6.65%。本病种类繁多,病情轻重悬殊,轻者无任何症状,重者生后不久即夭折。近半个世纪以来,由于心血管检查、心血管造影术和超声心动图等的应用,以及在低温麻醉和体外循环下心脏直视手术和介入治疗术的不断发展,临床对先心病的诊断治疗状况发生了很大变化。许多常见的先心病得到准确诊断,大多数可以得到根治;部分新生儿期的复杂畸形,如大动脉错位等,亦可及时确诊,手术治疗。因此,先心病的预后已大为改观。多数患儿经过合理治疗后能健康地发育成长。

一、病因

本病病因尚未彻底了解,但与遗传及环境有一定关系。

(一)遗传因素

1.染色体畸变

染色体畸变占先心病的 4%~5%。21-三体综合征患儿中约有半数有先心病,其中以房室间隔缺损、室间隔缺损(简称室缺)及房间隔缺损(简称房缺)多见。

2.单基因病变

单基因病变占先心病的 1%~2%,如马凡综合征,病变多累及全身纤维结缔组织,60%合并先心病,表现为升主动脉扩大、主动脉瓣及二尖瓣关闭不全。

3.多基因病变

多数先心病属此类,同时受遗传及环境的影响,常表现为单纯的先心病。

(二)环境因素

母亲妊娠初 3 个月内患病毒感染,尤其是风疹感染,小儿出生后先心病的发病率高,其他病毒感染也有类似报道。其他有害因素有接触放射线、服用某些药物、高原缺氧、酗酒等。

二、临床表现

(一)心脏杂音

由于婴幼儿保健工作在全国范围内广泛开展,目前绝大多数先心病患儿于婴幼儿期甚至新生儿期已被发现。病理性心脏杂音为诊断本病提供有力的依据。在多数无青紫型的先心病中心脏杂音为唯一的体征。

(二)呼吸道症状

心脏畸形造成的血流异常可使肺部血流增加或减少。肺血流增多者肺组织弹性减低,呼吸频率增加,呼吸变浅,严重者反复呼吸道感染,迁延不愈。肺血流减少者多有缺氧症状,呼吸加快加深,活动后更明显,以致活动耐受性减低。阵发性缺氧发作是青紫型先心病缺氧表现的一种特殊类型,多见于法洛四联症婴儿期,其发作与右心室流出道肥厚肌束痉挛使血流骤然下降有关。

(三)青紫(发绀)

先心病青紫多因静脉血液未通过肺部氧合而直接流入动脉(右向左分流)引起,属中心性青紫。临床青紫在血流丰富部位容易见到,如口腔黏膜、舌、唇、眼结合膜及甲床等。青紫多提示有复杂先心病,其中 1/2 的患儿青紫为唯一症状,多见于新生儿期,病情常进展迅速,预后差。

(四)心衰

先心病心衰多见于 1 岁以内大型室间隔缺损或动脉导管未闭的婴儿。大量分流增加左心室负荷,早期左心衰竭,迅速发展为全心衰竭。临床表现呼吸急促、面色苍白、多汗、喂奶时呛奶、体重不增、肝脏肿大,严重时呼吸困难、肺部湿啰音,可伴四肢水肿。除室间隔缺损及动脉导管未闭外,完全性大动脉转位及新生儿早期的左心发育不良综合征等复杂畸形也时有所见。预后严重,常需积极抗心衰治疗及早期手术干预。

(五)生长发育落后

轻型患儿生长发育多正常,分流量较大者,体格发育可轻度滞后,体重较身高所受影响大。严重患儿伴心衰或青紫者常有较明显的体格发育落后现象,其因素是多方面的,如慢性缺氧、反复呼吸道感染、入量不足及心衰所致代谢过盛状态等。偶见法洛四联症伴有严重缺氧发作的患儿表现有神经精神发育落后状态。

三、诊断

在目前具有的各种先进的检查仪器设备和技术的条件下,体格检查仍是先心病诊断的重要基础。常见的左向右分流先心病,通过细致的体格检查即可得出初步诊断,但准确而全面的诊断还需辅以其他检查项目,包括心电图、胸部 X 线及超声心动图,复杂患儿尚需心导管造影检查。

(一)体格检查

体格检查包括一般检查及循环系统检查。一般检查重点是检查发育营养状况,了解有无其他畸形,有无发绀及杵状指(趾)。完整的循环系统检查除心脏检查外必须包括四肢脉搏及血压测量。

心脏检查应在患儿安静时胸部暴露良好情况下进行,重点检查如下:

1.望诊

注意心前区有无膨隆、心尖冲动部位及强弱。正常心尖冲动范围不超过 2 cm²,如心前区膨隆、心尖冲动扩大或增强提示心室扩大或肥厚,心尖冲动位于左乳线外下侧提示左心室增大,位于胸骨左下缘提示右心室增大。

2.触诊

触诊可辅助望诊所得,并检查有无震颤。震颤部位常提示病变所在部位。

3.叩诊

叩诊仍是检查心脏增大的最简单方法,但在婴幼儿尤其新生儿中准确性较差,目前已由 X 线检查代替。

4.听诊

听诊应包括各瓣膜区、胸骨左右缘,必要时包括颈部及肩胛区,首先注意第一及第二心音的强弱或有无消失,有无病理性第三心音。肺动脉瓣区第二心音(P_2)在先心病诊断中具有重要临床意义。先心病并发肺动脉高压时 P_2 亢进,肺动脉瓣狭窄至闭锁时 P_2 减低以至消失,房间隔缺损时 P_2 固定分裂。收缩早期喷射音是紧接于第一心音后的高频率的短促附加音,多出现在心底部。肺动脉瓣区喷射音提示严重肺动脉高压或肺动脉瓣狭窄,主动脉瓣区喷射音(有时可放射至心尖部)提示主动脉瓣狭窄或升主动脉严重扩张。杂音是心脏听诊的重点,必须注意杂音的性质、强度、时限、部位、传导及与体位呼吸的关系,从而区别生理性或病理性及其病变的性质。

(二)心电图检查

在先心病中,心电图主要反映心脏各房室的负荷状态以协助诊断及鉴别诊断,并估计其严重程度以作随访病情用。少数先心病有特征性的心电图改变,如房室间隔缺损表现有电轴显著左偏、不完全右束支传导阻滞、左心室或双室肥厚,青紫的新生儿心电图如有电轴左偏、左心室肥厚提示三尖瓣闭锁。

(三)胸部 X 线检查

胸部 X 线检查可显示心影大小及心脏形态,反映心脏增大程度并鉴别左房室或右房室增大。在诊断心脏增大时须结合患儿年龄及投照因素。正常新生儿心胸比例可达0.60,1岁左右逐渐缩小至0.50。除心脏情况外必须注意肺部血流状态。左向右分流先心病肺血增多,表现为肺纹理粗而多、肺门影大。肺血减少则表现为肺门影小,肺血管纤细、稀少,肺野清晰,提示右心室流出道或肺动脉瓣狭窄病变。

(四)超声心动图检查

近年来随着超声诊断仪器性能不断提高及检查技术经验不断积累,超声心动图已成为准确诊断先心病的必要手段,改变了过去依赖心导管检查确诊的状态并可预见其将发挥更重要的作用。

常规检查包括二维超声检查及多普勒超声检查。前者可观察心内结构,后者可反映功能状态及血流动力学改变,如瓣膜功能、关闭不全或狭窄程度、压力测定等,两者结合可较全面地反映病变的全貌,例如室间隔缺损的部位、大小、两室的压差等。为了提高检查质量,检查时必须强调从不同平面、不同透声窗口全面检查病变部位,同时对小婴儿及复杂先心病患者采用有步骤的节段性检查方法。一般分为心房、心室及大动脉三个节段,辨认其有无、位置,互相之间连接关系,再系统地检查间隔、瓣膜、腔静脉、肺静脉及冠状动脉,最后综合得出全面诊断。

(五)心导管造影检查

随着超声心动图诊断的准确性日益提高,多数常见先心病在应用上述无创性检查后已能肯定诊断,心导管造影检查已不再是诊断的必要步骤,但在以下情况时仍有其适应证:

(1)复杂先心病,或常见先心病临床表现不典型者,或合并肺气肿影响超声检查等原因,在无创性检查后仍不能确诊者。

(2)先心病并发严重肺动脉高压须准确测量肺小动脉阻力以决定是否为手术适应证。

(3)外科手术需了解病变部位的细致解剖情况,而超声观察不够满意者。

最后决定是否进行心导管造影检查应全面考虑检查对解决问题的必要性、可能性以及最终有无治疗措施。心导管造影术前必须全面了解患儿情况,包括体格检查及各项无创性检查的资料,必要时重复超声检查以明确导管检查的目的,然后制订检查方案包括造影部位等。术前必须积极控制心衰,纠正可能存在的酸碱失衡及低血糖,并备血以便急用。术中操作轻柔,避免不必要的探查以缩短检查时间,加强监护,注意输液速度,避免过量。术后监护至患儿清醒,并注意穿刺部位出血及血管损伤等并发症。

总之,诊断先心病并不困难,但要明确其类型,全面地了解其病变情况并非容易。提高诊断准确性的要点是:

(1)了解各种先心病的血流动力学改变是关键。

(2)掌握好心脏检查的基本功,心脏检查包括体格检查、心电图检查、胸部X线检查、超声心动图及心导管造影检查术。

(3)善于综合分析各项检查资料,切忌单凭一项检查结果即做诊断,否则容易造成误诊漏诊。尤其是婴幼儿,心内畸形常多发,要得出全面而准确的诊断必须养成遵循一定检查步骤的良好习惯,即询问病史、体格检查、心电图检查、胸部X线检查、超声心动图检查,必要时心导管造影检查,认真综合分析各项资料,方可得出较全面的诊断,并可分清各畸形的主次关系,正确评价其严重程度,在此基础上方可制订出科学的治疗方案。

四、治疗

合理的内科治疗可增强患儿体质,改善心功能,预防和治疗合并症,尽量使患儿存活到手术较安全年龄再进行选择性手术。病情严重需即刻紧急手术者,要充分做好术前准备,使患儿能最大限度地耐受手术创伤,以取得较满意的手术效果。

(一)一般治疗

先心病患儿一般多能根据自身心功能状态控制活动量,除剧烈活动外,其他活动不必过多加以限制。安排合理的生活制度,给富于营养的饮食,注意维生素的摄入。有青紫的患儿保证充分水分摄入量,注意预防呼吸道感染疾病。除病情严重者外应按照常规进行计划免疫接种。强调定期随访检查,观察病情进展情况,选择最佳手术时机。

(二)并发症的治疗

1.充血性心衰

充血性心衰是有大量左向右分流的先心病的常见并发症,是死亡的主要原因,多见于婴儿。预防呼吸道感染可减少心衰发作。心衰治疗见有关内容。内科治疗可减轻症状,根本的治疗方法是手术矫治畸形。

2.感染性心内膜炎

任何类型先心病均可并发感染性心内膜炎,尤其多见于室间隔缺损、动脉导管未闭及法洛四联症。本病也是引起死亡的常见原因。凡先心病患儿发热原因不明超过1周者必须警惕本病。如能做到早诊断、早治疗,则预后明显优于晚期患儿。治疗方法见有关内容。

预防感染性心内膜炎是治疗先心病的重要环节,积极防治急性感染性疾病,清除慢性感染病灶,凡需拔牙、摘除扁桃体、切开引流任何化脓病灶时,必须预防性应用青霉素,术前0.5~1小时给药一次,术后用药2~3天。对青霉素过敏者,可口服红霉素。如需进行肠道或泌尿道手术,须加用庆大霉素。

3.艾森门格综合征

凡具有大量左向右分流的先心病晚期均可并发本征。由于肺动脉压力增高,左向右分流逐渐减少。晚期当肺小血管阻力达到体循环阻力水平,分流以右向左为主时,称为艾森门格综合征。临床表现有青紫,疲乏易累,气急及右心衰竭表现,可发生猝死。本病应以预防为主,对肺动脉压力进行性增高患儿应及时手术矫治原发病变。如已发生本征,则只能内科对症治疗,禁忌手术。

(三)外科治疗

见各有关内容。

室间隔缺损

单纯室间隔缺损是儿童中常见的一种先心病,约占总发病数的一半。缺损可位于:①膜部或膜周部,最多见,约占室间隔缺损的80%;②漏斗部(包括嵴上型及干下型),约占

10%；③流入道，三尖瓣隔瓣下方；④小梁部。本病有 20%~50% 的患者缺损可自行闭合，尤其是小缺损。本病产生左向右分流，分流量大小决定于缺损大小及肺循环阻力的高低。分流量大者因严重增加左心室容量负荷，多于婴儿期并发心衰，同时因异常血流冲击肺血管床，部分患儿于疾病晚期可发生进行性肺血管梗阻性病变。

一、临床表现

缺损较小、分流量较少者，一般无明显症状。缺损大、分流量多者，可有发育障碍，活动后心悸、气急，反复出现肺部感染，严重时可出现呼吸窘迫和左心衰竭等症状。当产生轻度至中度肺动脉高压、门左至右分流量相应减少时，肺部感染等情况见减轻，但心悸、气急和活动受限等症状仍存在，或更加明显。重度肺动脉高压、产生双向或反向（右至左）分流时，出现发绀，即艾森门格综合征，此时在体力活动和肺部感染时发绀加重，最终发生右心衰竭。

体检时，缺损小者，常无明显体征。缺损大者，一般发育较差，体型较瘦小。晚期患儿，可见唇、指（趾）发绀，严重时可有杵状指（趾），以及肝大、下肢水肿等右心衰竭表现。分流量较大的患者，可见心前区搏动增强，该处胸壁前叩诊时心浊音界扩大。

本病典型体征为胸骨左缘 3~4 肋间有响亮粗糙的收缩期杂音，并占据整个收缩期。此杂音在心前区广泛传布，在背部及颈部亦可听到。几乎全部患儿均伴有震颤。震颤与杂音的最强点一致。左向右分流量大于肺循环 60% 的患儿往往可在心尖部闻及功能性舒张期杂音。肺动脉瓣区由于相对性肺动脉瓣关闭不全可出现吹风样舒张期杂音。P_2 一般亢进或分裂。严重肺动脉高压患儿可有肺动脉瓣区关闭振动感，P_2 呈金属音性质。由于左向右分裂减少，原来的杂音可以减弱或消失。如为室上嵴上方型室间隔缺损则杂音最响部位可在胸骨左缘第 2~3 肋间。婴幼儿轻至中型室间隔缺损的杂音性质表浅，故又称为表浅性杂音，具有这种杂音的患儿，日后室间隔缺损可能会自然闭合。

二、辅助检查

（一）心电图检查

心电图检查结果视室间隔缺损口径的大小和病期的早晚而异。小口径的缺损心电图可正常。较大的缺损，初级阶段示左心室高电压、左心室肥大；随着肺血管阻力增加和肺动脉压力升高，逐步出现左、右心室合并肥大；最终主要是右心室肥大，并可出现不全性束支传导阻滞和心肌劳损等表现。

（二）超声检查

1.二维超声心动图

（1）室间隔回声失落：在不同切面上显示不同位置的回声失落。

（2）膜部室间隔瘤：瘤呈漏斗状，壁薄，基底较宽，顶端小，突向右心室。位于三尖瓣隔瓣根部下方左侧。收缩期瘤大，舒张期缩小。膜部间隔瘤的形成，已被证明是室间隔缺损自然闭合的过程。

（3）左心容量负荷过度的表现：小的缺损，分流量小，左右心室无明显扩大。中等以上缺损左向右分流量较大，出现左心房、左心室径扩大，在心尖四腔切面显示房、室间隔向右侧膨出，左心室壁搏动幅度增大，二尖瓣活动幅度大。

（4）右心容量负荷增加的表现：左向右分流致右心室血容量增加，超声显示右心室、右心室流出道及肺动脉径扩大及搏动增强。

（5）肺动脉高压：二维心动图显示肺动脉显著扩大，肺动脉瓣开放时间短及收缩期振动。

2.M 型超声心动图

肺动脉高压时，肺动脉瓣曲线显示 a 波消失，EF 段平坦，伴收缩期提前关闭呈 W 形或 V 形。

3.多普勒超声心动图

（1）彩色多普勒：收缩期见红色血流束经缺口流向右室。合并肺动脉高压时，缺口量双向红蓝色血流。

（2）脉冲多普勒：于缺口右心室面录得双向充填的分流频谱。

4.心脏声学造影

于外周静脉注射造影剂，右心房、右心室显影，右室压升高者，二维超声心动图显示于舒张早期，少量造影剂过室缺口进入左心室流出道，M 型于二尖瓣 E 峰之前出现造影剂回声，表示右心室压增高为主动脉压的 50% 以上。造影剂于心室舒张早、中期均进入左心室流出道，M 型超声 E 峰及 EF 段之前有造影剂，表示右心室压达主动脉压的约 75%。收缩期、舒张期均有右向左分流表示右心室压与主动脉压相当。

（三）胸部 X 线检查

小口径缺损、左向右分流量较少者，常无明显的心、肺和大血管影像改变，或仅示肺动脉段较饱满或肺血管纹理增粗。口径较大的缺损，当肺血管阻力增加不显著，呈大量左至右分流者，则示左心室扩大，如左心室特别大，提示可能为巨大高位缺损合并主动脉瓣关闭不全；肺动脉段膨隆，肺门和肺内血管影增粗，主动脉影相对较小。晚期患儿，肺血管阻力明显增高、肺动脉高压严重者，心影反见变小，主要示右心室增大，或合并右心房扩大，突出的表现是肺动脉段明显膨大，肺门血管影亦扩大，而肺野血管影接近正常或反较细。

（四）CT 和 MRI 检查

单纯的室间隔缺损一般不需要做 CT 和 MRI 检查。CT 和 MRI 检查通过观察室间隔连续性是否中断来判断有无室间隔缺损，为避免假阳性，通常以在两个不同的扫描角度观察到室间隔连续性中断为 MRI 诊断室间隔缺损的依据，观察缺损断端是否比较圆钝也对避免假阳性有一定的帮助。CT 检查必须注射造影剂。MRI 检查一般以自旋回波 T_1W 图像为主来观察室间隔连续性是否中断，若同时在梯度回波电影序列上发现有异常的分流血流存在，则是诊断室间隔缺损可靠的依据，梯度回波电影序列还可用来观察有无伴随的主动脉瓣关闭不全等。CT 和 MRI 检查对于发现小缺损还是比较敏感的，其中多层螺旋CT 的空间分辨率更高一些。造影增强磁共振血管成像序列对室间隔缺损诊断帮助不大。除了室间隔连续性中断的直接征象外，CT 和 MRI 检查还可清楚地显示左心房增大、左心室增大、右心室增大、肺动脉扩张等室间隔缺损的间接征象。

（五）心导管检查

右心导管检查示右心室血氧含量高于右心房 0.9% 容积，或右心室平均血氧饱和度＞右心房 4%,即可认为心室水平有左心室向右心室分流存在。偶尔导管可通过缺损到达左心室。导管尚可测压和测定分流量。依据分流量多少,肺动脉压与右心室压力可有不同程度的增高。如肺动脉压等于或大于体循环压,且周围动脉血氧饱和度低,则提示右向左分流。一般室间隔缺损的分流量较诸房间隔缺损少。在进行右心导管检查时应特别注意瓣下型缺损,由于左向右分流的血流直接流入肺动脉,致肺动脉水平的血氧饱和度高于右心室,容易被误诊为动脉导管未闭。

（六）心血管造影检查

彩色多普勒超声诊断单纯性室间隔缺损的敏感性达 100%,准确性达 98%,故室间隔缺损一般不需进行心血管造影检查。如疑有肺动脉狭窄可行选择性右心室造影。如欲与动脉导管未闭或主、肺动脉间隔缺损相鉴别,可做逆行性主动脉造影。对疑难患儿可行选择性左心室造影,以明确缺损的部位及大小等。

三、诊断

诊断室间隔缺损,一般依据病史、心脏杂音、心电图、胸心 X 线片、超声心动图和彩色多普勒显像,即可做出判断,心导管检查和心血管造影检查仅在必要时作为辅加诊查措施。

除了了解室间隔缺损本身之外,同等重要的是了解是否有并发畸形,特别有无主动脉瓣脱垂、左心室流出道狭窄和动脉导管未闭等,以免因漏诊造成不良后果。

（一）美国纽约心脏病学会标准委员会制订的诊断标准

（1）沿胸骨左缘下部出现粗糙的收缩期杂音,而且证明在心室水平有一左向右分流,右心室压正常。

（2）左心室造影证实有缺损。

（3）在心室水平有一左向右分流,肺动脉压增高,心血管造影证明大血管关系正常。

（4）严重肺动脉高压,以及在无其他畸形存在时,心血管造影在心室水平有一右向左分流。

符合以上标准之一者,可诊断本病。

（二）诊断条件

1）小型缺损可无症状,大型缺损影响生长发育,活动后心悸、气急、乏力,可发生心衰。

2）胸骨左缘第 3～4 肋间有响亮粗糙的全收缩期杂音（3～5 级）,常伴有收缩期震颤、P_2 亢进。

3）X 线检查

（1）缺损小者心影大致正常。

（2）缺损大者有肺充血,肺血管影像增粗,肺动脉总干弧凸出及左右心室增大。

（3）肺动脉显著高压时,有显著的右心室肥大。

4）心电图:可正常、可左心室肥大、可双室肥大或右心室肥大。

5）超声心动图

（1）室间隔回声的连续性中断,左心室内径增大,二尖瓣前叶 EF 段下降斜率增大。

（2）超声造影可证实缺损的存在。

（3）巨大缺损或单心室时完全探测不到心室间隔的反射波。

6）右心导管检查：从右心室开始至肺动脉血液氧含量较右心房的血液氧含量高出0.9%（V/V）以上。

7）选择性指标稀释曲线测定：从右心室水平开始曲线提前到达，其到达到时间短于4秒钟，证实有较小分流存在。

符合以上1）~4）项即可诊断，兼有5）~7）项之一可确诊。

四、治疗

（一）药物治疗

药物治疗主要是针对左向右分流的病理生理学状态、治疗肺血管阻力增高和针对心内膜炎给予预防性抗生素。

地高辛、利尿剂、减轻后负荷等措施对心衰的婴儿有效。有喂养困难和生长迟缓者，必须给予营养支持。用有效的抗生素治疗肺部反复感染。以上治疗可延缓手术，有助于限制型室间隔缺损的自发闭合。如果无效，须立即手术。有时术前需要呼吸机辅助和强心药支持，这时要检查有无合并主动脉瓣下狭窄、主动脉缩窄、动脉导管未闭或感染，以确定治疗无效的原因。

已并发肺动脉高压和肺血管阻力升高的年长患儿需要心导管检查，以确定肺高压的程度，对纯氧吸入和血管扩张剂如米力农、异丙肾上腺素、硝酸甘油、一氧化氮、硝普钠、前列腺素E_1的反应性。如果出现左向右分流增加和／或肺动脉压力下降。说明室间隔缺损是可以关闭的。术后应用血管扩张剂以降低肺动脉高压。

（二）介入治疗

采用导管介入法关闭室间隔缺损是近年治疗本病开展的非外科手术方法。文献报道，应用双面伞闭合器、纽扣装置、蛤壳式闭合器和不对称双盘状或对称双盘状镍钛合金封堵器施行闭合术。唯独要求缺损的面积不宜太大，缺损与主动脉瓣间必须有足够的距离。由于心室间隔的运动幅度远较房间隔大，以往应用的封堵器植入后发生补片移位或放置不当的机会就多。常见的除束支传导阻滞等心律失常或遗有残余分流外，尚可引起主动脉瓣关闭不全；如补片装置累及三尖瓣隔瓣亦可导致该瓣关闭不全。新型的镍钛合金封堵器克服了上述封堵器的缺点，增加了介入治疗的安全性和成功率，且适应证的范围也相应扩大。在临床上，早期成功治疗了肌部和膜部室间隔缺损500余例，近期疗效与外科手术治疗结果相似，远期疗效尚需进一步随访观察。

（三）外科治疗

小型缺损不需手术，一般不影响寿限，招生招工应不受排挤。虽易并发亚急性细菌性心内膜炎，但机会毕竟不多，与手术的风险来权衡得失仍以不手术为上策。如已并发亚急性细菌性心内膜炎，抗生素治愈后仍可不手术。如药物治疗无效，可手术关闭得以根治。

房间隔缺损

房间隔缺损也是常见先心病之一，发病率占先心病的20%～30%。女性较多见。由于小儿时期症状多较轻,不少患者到成年时才被发现。按缺损部位可分为原发孔(第1孔未闭型)及继发孔(第2孔未闭型),以后者为多见。单纯原发孔缺损按胚胎发育观点属于房室间隔缺损,但其诊断治疗与继发孔相似,故于本节一并叙述。本症在心房水平由左向右分流,右房室除接受腔静脉回流外,还接受左心房分流血液,故容量负荷过重。小儿时期少见心衰及肺动脉高压。

一、临床表现

(一)临床症状

婴儿期多无症状,偶见有青紫或心衰报道。随年龄增长,分流量逐渐增大,患儿频发呼吸道感染,呈消瘦体弱外貌,儿童可诉活动后心悸、气短、乏力等。分流小者无任何症状。

(二)体征

患儿苍白消瘦,心前区多膨隆呈鸡胸,胸骨左缘第 2~3 肋间有 Ⅱ~Ⅲ/Ⅳ 级收缩期喷射性杂音。此杂音是由于右心室大量血液快速通过正常肺动脉瓣环,造成瓣环相对狭窄,故杂音较柔和,不粗糙,常不伴震颤。与生理性杂音的鉴别点是房间隔缺损杂音常向两胸部传导。

二、辅助检查

(一)心电图

心电图可资鉴别继发孔或原发孔。继发孔电轴右偏,不完全右束支传导阻滞,分流量大者有右心室肥厚。原发孔则电轴左偏,常有一度房室传导阻滞。

(二)X 线检查

心影增大呈梨形,以右房室增大为主,肺动脉段膨隆,主动脉结影缩小,肺门血管影粗,搏动增强,肺野血管影增多增粗。

(三)超声心动图

M 型超声显示右心室容量负荷增加,表现为右心室内径增大,三尖瓣活动幅度增大,室间隔与左心室后壁呈同向运动。二维超声于剑突下四腔切面见房间隔中部(继发孔)或下部房室瓣上方(原发孔)回声中断。多普勒超声于缺损右心房侧可探及舒张期湍流,彩色多普勒则见房间隔缺损处,在舒张期显示左向右五色相间的过隔分流束。

(四)心导管检查

心导管检查阳性发现为右心房平均血氧含量高于上下腔静脉平均血氧含量1.5%。如缺损位置较低,由于血液层流影响,则同时或仅有右心室平均血氧含量高于右心房平均血氧含量1%。心导管容易通过缺损到达左心房,有较大移动度。多数临床无创性检查已确诊者可免此检查。

三、诊断

根据临床特点及检查可做出诊断,但须与以下病症鉴别:

(一)心肌炎

房缺患儿由于杂音柔和不粗糙常被误认为生理性杂音,应注意鉴别避免漏诊。学龄期前后心脏症状逐渐出现时也常被误诊为心肌炎或心肌病等后天性心脏病。

（二）肺动脉瓣狭窄

轻度肺动脉瓣狭窄的杂音一般也较柔和,与房间隔缺损杂音相似,但 P_2 正常分裂,常伴有明显的收缩早期喷射音,而无三尖瓣区的舒张期杂音,胸部 X 线片肺血减少,肺动脉段为直立性突起也与房间隔缺损全然不同。

（三）肺静脉异位引流

房间隔缺损常合并部分性肺静脉异位引流,因血流动力学改变相似,临床鉴别有困难,超声心动图及心导管造影检查有时也难以肯定诊断,在大分流的房间隔缺损患儿中应怀疑有本病的存在,必须于手术中探查。完全性肺静脉异位引流应与大房间隔缺损相鉴别。本病临床常有轻度发绀,主要鉴别有赖于超声心动图,可见左心房后方有无回声区（肺静脉共干）,甚至可以追查到其与右心房连接的通道。

四、治疗

（一）手术治疗

心内直视修补术能完全缝合缺损,矫正病变,成为目前普遍采用的外科治疗方法。近年来,通过介入方法应用封堵伞进行房间隔缺损封堵,具有创伤小、术后恢复快的特点,逐渐代替了开胸手术。但是,缺损大、缺损边缘小或合并三尖瓣严重关闭不全的患者不适合进行封堵手术,仍需要进行开胸下体外循环手术。

1.手术适应证

一般主张应在学龄前施行修补术,以 3~4 岁最为合适,一般认为出现以下情况,应及时手术:

（1）具有气急、心悸、乏力、头晕症状或曾发生心衰者。

（2）虽无症状,但有右心扩大、肺动脉段突出和肺充血现象者。

（3）心电图显示电轴右偏或右心室肥厚、右束支传导阻滞者。

（4）肺动脉严重高压,但是根据心导管检查的结果,血液经房间隔缺损仍以左向右分流为主,且肺血管阻力仍可逆者。

若患者分流量少,缺损不大,直径小于 1 cm,可不予手术治疗。若症状明显,分流量多,缺损也大,多在 1~5 cm,则需要手术治疗。此时手术危险性小,效果也良好。轻度右向左分流,仍有手术指征,但病情严重,手术死亡率高。如主要为自右向左分流,临床上有发绀症状,表示病程已到晚期,是手术的禁忌证。因为在这种情况下缝合缺损,势必增加右心负担,更易引起心衰,加速死亡。

2.手术禁忌证

一般认为肺动脉压力和阻力增高,以右向左分流为主,SpO_2 和 PaO_2 显著降低即为手术禁忌证。至于肺动脉高压和肺阻力达到何种程度时,才应列为手术的禁忌证,各学者意见不一致。

合并心内膜炎时,应尽可能将炎症控制 3~6 个月才考虑手术,除非药物治疗难以奏效时方可行抢救性手术。心功能不全者,应先改善心功能再手术。

3.手术方法

一般手术方法:手术前准备和一般心脏大手术相同,手术前需要进行常规的血液检查,以了解其他重要脏器的重要功能,心脏扩大或心代偿功能较差者手术前应给洋地黄和利尿剂。

修补房间隔缺损多采用胸骨正中切口,多年来切口的长度已逐渐缩短。另外一种技术是右胸切口,但由于有空气栓塞和右膈神经损伤的危险,应用范围仍有限。在一些特殊情况下,胸骨正中切口能同时纠治术中发现的其他心内畸形。大多数情况下,胸腺可经正中分开,不必切除。修补材料多选用自身心包,在手术开始前牵引线固定后置于盛有生理盐水的消毒盘内。主动脉和上、下腔静脉插管开始体外循环。对于继发孔房间隔缺损,可以先右心耳插管,然后再进入上腔静脉。下腔静脉插管在下腔静脉与右心房交界处,位置尽量低,以防缺损没有下缘时仍能得到很好的暴露。对于静脉窦型房间隔缺损,以金属直角插管插在无名静脉与上腔静脉连接处。温度降到32℃,由于继发孔或静脉窦型房间隔缺损足以通过缺损使左心房减压,不用放置左心房引流。原发孔房间隔缺损的治疗类似于房室间隔缺损,经右上肺静脉置入左心房引流管。

体外循环开始后置上、下腔静脉控制带,经升主动脉注入冷心肌保护液,心肌保护液注完后立即阻断上、下腔静脉,打开右心房。继发孔房间隔缺损采用斜切口,从右心耳到下腔静脉插管处避免切开界嵴,以尽可能保存从窦房结到房室结的传导纤维。静脉窦型房间隔缺损的切口从右心耳的顶端开始,到上腔静脉与右心房相连处,如有必要切口可跨过上腔静脉与右心房连接延伸至上腔静脉的右侧缘。

在切开心房后要观察缺损的大小和形状,注意边缘情况以及上、下腔静脉和冠状窦入口与缺损的关系,特别注意下腔静脉瓣和冠状窦口,确定缺损类型。如果发现冠状窦口扩大,当可考虑左上腔静脉的存在。然后,检查三尖瓣,并通过缺损再检查二尖瓣,注意是否有狭窄或关闭不全,以及肺静脉在左心房的开口情况、是否合并三房心等。

中央型的小缺损可直接缝合,使用 3-0 或 4-0 Prolene 线连续褥式缝合一层,随即连续缝合第二层。重要的是修补缺损不能有张力,否则术后可能发生心律失常或导致残留缺损,甚至由于左心房过小出现左心衰竭表现。因此,一般需要补片修补,特别是缺损较大、合并肺静脉异位引流等情况下。在各种补片材料中, 可选用自体心包、Dacron 片或 Gore-Tex 材料,用 4-0 或 5-0 Prolene 线连续缝合。

筛孔状的缺损应先将异常的纤维束剪除再进行修补。注意缺损上端缝合应避免过深。主动脉恰位于右心房壁深部(主动脉墩),缝合过深可能将其损伤。房间隔缺损的修补手术一般不会损伤传导系统,但应注意保护冠状静脉窦和三尖瓣之间的 Koch 三角。

如遇下腔型缺损伴有下腔静脉瓣者,在缝合缺损下缘时必须特别注意,切勿将下腔静脉瓣误认为缺损下缘而缝合,导致下腔静脉血液流入左心房,引起术后发绀,造成严重失误。应寻找缺损下缘,再缝合。如果下缘缺如,可在相应下缘的左心房后壁连续缝合几针,收紧缝线,构成下缘,隔断下腔静脉入口,关闭缺损。

当缝合接近缝毕时,麻醉医生膨肺使残余空气自左心房排出。然后将缝线抽紧打结。不停跳时应注意不得吸除房间隔缺损边缘下左心房的血液,防止空气进入左心和体循环系统。

4.术后监护

大多数患者可以在手术室内撤离呼吸机,在监护室主要注意心律失常、出血、气道问题,大部分患者不需要正性肌力药物,仅在镇静时需氧气吸入。术后 12～24 小时转到普通病房,术后第 2 天拔胸引管,术后第 2 天晚上或第 3 天出院。Price 等证实应用他们的程序可将房间隔缺损的住院时间平均减少到 3.1 天,大多数患者出院后不需要服用药物,由心内科医生随访,没有残余血流动力学异常者不需要进一步检查。

(二)介入治疗

近年,介入治疗继发孔型房间隔缺损和卵圆孔未闭取得重大进展,先后采用 Sideris 纽扣装置、蛤壳式闭合器、双伞式闭合器、螺旋形封堵器和 Amplatzer 封堵器等方法,在视屏或经食管超声显像的指引下,由导管送入心内施行缺损闭合术。目前应用最为广泛的是 Amplat-zer 封堵器,治疗患者已有 2 万余例,5 年随访显示疗效好,并发症少。Amplatzer 封堵器不仅可用于单孔缺损,还可用于多孔缺损,甚至可用于手术修补后再通者。

1.适应证

(1)年龄:通常≥3 岁。

(2)直径为 4～36 mm 的继发型左向右分流房间隔缺损。

(3)缺损边缘至冠状静脉窦、上腔静脉、下腔静脉及肺静脉的距离≥5 mm,至房室瓣≥7 mm。

(4)房间隔的直径大于所选用堵闭器左心房侧的直径。

(5)不合并必须外科手术的其他心脏畸形。

2.禁忌证

(1)原发孔型房间隔缺损及冠状静脉窦型房间隔缺损。

(2)合并心内膜炎或出血性疾病。

(3)下腔静脉血栓。

3.操作步骤

经股动脉穿刺房间隔缺损封堵术:首先常规消毒腹股沟处,经右股动脉穿刺置入封堵伞输送导管,经房间隔缺损至左心房,在超声心动图的引导下,释放封堵伞:①输送导管插入房间隔缺损;②左心房碟面从中央向外展开;③回抽整个装置,使连接导杆退出房间隔缺损,而左心房碟面紧靠在房间隔上;④展开放入右心房碟面;⑤将输送管与堵闭塞断开。

4.术后处理

(1)术后常规给抗生素 3 日。国外一般术中静脉给头孢类抗生素 1 次,术后间隔 8 小时再给 2 次。

(2)置病房监护。国外要求住院留观 24 小时,国内根据各医院情况,但至少要留观 24 小时。

(3)术后肝素抗凝 24 小时。

(4)为预防血栓,术后继续口服阿司匹林 6 个月,小儿 3~5 mg/(kg·d),成人 3 mg/(kg·d)6 个月,成人堵闭器直径大于 30 mm 者可酌情给予波立维 75 mg/d 口服。

(5)绝大多数人认为术后还应该在拔牙等小手术或感染时预防心内膜炎 6 个月。如果患儿有残余分流,应预防心内膜炎直到残余分流消失。

（6）术后 4 周内避免竞技性运动，尤其是身体碰撞性活动。

（7）术后 24 小时、1、3、6 及 12 个月复查超声心动图、心电图及 X 线胸片，进一步评估堵闭器的位置和堵闭效果。

（8）因堵闭器为镍钛合金，植入后行 MRI 检查是安全的。

5.并发症和预防

应用不同堵闭器堵闭房间隔缺损的并发症，国内发生率约 1.5%。并发症包括堵闭器脱落、心律失常、血管损伤、残余分流（>2 mm），较国外报道值低，可能与统计方法不同有关。另外，介入性治疗手术本身的并发症包括：

（1）心导管手术并发症。

（2）冠状动脉栓塞、脑栓塞、脑出血。

（3）股动静脉瘘。

（4）堵闭器脱落。

（5）心律失常，包括一过性的期前收缩。

（6）头痛。

（7）对堵闭器过敏。

（8）房室瓣穿孔反流。

（9）心脏穿孔、心包压塞。

（10）主动脉—右心房瘘。

绝大多数并发症发生在开展该项工作的学习熟练阶段，对有经验的操作者，通常并发症发生率非常低，但在手术前都应该向家长解释说明。

房室间隔缺损

房室间隔缺损是一组较复杂的先心病，又名心内膜垫缺损，房室通道、房室共道或房室管畸形等。近年认为其主要病变位于房室间隔，故趋向于称房室间隔缺损。本病分为部分性及完全性两大类。前者由以下三个病变单独存在或不同组合而成，即原发孔房缺、二尖瓣裂缺及三尖瓣裂缺，其中以原发孔房缺合并二尖瓣裂缺最多见。后者除以上病变外尚有室间隔上缘缺损，以致 4 个房室腔通过一个共同房室孔互相沟通，正常房室瓣由前后共瓣代替。本病除间隔缺损引起分流（主要为左向右，在完全性房室间隔缺损组中可有少量右向左分流）外尚有房室瓣反流，加重心室负荷，易并发心衰，并在早期并发肺血管梗阻性病变。本病发病率为先心病的 3%，先天愚型患者中约 40%患本病。

一、临床表现

（一）症状

单纯原发孔房缺临床表现类似继发孔房缺，如合并二尖瓣裂缺引起二尖瓣关闭不全，则临床症状出现较早且严重，常有气促、乏力、频繁呼吸道感染，少数有心衰，完全性房室间隔缺损婴儿在早期即有心衰，并于哭闹后出现轻度青紫。

(二)体征

部分性房室间隔缺损患儿体格检查所见与单纯房缺相同,有二尖瓣裂缺者,在心尖部常有全收缩期反流性杂音,该杂音可向腋下及胸骨方向传导,反映分流以左心室至右心房为主。三尖瓣区舒张期高流量杂音常明显,P_2 响亮。完全性房室间隔缺损患儿常有轻微发绀,体格瘦小,有明显鸡胸,胸骨左缘 3~4 肋间常可闻 Ⅲ~Ⅳ/Ⅴ 级全收缩杂音,伴震颤,类似大型室缺。P_2 显著亢进,并可伴有收缩早期喷射音。多数患儿有心衰体征。

二、辅助检查

(一)心电图

本病心电图改变具有特征性。绝大多数患儿心电轴左偏 0°~180°,Ⅱ、Ⅲ、aVF 导联 QRS 主波向下并有顿挫,反映额面 QRS 向量环呈逆钟向运动,环体向左上甚至右上移位,同时有不完全右束支传导阻滞图形及一度房室传导阻滞改变。部分性房室间隔缺损者有右心室肥厚图形。合并严重二尖瓣关闭不全或完全性房室间隔缺损者则常见双室肥厚。

(二)X 线检查

部分性房室间隔缺损胸部 X 线片所见类似大房间隔缺损。完全性房室间隔缺损者心影显著增大,心胸比例多 >0.65,左右心室均增大,右心室增大尤为明显,肺动脉段突出。肺部除动脉性充血外常有淤血表现。

(三)超声心动图

超声心动图对本病诊断有重要价值。二维超声于四腔位显示右房室容量负荷过重,在部分性房室间隔缺损二尖瓣及三尖瓣起源于间隔同一水平并下移,房隔下部连续中断,于左心室短轴面见二尖瓣前叶由于裂缺呈现两个分离的点状回声,缺口指向右心房或右心室方向。完全性房室间隔缺损则见心脏十字交叉处房隔、室隔回声均失落,看不到正常房室瓣,代之以宽大的横跨于缺损部位的共同房室瓣。彩色多普勒显示收缩期通过共同房室口以蓝色为主的五色相间的反流束及通过缺损部位左向右分流的红色血流束。

(四)心导管造影检查

对诊断不肯定或疑有合并畸形或有严重肺动脉高压者应进行本检查。阳性所见有房室水平的左向右分流,肺动脉压力增高,肺小动脉阻力也可增高。左心室造影可见左心室流出道变窄延长,向左上方移位是本症特有的鹅颈征。此外,可判定有无室间隔缺损、室间隔缺损大小、两侧是否各有一个房室孔或仅有一个共同房室孔、评价房室瓣功能等。

三、诊断

根据临床特点和辅助检查可以做出诊断。

四、治疗

(一)内科治疗

存在明显房室瓣反流或心室水平大量左向右分流者,通常早期即出现充血性心功能不全的表现。在婴儿期如安静时心率大于 120 次/分,有呼吸急促、吸奶停顿、多汗、体重不增等,应及时给予内科保守治疗,常用药物有地高辛、卡托普利、利尿剂等。如治疗后症状缓解不明显,则应争取早日手术治疗。

(二)手术治疗

1.手术适应证

手术适应证取决于房室间隔缺损的类型,但如有充血性心衰症状,则应尽早做纠治术,而不必拘泥于何种类型。

(1)完全性房室间隔缺损:患儿应尽早于 6 个月内手术,因 1/2 的患儿可在 6 个月内死亡,96%的患儿在 1 岁时已有肺血管病变。如延迟手术,术前房室瓣反流会加重,引起继发性心室扩张以及房室瓣组织包括裂缺病理性改变加剧。

(2)部分性和过渡性房室间隔缺损:房室瓣组织可能发生继发性病理改变以及心室扩张,使房室瓣重建更加困难,患儿最好在 1 岁时进行手术修复。

2.术前准备

(1)术前应明确诊断:通过超声心动图检查,了解房间隔和室间隔缺损大小以及房室瓣反流程度,乳头肌状况,两心室"均衡"情况,有无合并心脏畸形。

(2)有肺动脉高压:特别是 >6 个月的完全性房室间隔缺损患儿,应经心导管术,测定动脉压力和肺血管阻力,计算出左向右分流量,以便确定手术适应证。

(3)有肺动脉高压以及心衰患儿:术前应常规应用地高辛、利尿药或卡托普利(开搏通)以及吸氧疗法。有反复肺炎发作者,应选用有效的抗生素以及支持疗法。努力使术前情况调整到最佳状态。

3.手术方法

不论是部分性还是完全性房室间隔缺损,其基本术式是选择经胸骨正中切口,升主动脉和上下腔静脉插管,建立体外循环。阻断升主动脉后经主动脉根部灌注冷停跳液,辅以心脏局部降温。一般持续降温到 28℃。对完全性房室间隔缺损患者通常需降温为 20~26℃,低流量灌注。

动脉导管未闭

单纯动脉导管未闭也是小儿常见先心病之一,发病率约占先心病的 10%。动脉导管是胎儿血液循环的正常通道。出生后导管壁肌肉迅速收缩,于 2 天内导管功能闭合,至 2 个月左右解剖闭合,如持续开放不即成为本病。早产儿由于闭合机制不成熟及围产期缺氧等因素,发病率明显高于成熟儿。本病经常与其他先心病合并存在,多数加重了其他先心病的血流动力学改变,另有少数复杂先心病却依赖于开放的动脉导管而存活。本处仅介绍单纯的动脉导管未闭。本病血流可自主动脉通过动脉导管分流至肺动脉,使肺循环血流量增加,同时增加左心室容量负荷。

一、临床表现

(一)症状

多数无自觉症状,仅于体格检查时被发现。分流量稍大者,出现活动后心悸、气急、活动耐受性差。严重者婴儿期即有慢性心衰,极少数至儿童期发展成艾氏综合征。

（二）体征

典型阳性体征为胸骨左缘第二肋间Ⅲ~Ⅳ/Ⅵ级连续性机器滚动样杂音。杂音紧跟于第一心音后，逐渐增强，至第二心音处最强，然后逐渐减弱，至舒张中晚期消失。杂音向左上方传导，伴震颤，发现典型杂音几乎可以诊断为本病。在小婴儿或并发心衰或肺动脉高压时杂音常不典型，仅为收缩期杂音。分流量大者心尖部有舒张中期高流量杂音，并见心尖向左下移位，搏动活跃弥散。由于心脏收缩期及舒张期均有血液分流至肺动脉，患儿脉压增大，高于 40 mmHg，周围血管征阳性。严重肺动脉高压者导管内血流转为逆向，可见下肢发绀及杵状趾。

早产儿分流量小者可无症状，出生后长至成熟年龄时多能自然闭合。由于早产儿肺小动脉肌肉发育不成熟，肺血管阻力较小，左向右分流量较大，且因心功能储备低下，故常表现为严重左心衰竭，迅速发展为全心衰竭。也有心衰发生在肺透明膜病的好转期。体格检查可发现心尖冲动活跃弥散，水冲脉明显，心脏杂音可典型或仅为收缩期杂音，常有肝肿大等心衰体征。

二、辅助检查

（一）心电图

分流量小者心电图多正常。分流量大者心电图表现为左心室肥厚，可伴 ST-T 改变，合并肺动脉高压时左右心室均肥厚。

（二）X 线检查

分流量小者 X 线胸片正常或左心室丰满。分流量大者，肺门影深，肺血管影增多增粗，心影增大，以左心室增大为主。主动脉结明显，儿童期偶见漏斗胸。

（三）超声心动图

显示左心房室容量负荷增加，二维超声胸骨旁大动脉短轴面可见主肺动脉分叉处与降主动脉有沟通。彩色多普勒超声可见红色血流自降主动脉分流至主肺动脉，并可录到以舒张期为主的连续性漏流频谱。由于本病经常与其他先心病同时存在，故每例动脉导管未闭患儿必须检查心内有无其他畸形，同时所有先心病患儿必须常规仔细检查有无未闭的动脉导管。

（四）心导管造影检查

典型患儿不需做此检查。阳性所见为肺动脉血氧含量高于右心室平均血氧含量0.5%以上，心导管可自肺动脉经过动脉导管至降主动脉，少数患儿可逆行至主动脉弓及左颈动脉，升主动脉造影可见造影剂充盈动脉导管及肺动脉。

三、诊断标准和鉴别诊断

根据典型的杂音和实验室及其他检查，可以相当正确地做出诊断。

1.诊断标准

1）典型的连续性杂音。响亮、粗糙特殊的机械性连续的杂音。收缩期是递增型，舒张期是递减型。并能排除以下情况：

（1）先天性乏氏窦动脉瘤破裂。

（2）先天性冠状动—静脉瘘。

（3）主肺动脉隔缺损。

（4）室间隔缺损合并主动脉瓣关闭不全。

2）心导管从左肺动脉进入降主动脉。

3）在选择性逆行性主动脉造影时，通过未闭的动脉导管使肺动脉显影。

判定：凡具备其一项均可确诊。若仅具第一项的典型的连续性杂音者，应列为可疑诊断。

2.鉴别诊断

应与先天性主动脉肺动脉间隔缺损、主动脉窦动脉瘤破入右心、室上嵴上型室间隔缺损伴有主动脉瓣关闭不全等相鉴别。

四、治疗

针对早产儿的治疗：对动脉导管未闭的早产儿，一般应用吲哚美辛治疗。治疗是否成功取决于治疗开始时期。常用治疗是在早产儿出生后 48 小时内静脉给予吲哚美辛，可望提高未闭动脉导管的闭合率。不过，愈早给予吲哚美辛，氧和表面活性剂的需要量也愈大。近年有人应用布洛芬治疗早产儿的动脉导管未闭，在早产儿出生后 3 小时内静脉给予布洛芬 10 mg/kg，以后 24 小时及 48 小时各给 5 mg/kg，同样可减少动脉导管未闭的发生率，改善呼吸和减少应用吲哚美辛引起的不良反应。对应用吲哚美辛或布洛芬治疗未能闭合的动脉导管未闭患儿，宜择机采用前述各种手术治疗，以防发生心衰、感染和阻塞性肺血管病变。

针对足月儿和年长儿的治疗：有严重左向右分流的患儿，关闭动脉导管可以纠正心衰并消除最终发展成肺血管疾病的危险性。为预防感染性心内膜，即使是小的分流也建议结扎动脉导管，因为这种手术的并发症和死亡率都比较低，但对单纯为消除发生感染性心内膜炎的危险性而行动脉导管结扎术尚有争议。

（一）经皮穿刺经导管动脉导管堵塞术

自 1967 年 Porstmann 首创未闭动脉导管堵塞术以来，以导管介入法治疗本病取得不少进展。先后有采用泡沫塑料、双面伞或蛤壳式闭合器、纽扣装置和盘状填塞装置等堵塞未闭导管的报道，且可调控安放、回收或几个闭合器或几种装置同时应用。以往应用的双面伞和蛤壳式闭合器并发症发生率高，如术后可发生堵塞装置脱落、血栓栓塞、残余分流、左肺动脉根部狭窄、溶血、股动脉内膜撕裂及栓塞或股静脉炎等，已失去优势。弹簧圈适用于直径 3.5 mm 以下的动脉导管未闭。蘑菇伞形封堵器适应范围广，操作简便，创伤小，成功率高，几乎所有的动脉导管未闭均可采用封堵治疗。国内外报道，其近、远期效果均令人满意，有取代传统手术之势。

常见的合并症有股动脉损伤，堵塞器（弹簧栓）脱落或移位栓塞，溶血（多数伴有残余分流），影响左肺动脉血流（狭窄）等。弹簧栓脱落引起栓塞的发生率约 16%。在小婴儿中应用数个弹簧栓时左肺动脉狭窄的发生率较高。尚无直接因堵塞术而死亡的病例报道。

（二）手术治疗

外科手术最理想的年龄是 4～15 岁。如患儿反复发生呼吸道感染或并发心衰，虽年龄不足 4 岁，亦应在控制感染或心衰后施行手术。年龄过大，导管发生粥样硬化，脆弱，容易引起出血。有时虽经全力治疗,感染性导管内膜炎仍不能控制,此时手术结扎未闭的动脉导管,可望消除感染灶。目前多数学者认为,一般动脉导管未闭患者不论分流量大小,均应早期施行手术治疗。对个别有严重肺动脉高压,但又无明显发绀的患者可在开胸探查时,暂时夹住动脉导管以观察肺动脉压,如肺动脉压下降仍可考虑手术。

1.手术适应证

除少部分直径较细(2~4 mm)的动脉导管未闭可采用介入治疗外,大多数患者一经确诊均应考虑手术治疗,其手术适应证包括:

(1)早产儿动脉导管未闭者,如果反复发生难以控制的肺炎、心衰或呼吸窘迫,应考虑急诊手术。

(2)合并肺动脉高压时应及早手术,双向分流但仍以左向右分流为主者应积极采取手术治疗。

(3)合并心内膜炎者,应在抗感染治疗3个月考虑手术。如果感染无法控制或者出现假性动脉瘤、栓塞等应及时手术。

(4)复杂先天性心脏病中,动脉导管作为代偿通道时则不能单独闭合。

2.手术禁忌证

有下列情况之一者,应视为手术禁忌证。

(1)合并患肺血流减少的发绀型心血管畸形者,导致发绀的病变不能同期得到矫治时。

(2)静止时或轻度活动后出现趾端发绀,或已出现杵状趾者。

(3)动脉导管未闭的杂音已消失,代之以肺动脉高压所致肺动脉瓣关闭不全的舒张期杂音者。

(4)体(股)动脉血氧测定,静止状态 PaO_2 低于95%或活动后低于90%者。

(5)超声多普勒检查示,导管处呈逆向(右至左)分流,或双向分流以右至左为主者。

(6)右心导管检查,测算肺总阻力已超过10Wood单位者。

3.术前准备

全面细致地询问病史和进行有关检查,明确有无合并畸形和并发症,根据结果确定手术方案。重度肺动脉高压患者,术前给予间断吸氧治疗和应用血管扩张药,有利于降低全肺阻力,为手术治疗创造条件。合并心衰者,给予积极强心、利尿治疗,待心衰控制后再行手术。肺部及呼吸道感染,及时抗感染治疗,治愈后再手术。细菌性心内膜炎患者,感染控制后再手术。感染不能控制或出现栓塞者,应在抗感染同时手术治疗。

4.手术方法

动脉导管未闭的手术方法分一般手术法、体外循环手术法及微创手术法。手术法可分为结扎法、钳闭法和切断缝合法。不同手术法可根据患者年龄、导管类型、肺动脉压高低、是否合并其他先天畸形、技术设备条件等加以选择。

法洛四联症

法洛四联症是最常见的青紫型先心病,发病率占先心病的9.7%~13.5%,畸形由肺动脉口(主要右心室流出道,尚可合并瓣膜、瓣环、主动脉、肺动脉及其分支)狭窄、室间隔缺损、主动脉骑跨及右心室肥厚组成。极重度患儿肺动脉完全闭锁,肺血供应依赖于未闭的动脉导管和(或)主、肺动脉侧支循环,常呈复杂的多源血供状态,手术治疗方法因而有所不同,临床上又称为伴室间隔缺损的肺动脉闭锁。

本症的主要血流动力学改变有:①右心室排血受阻,右心室压增高,因室间隔缺损较大,左右心室压力常相等;②由于肺动脉狭窄,收缩期部分右心室血排入左心室及升主动脉,形成右向左分流,临床出现青紫,同时肺循环血流量小于体循环血流量,因肺缺血而加重青紫程度。

一、临床表现

(一)症状

典型患儿出生时可无症状,生后数月当动脉导管闭合时逐渐出现青紫。少数肺动脉闭锁或严重狭窄患儿出生时即显青紫。青紫于哭闹后加剧并气急。于婴儿期多有缺氧发作,表现为青紫逐渐加重,呼吸变急而深长,烦躁不安,意识模糊,每次发作持续数分钟至数小时,可自行缓解,严重者可昏迷、惊厥甚至死亡。活动、哭闹或感染均可为诱发因素。缺氧发作于患儿 2 岁以后逐渐减少最后停止。年长后则表现为活动后气促、乏力,喜蹲踞位以提高血氧饱和度。本症患儿很少有心衰表现。

(二)体征

生长发育较差,缺氧发作严重者智力发育也稍落后,明显青紫,杵状指(趾)。心前区稍饱满,胸骨左缘第二肋间有Ⅲ/Ⅵ级左右喷射性收缩期杂音,部分患者可伴震颤,肺动脉口狭窄越严重,杂音越轻,有时在胸骨左缘第二肋间可闻室缺引起的收缩期杂音。P_2 常单一。

二、辅助检查

(一)心电图

心电图常见电轴右偏,右心室肥厚,部分重症右心房肥大。

(二)X 线检查

典型表现为心影轻度增大或不大,肺动脉段略下陷或平直,心尖上翘,可呈靴形。肺纹理较稀少,肺门周围常见网状侧支循环血管影。

(三)超声心动图

超声心动图对本症可做出明确诊断。阳性所见为右心室流出道有肥厚肌束变窄,也可伴有肺动脉瓣增厚、瓣口狭窄或肺动脉狭窄改变,主动脉内径增宽并骑跨于室间隔之上,主动脉前壁与室间隔连续中断形成大室间隔缺损,主动脉后壁与二尖瓣前叶连续存在,大动脉关系正常。

(四)心导管造影检查

本检查除确定诊断外尚可清楚显示肺动脉口狭窄的详细解剖情况,以及周围肺动脉的发育情况,为手术方案提供重要依据。检查阳性所见有右心室压力增高与左心室相等,右心室与肺动脉之间有压差,动脉血氧饱和度降低,导管可自右心室至左心室或直接入升主动脉。除右心室造影显示肺动脉口狭窄及周围肺血管发育情况外,必要时做左心室或升主动脉造影观察室缺情况、有无动脉导管未闭及冠状动脉前降支起源于右冠状动脉。

三、诊断

根据临床表现和辅助检查可以做出诊断。

四、治疗

(一)内科治疗

1.合理喂养

1岁以内必须注意铁剂的补充,防止因贫血加剧缺氧发作。保证足够的液体入量,尤其夏天多汗、高烧、腹泻、入量减少时,以免血液过于黏稠发生血栓。

2.缺氧发作的防治

预防发作可口服普萘洛尔,剂量为每次 $0.5 \sim 1$ mg/kg,每日 3~4 次,发作控制后可减量维持。贫血可使缺氧发作频繁。发绀患儿血红蛋白虽在正常范围,仍可能有贫血存在。检查血涂片,如红细胞少而浅染,或血红蛋白 <140 g/L 者,应予以铁剂口服,提高红细胞比容至 60%。经以上处理而发作仍频繁者是即刻手术的指征。

治疗缺氧发作主要是镇静、缓解痉挛、改善缺氧。常用方法有:①膝胸位,双腿卷曲于胸前, 以增加体循环阻力, 有利于增加肺血流量;②吸氧;③发作较重者给吗啡 0.1~0.2 mg/kg 皮下注射;④缺氧迅速加剧酸中毒,进一步刺激流出道,肌肉痉挛,形成恶性循环,故给予 5%碳酸氢钠 $2 \sim 5$ mL/kg 稀释后静脉滴注;⑤以上措施无效时可用普萘洛尔 0.1 mg/kg 稀释 10 mL 后 10 分钟内静脉缓慢注入,症状缓解后立即停止注射,同时监护心率及血压。

(二)外科治疗

外科治疗的最终目标是修复畸形。在低温体外循环下,切开右心室,补片修补室间隔缺损,并疏通右心室流出道。在良好的医疗手术条件下,手术死亡率已降至 5%左右,选择性手术年龄已提前至 1 岁。对 1 岁以下有较频繁缺氧发作内科预防治疗无效者,或严重青紫血红蛋白超过 200 g/L,或红细胞比容 >65%者,手术应予以提前。

总的说来根治术后的远期预后是较好的,生长发育加速,能正常生活至成年。但由于畸形常不能完全矫正至正常状态,故多有不同程度的肺动脉狭窄、肺动脉关闭不全甚至有残余分流,体格检查时多可发现相应的心脏杂音,但多数血流动力学改变较轻,对心功能影响不大,患儿无明显症状,极少数患儿需再次手术矫治。术后心电图检查多有完全性右束支传导阻滞,有时还有左前分支阻滞图形,无临床意义,但对有室性期前收缩患儿应做进一步检查治疗以避免猝死的发生。

常见先天性心脏病的护理与康复

一、护理诊断与合作性问题

(一)活动无耐力

与先心病体循环血量减少或血氧饱和度下降有关。

（二）营养失调

营养低于机体需要量,与喂养困难、食欲低下有关。

（三）生长发育改变

与体循环血量减少或血氧下降影响生长发育有关。

（四）潜在并发症

呼吸道感染及感染性心内膜炎、心衰、昏厥、脑血栓等。

（五）焦虑或恐惧

与疾病的威胁和对手术的担忧有关。

二、护理目标

（1）患儿能进行适当的活动,学会掌握活动量,无心悸、气促等表现。

（2）患儿获得充足的营养和能量,满足生长发育的需要。

（3）患儿生长发育状况改善。

（4）患儿家长熟悉本病的知识,获得心理支持,焦虑或恐惧减轻。

三、护理

（1）帮助家长和患儿克服焦虑、恐惧,初入院时家长和患儿往往因患心脏病而产生焦虑不安和恐惧心理,要向患儿及家属介绍有关疾病的基本知识、诊治计划,说服家长和年长儿配合各项检查与治疗。对于幼小患儿倍加爱护,建立良好关系,使诊疗工作能顺利进行。

（2）做好卫生咨询,协助安排合理的生活制度,根据患病严重程度、心功能情况决定活动量,使患儿能安全达到适合手术的年龄。

（3）对住院患儿,要保障充足的休息,保持病重小儿的宁静,避免哭闹,保证患儿的睡眠。

（4）维持营养,提供易消化食物,注意蛋白质、热量及多种维生素的供给,菜肴不宜太咸,应适当限制食盐摄入。注意给予适当的蔬菜类粗纤维食品,以保证大便通畅。婴幼儿喂哺时要细心、耐心,对法洛四联症患儿,尚应警惕喂哺中出现阵发性呼吸困难。人工喂养的先天性心脏患儿,奶头孔的大小要适当,太小吸吮费力,太大易致呛咳,因此必须掌握恰当。

（5）预防感染,先天性心脏病患儿体质差,易继发感染,尤其易患肺炎,应避免与感染性疾病者接触,一旦发生感染,积极治疗,防止肺炎并发心衰,防止感染性心内膜炎。

（6）注意观察防止法洛四联症因活动、哭闹、便秘引起缺氧发作,如发生应将小儿置于膝胸卧位,给予吸氧,并与医生合作给予吗啡及普萘洛尔抢救治疗。

（7）对右向左分流的先心病青紫患儿,要注意供给充足液体,防止因血液浓缩,增加血液黏稠度导致血栓栓塞。发热、出汗、吐泻时应多饮水,必要时可静脉输液。

（8）观察有无心率增快、呼吸困难、端坐呼吸、吐泡沫样痰、水肿、肝大等心衰的表现,如出现及时与医生取得联系。

（9）使用强心药洋地黄类的患儿,必须仔细复核剂量。若选用速效制剂静脉注射时,必须用 1 mL 的注射器精确地抽取药液,再以 10%～25% 葡萄糖液稀释后缓慢静脉推注

（不少于 5 分钟）。选用慢效类制剂时，为确保疗效，应准确、准时、单独给药，单独服用。对婴幼患儿应仔细喂服，使药物全部进入消化道；对年长患儿，应注视其吞下药物后方可离开。若患儿服药后呕吐，应与医生联系，决定补服或采用其他途径给药。应用洋地黄类药物治疗期间，应密切观察用药效果及反应。用药有效的指标是：气急改善，心率减慢，肝缩小，尿量增加，患儿安静，食欲好转。洋地黄的毒性反应有：食欲减退、恶心、呕吐等消化系统表现；心动过缓或过速、期前收缩、房室传导阻滞等心律失常表现；视物模糊、黄视、嗜睡、昏迷等神经系统表现。每次给药前，护士必须测量患儿脉搏，必要时听心率。若婴幼儿脉率每分钟少于 90 次，年长儿每分钟少于 60 次或脉律不齐时，应及时与医生联系，决定是否用药或采取相应的措施。此外，钙剂与洋地黄制剂有协同作用，应避免同时使用；低血钾时可促使洋地黄中毒，应适当补充钾盐。

四、康复

进行健康教育，使家长掌握先心病的日常护理，建立合理的生活制度、适当地营养与喂养，定期复查。做好用药指导，介绍所用药物的名称、用法、剂量、作用、不良反应和使用时间。指导家长应合理用药，强调按医嘱用药，切勿自行改量、改时，并学会观察药物的不良反应。出院时指导家长做好家庭护理，为家长提供急救中心及医院急诊室电话，指导家长如何观察心衰、脑缺氧的表现，一旦发生应及时就医。介绍本病的预防知识，强调预防各种感染，尤其是预防呼吸道感染的重要性，若患儿无严重症状出现，应按时预防接种。教会年长患儿自我监测脉搏的方法，定期带患儿到医院进行随访，复查胸部 X 线、心电图、超声心动图等，以便了解心、肺功能情况，调整心功能，使其达到最佳状态，使患儿能安全到达手术年龄，安度手术关。

（王贵波）

第三节　心力衰竭

心衰是指心脏泵功能下降。小儿的心衰，多见于在心脏回心血量充足前提下，不能维持足够的心排血量供应生理需要，而出现静脉回流受阻，体内水分潴留，脏器淤血等，临床上表现为心衰。小儿各年龄均可发病，1 岁以内发病率最高。

一、病因

（一）心源性

以先心病引起者最多见。心肌炎、心包炎、心内膜弹力纤维增生症、风湿性心脏病、心糖原贮积症等亦为重要原因。

（二）肺源性

婴幼儿时期常见支气管肺炎、毛细支气管炎、哮喘持续状态。

（三）肾源性

急性肾炎所致的急性期严重循环充血。

（四）其他

克山病、重度贫血、甲状腺功能亢进、维生素 B_1 缺乏、电解质紊乱和缺氧等。

二、临床表现

详细询问患者的病史、发病过程。有无呼吸困难、咳嗽、气喘、胸闷、水肿及青紫史,发现心脏杂音及其他心脏疾患的具体时间。收集患者饮食、生活方式、活动情况、尿量多少等。

小儿心衰的临床表现依病因不同、心衰发生的部位、心功能减退的程度、心衰发生的速度及代偿机制不同等因素而有差异。临床表现除原发病症状及体征外,同时有心衰的表现。

（一）心功能减退的表现

尿少、凹陷性水肿(足背部、胫前、踝部等)、上腹部胀痛、食欲缺乏、精神萎靡或烦躁不安、多汗、心慌气短、咳嗽。体检有心动过速、心脏扩大、舒张期奔马律、末梢循环障碍(脉搏无力、血压偏低、肢端发凉、皮肤发花等)及生长发育障碍等。

（二）右心衰竭的表现

肝大伴叩触痛,颈静脉怒张,肝颈静脉回流征阳性,水肿严重者可有腹腔积液、胸腔积液、心包积液,也可出现轻度黄疸。

（三）左心衰竭的表现

呼吸急促浅表,重者可有呼吸困难,夜间阵发性呼吸困难,咳泡沫血痰与发绀,严重者呈端坐体位(婴儿常表现为直立抱起或半卧位时呼吸困难减轻),肺部可闻喘鸣音及湿啰音。

小儿多见左右心衰同时存在,临床常发生左心衰竭,继发于左心衰竭后肺动脉压增高,则致右心室负荷增加出现右心衰竭。右心衰竭出现后则肺动、静脉压开始下降,肺水肿减轻,即左心衰竭症状减轻。

三、实验室及其他检查

（一）胸部 X 线检查

胸部 X 线检查对心衰的严重程度及心脏原发病诊断提供依据。心衰时心脏扩大,心胸比率增加。由于肺静脉压增高,肺血管增粗,肺部淤血。随肺毛细血管楔压(PCWP)升高,液体由血管移向肺间质(正常时 PCWP 为 6 ~ 12 mmHg,当 PCWP>20 mmHg 时出现轻度肺淤血,PCWP 为 20 ~ 30 mmHg 时,出现中度至重度肺淤血,>30 mmHg 则出现急性肺水肿)。晚期心衰肺门充血,可呈絮状渗出,严重时可有片状影及 KerleyB 线。可有单侧或双侧胸腔积液。透视下心搏动幅度减低。

（二）超声心动图

超声心动图对心衰的病因及心功能检测有重要价值。泵功能测定可有射血分数减低(正常值 >50%),短轴缩短率下降(正常值 35% ± 2.7%),左心室每搏输出量减少,心排血量及心排血指数减低,等容收缩及等容舒张期延长,心室射血时间及充盈时间缩短,心室内径增大等。此外,二尖瓣 EF 斜率降低,左心室舒张末压和 PCWP 增高提示左心室舒张功能减低。此外观察心脏内部结构,有助于病因诊断。

(三)心电图

心电图对心衰诊断无特异性。心衰时由于心室容量负荷增加可引起右束支传导阻滞或左束支传导阻滞,尤以前者多见。偶见心室肥厚及心律失常(如期前收缩、短阵室性心动过速、心房纤颤等)。

(四)血流动力学监测

血流动力学监测为有创性心功能检测,PCWP 增高(正常 6~12 mmHg),中心静脉压升高(正常 10~12 cmH$_2$O)。动脉血压下降,表明心泵功能明显减低。

(五)放射性核素检查

可计算心室容量、左心室射血分数及心脏贮备功能,对诊断有参考价值。

(六)其他

可见血清胆红素轻度升高(正常 <34 μmol/L),尿蛋白 +~++。循环时间延长、静脉压升高等。

四、诊断和鉴别诊断

(一)诊断

1.心衰的诊断

1)具备以下 4 点考虑心衰。

(1)呼吸急促:婴儿 >60 次 / 分,幼儿 >50 次 / 分,儿童 >40 次 / 分。

(2)心动过速:婴儿 >160 次 / 分,幼儿 >140 次 / 分,儿童 >120 次 / 分。

(3)心脏扩大:体征、X 线或超声心动图证实。

(4)烦躁、哺喂困难、体重增加、尿少、水肿、多汗、青紫、呛咳、阵发性呼吸困难(2 项以上)。

2)具备以上 4 点加以下 1 点或以上 2 点加以下 2 点即可确诊心衰。

(1)肝大:婴幼儿肝在肋下 ≥3 cm,儿童 ≥1 cm,对有进行性肝大或触痛者更有意义。

(2)肺水肿。

(3)奔马律。

2.周围循环衰竭的诊断

严重心衰可出现周围循环衰竭、血压下降、肢端厥冷。

诊断时要注意肺炎合并心衰前期(肺动脉高压)的临床表现如发绀、呼吸困难、心率增快、鼻翼扇动、三凹征明显、烦躁不安、肺部啰音增多,可有呼吸性或(及)代谢性酸中毒。此期应密切注意观察。另外:

(1)心率突然超过 180 次 / 分。

(2)突然呼吸加快,超过 60 次 / 分(不能用发热、呼吸困难解释者)。

(3)突然烦躁不安加重。

(4)明显发绀及末梢循环衰竭征象和尿少或无尿。

（5）有奔马律，心音低钝，颈静脉怒张，心脏扩大。指纹延至命关或气关，并有红色转蓝紫色者，应反复检查，系统观察。

（6）肝脏迅速增大。

（7）足背及下肢胫骨前下 1/2 处，颜面、眼睑出现水肿。

如出现以上 1~4 项，作为可疑心衰，第 5 项供参考。可先用氧及镇静剂（复方氯丙嗪或地西泮），20 ~ 30 分钟如仍不好转，或出现肝大或（和）水肿者，即可确诊为合并心衰。

注：此标准不包括新生儿和毛细支气管炎患儿。

（二）鉴别诊断

心衰为一临床综合征，症状非特异性，常见临床鉴别诊断有：

1.呼吸困难

呼吸困难者又称心源性哮喘，注意与肺炎、婴儿哮喘、毛细支气管炎、呼吸道梗阻（气管异物、喉支气管炎等）鉴别。应详细询问病史、症状，仔细体格检查，注意各种病的诊断要点，如肺炎时肺部啰音在病灶侧，与体位无关。哮喘者既往有发作史，多于夜间发作伴肺部哮鸣音。气管异物者，追问异物吸入史，并借助胸部检查有肺不张、肺气肿及纵隔摆动等表现诊断。

2.皮下水肿

皮下水肿为右心衰竭的症状，应注意与肾病综合征、低蛋白血症等鉴别。胸腔积液者应与胸膜炎鉴别，心源性胸腔积液特点多为两侧性，伴有劳力性气短，胸腔积液蛋白含量高而细胞数不多，心脏多扩大，抗心衰治疗有效。

3.胃肠道疾病

胃肠道症状严重者，在有消化不良、食欲缺乏、轻度黄疸、腹胀、腹痛等时，应与胃肠炎、肝炎、腹膜炎等鉴别。

4.重度心衰伴心源性休克

重度心衰伴心源性休克应注意与感染性休克鉴别。

五、治疗

（一）正性肌力药物

正性肌力药物的应用目的是增强衰竭心脏的收缩力，应用于心肌收缩力减低者。

1.洋地黄

强心苷类为心衰的首选药。直接作用于细胞膜的 Na^+-K^+-ATP 酶，减少 Na^+-K^+ 交换，使细胞内 Na^+ 浓度升高，促进 Ca^{2+} 内流，从而增加心肌收缩力。尚有拟迷走神经作用，减慢心率，反射性地消除交感神经兴奋，间接地扩张血管而减轻后负荷的作用。

洋地黄抑制窦房结自律性，减慢房室交接区传导及延长不应期，因此，在房性心律失常（心房扑动、心房颤动、慢性或紊乱性房性心动过速）合并心衰者是减慢心室率的常用药物。注意洋地黄可使 Na^+-K^+ 交换过度减少，K^+ 外流丢失过多，自律细胞舒张期自动去极化加速，可诱发异位性快速心律失常。

洋地黄正性肌力作用与用量呈线性关系，即小剂量有弱作用，剂量递增其作用随之增强。每个个体对洋地黄的敏感性及耐受性差异较大，不同的基础心脏病对药物作用反应也不同,因此用药的原则是因人而异,常规计算仅供参考。常用洋地黄的剂型、剂量及用法见表 5-1。地高辛剂型全(针剂、片剂)、吸收良好、起效快、蓄积少,已成为最广泛应用于临床的制剂。新型洋地黄制剂 β – 甲基地高辛的特点是口服吸收好,生效迅速,用量小(为地高辛用量的 2/3),生物利用率高,毒性作用小。

表 5-1 洋地黄制剂的剂量及用法

制剂	给药途径	洋地黄化量	mg/kg	维持量	用　法
地高辛 0.25 mg/ 片	口服	未成熟儿	0.01 ~ 0.02	1/4 化量 分两次	首剂为化量的 1/2, 余量分 2 ~ 3 次,相隔 4~6 小时。末次投药 12 小时后开始服维持量
		足月儿	0.03		
		1 个月至 1 岁	0.035		
		>1 岁	0.04		
		儿童(>20 kg)	0.03 ~ 0.05		
0.5 mg/mL	静脉滴注	口服量的	75%		
毛花苷 C 0.4 mg/2 mL	静脉滴注	<2 岁	0.03 ~ 0.04		首剂为化量的 1/3~ 1/2,余量分 2~4 次,每 4 小时 1 次
		>2 岁	0.02 ~ 0.03		
毒毛旋花 子苷 K 0.25 mg/mL	静脉滴注		0.006~0.012		10 mL 后慢静推,必要时每 6 ~ 8 小时重复 1 次
		<2 岁	0.005 ~ 0.010		
		>2 岁			

洋地黄用法有两种:

(1)饱和量法:即洋地黄化。饱和量是指用最适宜的剂量达到最大的心肌收缩疗效之剂量。临床判断有效指标是心率减慢或恢复至正常范围,呼吸频率减慢,呼吸困难减轻,肝脏回缩,尿量增多,水肿减轻。以后则可根据病情需要,每日补充体内代谢及排泄的剂量(即维持量),以维持疗效。饱和量法多用于中、重度及急性心衰。

(2)维持量法:每日用维持量经 6~8 天(即 4~5 个半衰期)可达到饱和量的效应,多用于慢性及轻度心衰。

使用地高辛应密切观察临床效应,有效时则表现为心率及呼吸减慢,肝脏缩小,尿量增多,浮肿消失,肺部喘鸣音消失及一般情况好转等。根据治疗反应及参照血药浓度,可进行药量的调整。

应用洋地黄的注意事项:洋地黄中毒及高度房室传导阻滞者禁用;预激综合征患儿用洋地黄可缩短房室旁道逆传不应期,促进激动下传,可致室性快速心律失常,应禁用或慎用;肥厚型心肌病及特发性肥厚性主动脉瓣下狭窄者,洋地黄可加重左心室流出道肌肉收缩及流出道梗阻故禁用;主动脉缩窄、心包压塞或缩窄性心包炎、重度二尖瓣狭窄等患儿应慎用;甲状腺功能亢进者目前已用 β 受体阻滞剂和维拉帕米代替了洋地黄;肾功能不全者减量应用。

2.多巴胺

多巴胺属 β₁ 及 α 受体激动剂,为内源性去甲肾上腺素的前体。它的正性肌力作用是通过直接兴奋心肌 β_1 受体和促进释放储存的去甲肾上腺素起作用。并能兴奋血管多巴胺受体,选择性扩张血管(如肾、肠系膜、冠状动脉和脑动脉),并有抑制肾上腺素分泌,阻断交感神经收缩血管的活性作用。治疗小儿心衰,一般开始用量为 2~5 $\mu g/(kg\cdot min)$,严重低血压时应逐渐加量至 5~10 $\mu g/(kg\cdot min)$,可同时联合应用血管扩张剂。注意配制时不用碱性液。

3.多巴酚丁胺

多巴酚丁胺为人工合成的多巴胺,主要作用于 β_1 受体,而对 β_2 及 α 受体作用弱。静脉滴注具有选择性增强心肌收缩力作用,同时降低 PCWP,左心室舒张末压及减轻后负荷,对心率及周围血管影响不明显。年长儿效果明显,新生儿作用差。用于不伴有低血压的急性心衰,特别对心脏手术后低心排血量者、严重扩张型心肌病、心内膜弹力纤维增生症效果优于洋地黄。剂量同多巴胺。心衰时,长期疗效受影响,易产生耐药性,故一般用药不超过 3 天。

上述两药作用迅速,持续时间短,静脉输入 1~2 分钟开始显效,10~15 分钟达高峰,停药 10~15 分钟疗效消失。有报告短期应用多巴酚丁胺,数周后仍有长期效应。心源性休克时多巴胺与多巴酚丁胺可同时应用,增加心排血量及血压,而左心室舒末压不升高,剂量各为 7.5 $\mu g/(kg\cdot min)$。

4.磷酸二酯酶抑制剂

磷酸二酯酶抑制剂具有正性肌力及扩张血管作用,不影响心率。常用的有 2 种:

(1)氨力农:首次 0.5~1 $mg/(kg\cdot d)$,静脉缓慢注射,后以 5~10 $\mu g/(kg\cdot d)$ 维持 7~10 日。

(2)米力农:首次 25 $\mu g/kg$,静脉滴注,后 0.25~0.5 $\mu g/(kg\cdot min)$,维持 1~2 日后改为口服,剂量为每日 1 mg/kg,分 3 次。

上述药物中洋地黄为首选用药。长期应用正性肌力药可使心肌细胞内 Ca^{2+} 增多,心肌耗氧量及能量耗损增加,导致舒张功能障碍及原发心肌病变加重,也可诱发振荡后电位生成而导致心律失常。

(二)利尿剂

水钠潴留时,应用利尿剂降低血容量、减轻心脏负荷。常用的有:

1.噻嗪类

最常用的为氢氯噻嗪,1~2 $mg/(kg\cdot d)$,分两次服用。服 4 天,停 3 天。

2.袢利尿剂

主要作用于髓袢升支及远曲管。常用的有:

(1)呋塞米:强利尿剂,作用迅速,其利尿效应在一定范围内有剂量效应。剂量为每次 1~2 mg/kg,静脉或肌内注射。

(2)依他尼酸:作用与呋塞米相似。剂量为每次 1 mg/kg,静脉或肌内注射。和呋塞米同为强排钾利尿剂。

(3)保钾利尿剂:作用于远曲小管,抑制钠的再吸收而利尿并减少 K^+ 的排出。较前两类利尿剂的利尿作用弱,常用的有①螺内酯:保钾保镁为其优点,剂量为 2~3$mg/(kg\cdot d)$,分 2 次口服,常与排钾利尿剂合用。本药有抗雄性激素不良反应,故避免长期使用。②氨苯蝶啶:作用于远曲小管,抑制 Na^+–K^+ 交换而利尿。剂量为 $2 \sim 4\ mg/(kg \cdot d)$,分 2 次用。

近年来最常采用利尿剂的联合应用,如氢氯噻嗪加螺内酯或加氨苯蝶啶或加巯甲丙脯酸,呋塞米加氨苯吡咪等。

(三)血管扩张剂

主要是通过扩张周围容量血管(静脉)及阻力血管(动脉),从而减轻心脏前、后负荷,减少室壁张力及心肌耗氧量,增加心排血量。尚有减轻心内膜下心肌缺血的作用。

1.硝普钠

扩张动静脉平滑肌,静脉滴注见效快,作用强。其效应与剂量呈线性关系,宜从小剂量开始,逐渐加到有效剂量。常用于治疗急性心衰及顽固性心衰。本药在肝脏内降解为氰化物,由肾排泄。肝、肾功能障碍及大量长期应用可发生硫氰酸盐中毒。注意避光使用(黑纸包裹输液器)。应随配随用,以免药物降解。

2.酚妥拉明

扩张小动脉,增强心肌收缩力及加快心率,生效快,持续时间短,不良反应小,可重复使用。

3.硝酸盐

扩张静脉同时改善心肌缺血。作用迅速,但维持时间短,易产生耐药,多与其他扩张血管药合用,不是首选治疗心衰的扩张血管药。

4.哌唑嗪

哌唑嗪用于静脉滴注后长期口服。

5.肼屈嗪

与氢氯噻嗪合用疗效好,不良反应小。长期用药易产生耐药。

6.血管紧张素转化酶抑制剂

(1)卡托普利:主要是通过抑制血管紧张素 I 转换酶活性、减少血管紧张素 II 的生成,扩张小动脉减轻后负荷。用药后心排血指数及每搏量增加,PCWP 下降,临床症状减轻,并减少合并心律失常的发生率,其不良反应小,为临床最广泛使用的扩血管药。

(2)乙丙脯氨酸:是一种新的血管扩张素转换酶抑制剂,降压明显,维持时间长,开始剂量为 $0.1\ mg/(kg \cdot d)$,后逐渐增量,最大量不超过 $0.5\ mg/(kg \cdot d)$,分 2 次服。

7.硝苯地平

钙通道阻滞剂,扩张动脉。成人多用于高血压心脏病心衰的治疗。

血管扩张药改善心衰疗效显著且快速,但作用不持久,故很少单独应用,多在强心、利尿基础上加用以提高疗效。如扩张型心肌病伴心衰及暴发性感染性心肌炎伴心源性休克时,常联合应用多巴胺和(或)多巴酚丁胺与血管扩张药治疗。

应用血管扩张剂宜从小剂量开始,依病情需要且无不良反应时逐渐加量增至有效水平。终止治疗前应逐渐减量,防止反跳作用。用时监测血压,有条件应采用无创性或漂浮导管进行血流动力学监测,包括动脉压、中心静脉压、PCWP、心排血量、心排血指数等,以指导用药。

(四)改善心肌舒张功能

舒张性心功不全的治疗目的是增加心肌迟缓率、改善心室顺应性及舒张功能。为在临床常规抗心衰治疗基础上的选择用药。主要有：

1.β 受体阻滞剂

治疗心衰的机制尚不完全明了。其作用主要是抑制已增强的交感神经活性,降低血浆儿茶酚胺的浓度,减低心肌能量消耗,并使心肌细胞膜上的 β 受体密度上调,恢复对儿茶酚胺的敏感性。此外尚有抗心律失常、扩张血管及减轻水钠潴留的作用。常用药物有：

(1)美托洛尔(美多心安):开始 0.2 ~ 0.5 mg/(kg·d),分 3 次服,后逐渐递增,最大量为 2 mg/(kg·d)。

(2)普萘洛尔(心得安):2 mg/(kg·d),分 3 次口服。使用中应注意 β 受体阻滞剂的不良反应,如负性肌力作用、诱发哮喘、心动过缓及低血压等,故应严格掌握适应证。宜从小剂量试用,密切观察,无不良反应且病情改善者可逐渐加量并长期口服。

2.钙通道阻滞剂

心衰时是否应用目前看法不一,其作用可松弛血管平滑肌、减少钙离子向心肌细胞内转移、扩张血管、改善心肌缺血及减轻后负荷。常用的有维拉帕米 2~3 mg/(kg·d),分 3 次服;硫氮卓酮 0.5 ~ 1 mg/(kg·d),分 3 次服。此类药物不良反应主要是激活肾素血管紧张素系统及负性肌力作用,故应慎用。

舒张性心功能不全轻度或早期,首先应用利尿剂或静脉扩张剂(硝酸盐类)以减轻前负荷及左心室舒张末压。收缩功能正常者原则上禁用正性肌力药物。动脉血管扩张药可至低血压,故应慎用。

(五)心肌代谢赋活药

心衰是心肌内生物化学变化,能量不足,应用此类药物应充足供氧,以改善心肌能量代谢。常用的药物有：

1.能量合剂

三磷酸腺苷(ATP)20 mg,辅酶 A(CoA)50 U 及胰岛素 4 U,加入 10%葡萄糖液静脉滴注。

2.极化液

10%葡萄糖液 100 mL,加入胰岛素 4 U 及 10%氯化钾 3 mL 静脉滴注。

3.1,6- 二磷酸果糖

作为外源性 1,6- 二磷酸果糖(FDP)的补充剂,可促进细胞内 FDP 增加,增强磷酸果糖激酶和丙酮激酶的活性,促进 ATP 的生成。可抑制氧自由基和组胺的释放,起到保护心肌作用。剂量为 100 ~ 250 mg/(kg·d),1 或 2 次静脉滴注,共 7 ~ 10 天。

4.辅酶 Q10

为细胞代谢及呼吸的激动剂。应用于心肌病慢性心衰,5 mg/ 次,每日 3 次。

(六)非药物治疗

1.一般治疗

保证患儿充分休息,必要时可用镇静剂(安定、水合氯醛等)。雾化氧气吸入,保持呼吸道通畅。给予易消化富营养食品,必要时可鼻饲或少量多餐,以保证热量摄入,防止便秘。水肿者限制食盐及液体入量[1 200 mL/(m²·d)]。

2.主动脉内球囊反搏

主动脉内球囊反搏为抢救急性心衰的一种辅助装置。将反搏气囊导管置于主动脉内,心脏舒张时气囊快速充气,使降主动脉舒张压增高以增加冠状动脉灌注。心脏收缩开始前气囊的气体排尽而萎缩,主动脉压减少,左心室的射血阻力减少,使血液迅速流向主动脉。气囊容量与心动周期同步变化,能辅助衰竭的心脏维持泵功能。近年来已广泛应用于心脏手术前、中或后的低排血量心衰及心脏复跳后仍无法维持血压的休克,可辅助左心室克服暂时性心功不全。反搏处置有效时,主动脉内平均动脉压升高,心率恢复,心排血量及冠状动脉灌注增加,尿量增多,并可减少升压药物用量。有效者可维持应用 2 周或更长。

3.心脏移植

上述各种治疗无效或严重原发性心脏病各种治疗无效可行心脏移植术,如先天性左心室发育不良、扩张型心肌病晚期、限制型心肌病等。

(七)急性左心衰及肺水肿的处理

1.乙醇氧气吸入

每 20～30 分钟吸入 20%～30%乙醇的氧气 1 次,持续 10~20 分钟。有明显二氧化碳潴留及 PaO_2 降低者可应用机械呼吸。

2.镇静

盐酸吗啡每次 0.1～0.2 mg/kg,静脉或皮下注射,无呼吸抑制而躁动不安者,隔 20～30 分钟可重复用 1 次。

3.强力利尿剂

常用呋塞米,每次 1～2 mg/kg,静脉注射。

4.快速洋地黄化

地高辛和毛花苷 C 静脉注射。

5.血管扩张剂

常用酚妥拉明 0.3～0.5 mg/kg(1 次总量小于 10 mg),加入葡萄糖液10 mL 静脉慢注,必要时隔 15～30 分钟重复 1 次,或硝普钠持续应用。

6.氨茶碱

2～5 mg/kg,加入葡萄糖液中缓慢滴入。

7.应用止血带

将 3 个肢体缚住,维持血压在收缩压与舒张压之间,每隔 15～20 分钟轮流松解 1 个肢体。

8.其他

患者应采用半坐体位,并应注意原发病及诱因治疗。

六、护理与康复

(一)一般护理

1.休息

安静休息,减轻对心脏负担,减少哭闹和不良刺激,解除患儿惊恐,必要时可用苯巴比妥等镇静剂,维持正常体温。半卧位,宽松衣服,以利胸部自由扩张。

2.氧气吸入

呼吸困难及青紫时供氧。

3.维持营养的供应

予以易消化、富于营养的食物,控制钠盐入量,重度心衰时忌盐。年长儿钠盐每日摄入 0.5 g 以下。危重及液体量不足可给予静脉补液,速度不可过快,以免加重心衰。

4.心理护理

对年长患儿要做好心理护理,多做解释说服工作,使其能够较好地配合治疗。

5.病情观察

有无突然呼吸困难加重、心率快、呕吐、烦躁、多汗、面色苍白(或青紫)、肝大等心衰表现。如出现呼吸困难、咳嗽、咯血、缺氧明显、肺水肿等为左心衰竭;如出现下肢或全身水肿、肝大、颈静脉怒张等为右心衰竭。发现异常及时通知医生。

(二)用药护理

1.应用洋地黄制剂的护理

必须询问患者,是否用过洋地黄制剂治疗,有无毒性反应,若 2 周前用过同类的药物而心衰未纠正者,可继续用药,但必须严密观察其毒性反应。

(1)给药前应认真数足 1 分钟脉搏,并注意节律、强弱,若心率过缓,或突然加快,或变为不规则,应立即向医生反映,考虑是否停药。

(2)给药前应准确执行医嘱,并详细记录给药时间、剂量、方法。

(3)洋地黄的毒性反应:如心动过缓、心律失常、恶心、呕吐及神经系统症状,如嗜睡、视物模糊等。

(4)使用洋地黄过程中,避免使用钙剂,因钙剂与洋地黄有协同作用,可促使洋地黄中毒,如使用洋地黄时,患儿出现低钙抽搐,应先用镇静剂,然后在严密观察下静脉缓慢滴注或口服适量钙剂,绝不可从静脉直接注射。

(5)洋地黄应避免与利血平合用,因利血平可增强洋地黄敏感性,而发生洋地黄中毒。

(6)静脉给予洋地黄针剂注射时,应加入 25% ~ 50% 葡萄糖液 20 ~ 40 mL 中缓慢推注,注射时间每次不得少于 10 分钟,注射时如患者出现心悸、恶心、呕吐,应当立即停止注入。每次注毕,应让患儿绝对卧床休息半小时以上,勿下床大小便,以免发生意外。

(7)洋地黄类药物应用后的有效指标是:心率减慢、肝脏缩小、气急改善、安静、食欲好转、尿量增加。

(8)应用洋地黄类药物后,心衰症状未见减轻或加重,应分析原因,药量是否准确,是否按时给予,有否呕吐。并及时和医生联系采取相应措施。

2.应用利尿药时的护理

应用呋塞米或依他尼酸静脉滴注后,10 ~ 20 分钟显效,维持 6 ~ 8 小时,故利尿剂应早给以免夜间排尿。用利尿剂患儿应测体重,并记录 24 小时出入量。进食含钾丰富的食物,如香蕉、柑橘类、绿叶蔬菜等。观察低钾表现,低钾易发生洋地黄中毒,注意患儿有否四肢无力、腹胀、心音低钝、精神萎靡及心律失常等情况,应及时通知医生,给予相应处理。

(三)康复

(1)积极去除病因,如根据病因不同给予抗风湿、控制肺部炎症处理。

(2)有先心病者给予手术矫治,二尖瓣狭窄者可做单纯分离术,严重者可考虑换瓣治疗。

(3)有心律失常者,行抗心律失常治疗等。

(4)患儿应避免过劳,防止受凉,出院后定期门诊复查。

(张慧苹)

第四节 病毒性心肌炎

病毒性心肌炎(VMC),其病理特征为心肌细胞的坏死或变性,有时病变也可累及心包或心内膜。儿童期的发病率尚不确切。国外资料显示,在因意外事故死亡的年轻人尸体解剖中检出率为4%～5%。流行病学资料显示,儿童中可引起心肌炎的常见病毒有柯萨奇病毒(A组和B组)等。值得注意的是,新生儿期柯萨奇病毒B组感染可导致群体流行,其死亡率可在50%以上。

一、病因和发病机制

可引起VMC的病毒很多,如柯萨奇病毒A组(CVA)、柯萨奇病毒B组(CVB)、埃可病毒(ECHO)、脊髓灰质炎病毒、腮腺炎病毒、巨细胞病毒(CMV)、风疹病毒、腺病毒、传染性单核细胞增多症病毒(EBV)、合胞病毒、麻疹病毒、轮状病毒、流感病毒、副流感病毒、肝炎病毒、狂犬病病毒、登革热病毒、黄热病病毒等。其中CVB为最常见的病毒,约占心肌炎病毒的50%。

确定VMC的病毒病原体,首先是根据发病同时或1周内患儿有病毒性疾病,如水痘、腮腺炎等。其次是由患儿心内膜、心肌、心包或心包穿刺液发现以下三者之一,可确定心肌炎为病毒感染所致:①分离到病毒;②用病毒核酸探针查到病毒核酸;③特异性病毒抗体阳性。

或有以下四者之一者也可考虑心肌炎为病毒所引起:①自患儿粪便、咽拭子或血液中分离到病毒,且恢复期血清同型抗体滴度较第一份血清升高4倍或降低80%以上;②患儿血中特异性IgM抗体阳性;③用病毒核酸探针自患儿血中查到病毒核酸;④用PCR法在患儿血中查到病毒DNA或RNA。由于VMC患儿的心肌标本很难取到,只有极个别单位在科研时开展此项工作,实际在临床上最常用的是检测患儿血液中特异性IgM抗体,或应用PCR检测病毒DNA或RNA。

国外学者认为VMC的发生率通常被低估。死于创伤的青壮年的尸解显示,通常的淋巴细胞型心肌炎的发生率为4%～5%,猝死儿童的发生率为16%～21%。

VMC 通常也可暴发流行,这多见于婴儿室的新生儿,且都与 CVB 有关。

VMC 的发病机制目前尚未完全阐明。加拿大学者 Liu 及 Mason 等根据近年的研究成果将心肌炎的发病过程分为三个阶段,即病毒感染阶段、自身免疫阶段及扩张性心肌病阶段。

近年的研究表明,哺乳动物存在柯萨奇病毒及腺病毒共同受体(CAR),CAR 可易化这些病毒与细胞接触后进入细胞内部,因而是病毒感染的关键步骤。补体弯曲蛋白衰减加速因子(DAF)及整联蛋白 α 及 α 有协助 CAR 的作用。病毒感染后免疫反应产生。一旦免疫系统激活,则进入自身免疫阶段。在这一阶段,T 细胞因分子的类似性将宿主细胞作为目标攻击,一些细胞因子及交叉反应自身抗体均能加速这一过程。T 细胞的激活与病毒肽段有关,相关细胞因子有肿瘤坏死因子 α,白细胞介素 –1 及白细胞介素 –6 等。在扩张型心肌病阶段,心肌发生重塑。Badorff 及 Knowlton 等研究显示柯萨奇病毒蛋白酶与心肌重塑有关。其他相关因子包括基质金属蛋白酶、明胶酶、胶原酶及弹性蛋白酶。这些酶的抑制剂的应用可明显减轻扩张型心肌病的症状。此外,病毒还可直接引起心肌细胞凋亡。

二、病理

各种病原所致的心肌炎病理改变无特异,心腔皆有扩大,左心室尤著,心脏重量增加,心肌苍白软化;心包表面常有出血点,心包可有炎变,所以心包液可呈血色。心室壁常较薄,病程久时可能增厚;心瓣膜及内膜多无病变,色泽可较苍白。有的病变可与心内膜下弹力纤维增生症(简称弹纤)很相似,所以很多学者怀疑弹纤为病毒性心肌炎的结果,很可能胎内即有心肌炎。重型患儿有心肌的弥漫性坏死,心肌纤维横纹消失,尤以柯萨奇病毒所致者为著,有时可见到血管周围的淋巴细胞和浆细胞积聚。

三、临床表现

临床特点为病情轻重悬殊,自觉症状较检查所见轻。多数在出现心脏症状前 2～3 周有上呼吸道感染或消化道感染等病毒感染史。有时病毒可同时侵犯其他系统,如肌肉、大脑等,并出现相应症状体征。

(一)急性期

急性期临床症状明显而多变,病程多不超过 6 个月。

1.轻型

症状以乏力为主,其次有多汗、苍白、心悸、气短、胸闷、头晕、食欲缺乏等。检查可见面色苍白,口周可有发绀,心尖部第一心音低钝,可听到轻柔吹风样收缩期杂音,有时有期前收缩。

2.中型

较少。起病较急,除前述症状外,乏力突出,年长儿常诉心前区疼痛。起病较急者可伴恶心、呕吐。检查见心率过速或过缓,或心律不齐。患儿烦躁,口周可出现发绀,手足凉,出冷汗。心脏可略大,心音钝、心尖部吹风样收缩杂音,可有奔马律和(或)各种心律失常。血压低,脉压小,肝增大,有的肺有啰音。

3.重型

少见。呈暴发性,起病急骤,一两日出现心功能不全或突发心源性休克。患儿极度乏力、头晕、烦躁、呕吐、心前区疼痛或有压迫感。有的呼吸困难、大汗淋漓、皮肤湿冷。小婴儿则拒食、阵阵哭闹、软弱无力、手足凉、呼吸困难。检查见面色灰白、唇绀、四肢凉、指趾发绀、脉弱或摸不到、血压低或测不到。心音钝,心尖部第一心音几乎听不到,可出现收缩期杂音,常有奔马律、心动过速、过缓或严重心律失常。肺有啰音、肝可迅速增大。有的发生急性左心衰竭、肺水肿。病情发展迅速,如抢救不及时,有生命危险。

(二)迁延期

急性期过后,临床症状反复出现,心电图和 X 线改变,迁延不愈,实验室检查有疾病活动的表现。病程多在半年以上。

(三)慢性期

进行性心脏增大,或反复心衰,病程在一年以上。慢性期多见于儿童,有的起病隐匿,发现时已呈慢性;有的是急性期休息不够或治疗不及时而多次反复,成慢性期。常拖延数年而死于感染、心律失常或心衰。

四、实验室及其他检查

(一)心电图改变

急性期心电图异常改变多,常见为 ST-T 改变,期前收缩及房室传导阻滞等。尚可见 QRS 低电压,QT 间期延长等。

(二)实验室检查

心肌受损时,血清中有十余种酶的活性增高,目前主要用于诊断病毒性心肌炎的有:天冬氨酸氨基转移酶(AST)、肌酸激酶(CK)及其同工酶(CK-MB)、乳酸脱氢酶(LDH)及其同工酶。

1.CK 及 CK-MB

心肌受损时,一般在起病 3~6 小时即可出现升高,2~5 天达高峰,多数患儿在 2 周内恢复正常。CK-MB 主要来源于心肌,对早期诊断心肌炎价值较大。

2.LDH 及其同工酶

LDH 是一种广泛分布的酶,在多种疾病情况下均可升高,特异性差。在心肌受损时,多在发病 24~48 小时开始上升,3~6 天达高峰,8~14 天逐步恢复,长者达 2 个月才恢复。由于 LDH 同工酶具有一定的器官组织特异性,如同时测定 LDH 同工酶,可显著提高其对心肌炎诊断的特异性,因 LDH 同工酶主要存在于心肌中。

3.AST

在发病 1~8 小时开始上升,第 2 周达高峰,以后下降,多在 4 周恢复正常。其敏感性和特异性均不如 CK、LDH 及其同工酶。

(三)心内膜心肌活检

进行组织学检查为心肌炎诊断提供了病理依据。活动性心肌炎有炎性细胞浸润和细胞损害,包括变性、溶解或坏死,未受累细胞多属正常。

（四）Ga 心肌显像

Ga 心肌显像对心肌炎有较高的诊断价值。

（五）病毒检查

病毒分离（咽拭子、粪便、血液、心包液）、病毒核酸检测（心肌、血液）及血清病毒抗体检测有助于病原学诊断。

五、治疗

本病目前尚无特殊治疗方法。结合患儿病情采取综合措施,大部分患儿痊愈或好转。

（一）休息

卧床休息十分重要,可减轻心脏负荷、减少心肌耗氧量。急性期卧床休息至热退后2~3 个月,心脏恢复正常大小后,再适当活动,一般约半年。心脏增大者卧床休息,适当延长卧床休息时间。有心衰者,应严格卧床,待心衰控制后逐渐开始轻微活动。

（二）药物治疗

1.抗生素

细菌感染是引发病毒性心肌炎的条件因素,在早期可注射青霉素 10~14 天。

2.抗病毒药物

病毒性心肌炎为病毒感染所致,因此使用抗病毒药物很重要。可引起心肌炎的病毒种类很多,实际目前并不存在真正的广谱抗病毒药,就是说目前还没有对所有病毒均有良效的药物,并且病毒性心肌炎发病过程中细胞免疫和体液免疫均起重要作用。因此临床上使用抗病毒药的效果并不理想,至今文献上尚缺乏大样本、可比性强、有说服力的能证实对病毒性心肌炎有良效的抗病毒药的报道。

1)利巴韦林:利巴韦林对某些核糖核酸（RNA）和脱氧核糖核酸（DNA）病毒有效。1985 年 Malsucor 首先报道早期使用利巴韦林对实验性 VMC 有一定疗效。

2)更昔洛韦:更昔洛韦为目前应用很广泛的抗病毒药物,是一种无环的脱氧鸟嘌呤核苷酸同功异质体,在体内经磷酸化后可抑制某些病毒 DNA 多聚酶,此外竞争性抑制脱氧尿苷三磷酸的渗入而终止 DNA 链的延长,抑制 DNA 复制。

3.肾上腺皮质激素

肾上腺皮质激素有非特异性抗炎作用,急性期有一定疗效,用于发生心源性休克、严重房室传导阻滞、室性心动过速、广泛 ST-T 改变及急性心衰患者。静脉注射氢化可的松10 ~ 15 mg/(kg·d),或地塞米松 0.3 ~ 0.5 mg/(kg·d),1 周左右改为口服泼尼松 1 ~ 1.5 mg/(kg·d),连用 3~4 周,待病情好转,开始逐渐减量,每 1~2 周减 2.5~5 mg,总疗程半年左右。由于应用肾上腺皮质激素可抑制体内干扰素的合成,有促使病毒增殖及病变扩散的可能,故在起病 10 天之内尽可能不用。

4.维生素 C

大剂量高浓度维生素 C 缓慢静脉注射,对促进心肌病变恢复,改善心功能,减轻症状及纠正心源性休克有效。用 10% ~ 12.5%溶液静脉推注,每次 100~200 mg/kg,每日 1 次,疗程 2 ~ 4 周。抢救心源性休克,第一天每 4 ~ 6 小时 1 次。

5.免疫球蛋白

对于重危 VMC 患儿免疫球蛋白(IVIG)有显著疗效。目前对重危 VMC 使用 IVIG 在国内已很普遍,疗效肯定。但对 IVIG 疗效的发生机制、临床应用指征以及剂量和疗程,尚缺乏深入研究。

IVIG 的治疗方法以早期(发病 3 日以内)、中等剂量[200 mg/(kg·d)]、长程(10 日)效果较好,但对于危重患儿可增大剂量、缩短疗程。

6.改善心肌代谢药物

(1)能量合剂:ATP20 mg,CoA50 IU,胰岛素 4 U,加入 10%葡萄糖液 100 mL 中静脉滴注,每日 1 次,用 2 周。

(2)辅酶 Q10:肌内注射辅酶 Q10 5~10 mg 每日 1 次,或口服每次 10 mg,每日 2~3 次,连用 2~3 个月。

(3)果糖二磷酸钠注射液:50 mL 含果糖二磷酸钠 5 g,静脉注射每日 1 次,静脉滴注,速度为 4~7 mL/min,连用 2 周。

(三)心源性休克、心衰及严重心律失常的治疗

见有关章节。

六、护理与康复

(一)护理

(1)急性期或重症患儿绝对卧床休息,待心脏基本恢复正常后再逐渐增加活动量。

(2)给予高热量、高维生素、低脂肪饮食,适当增加水果,少量多餐,切忌饱餐。心功能不全时适当限制食盐和水分。

(3)呼吸困难者取半卧位,给氧气吸入。每 4 小时测脉搏一次,注意脉率和脉律。

(4)患儿易出汗,应注意皮肤清洁,及时更换衣服,防止受凉。

(5)静脉给药速度宜慢,有条件可用输液泵。

(6)密切观察并记录心率、脉率、心音性质和强弱、血压和体温的变化,以做出对疾病发展的正确估计。必要时给予心电监护,严密观察有无心律失常或心源性休克。对出现烦躁不安、面色苍白、四肢厥冷、发绀、脉搏细弱、心动过速及奔马律、血压下降或测不到,应考虑心源性休克;对出现多源性期前收缩,或阵发性心动过速或心动过缓,重度或完全房室传导阻滞,心房扑动或颤动,均应立即报告医生并协助抢救。

(7)注意观察药物疗效及不良反应,如心肌炎患儿对洋地黄类药物敏感性较强,应注意毒性反应。患儿出现烦躁不安、胸痛、腹痛时,按医嘱给予镇静剂,必要时应用吗啡。

(二)康复

(1)平时应加强锻炼,增强体质,对各种病毒感染进行预防注射,并减少受凉、发热、劳累等不良因素。

(2)出院时嘱患儿注意休息,避免过度疲劳,以免加重心脏负担。

(3)避免受凉,预防感冒,按时服药,定期复查。

(彭洁)

第六章　泌尿系统疾病

第一节 概 述

一、解剖特点

(一)肾

小儿年龄愈小,肾相对愈大。肾下端位置较低,位于第4腰椎水平,比髂嵴还低,故2岁以内健康小儿肾(尤其右肾)在腹部触诊时较年长儿容易扪及,肾表面呈分叶状。

(二)肾盂和输尿管

婴幼儿肾盂及输尿管相对较宽,管壁肌肉和弹力纤维发育较差,且输尿管长而弯曲,故易受压扭曲,容易造成尿潴留和引起泌尿道感染。

(三)膀胱

婴儿膀胱位置比年长儿及成人高,尿液充盈时腹部触诊易扪到膀胱,以后随年龄增长,逐渐下降至骨盆内,9岁时达成人位置。

(四)尿道

新生儿女婴尿道仅长1 cm,外口暴露,且接近肛门,因此上行感染常比男婴多。男婴尿道虽较长,但常有包茎,易致污垢积聚,也可引起上行性细菌感染。为了防止感染,应勤换尿布,勿使粪便污染外阴部。

二、生理特点

新生儿出生时肾单位数量已达成人水平,但其生理功能尚不完善。新生儿及幼婴的肾血流量、肾小球滤过率及肾小管的功能均不够成熟,表现为排尿次数多,尿相对密度低;保留碳酸氢根的能力弱,易发生酸中毒;对药物排泄功能差,用药种类及剂量均应慎重选择。小儿肾功能一般在1~1.5岁时始达成人水平。

(黄艳梅)

第二节 急性肾小球肾炎

急性肾小球肾炎又称急性肾炎,是一组由不同病因所致的感染后免疫反应引起的急性弥散性肾小球炎性病变,临床上以起病急、水肿、血尿、少尿及高血压为主要表现。急性肾炎由多种病因引起,绝大多数为链球菌感染后肾炎(APSGN)。本病多见于4~10岁的小儿,是儿童常见病,其发病率居小儿泌尿系统疾病首位。皮肤脓疱疮引起者多在夏秋季发病,呼吸道感染引起者多在冬春季发病,预后良好,多数在半年内恢复正常,少数病程迁延 1 年左右。发展为慢性肾炎者仅为极少数。

一、病因和发病机制

急性肾炎绝大多数属急性链球菌感染后肾小球肾炎。一般认为是一种感染后免疫病理反应,常继发于 A 组 β 型溶血性链球菌感染之后,其他细菌包括肺炎双球菌、金黄色葡萄球菌,病毒如柯萨奇病毒 B 型、ECHO 病毒 9 型、腮腺炎病毒、乙型肝炎病毒、流感病毒等,还有疟原虫、钩端螺旋体等也可导致急性肾炎。儿科临床通称的急性肾炎即指 A 组 β 型溶血性链球菌感染后肾小球肾炎。

二、病理

典型的病理表现是弥漫性、渗出性和增生性肾小球肾炎,因病变主要在基底膜范围内,又称毛细血管内增生性肾小球肾炎。肾小球体积增大,内皮细胞与系膜细胞增生,系膜基质增多,可见中性粒细胞浸润,毛细血管腔变窄。严重时肾小囊壁层细胞增生形成新月体,使囊腔变窄。用 PAM-HE 染色或 PAM-Masson 染色可在毛细血管祥见到颗粒状沉积物。肾小管病变轻重不一。电镜下所见类似光镜,但在基底膜上皮侧可见"驼峰状"沉积,是本病的特征性改变。

三、临床表现

学龄儿童多见,2 岁以下极少见。发病前 1~3 周多有链球菌感染史,如扁桃体炎、咽峡炎、猩红热、丹毒、皮肤脓疱疮等。由上呼吸道感染所致者,多发生在冬、春季;由皮肤化脓性感染所致者,多发生在夏、秋季。

本病临床表现轻重悬殊,轻者除尿检查异常外,仅有轻度眼睑水肿,甚至无任何症状和体征;重者可于短期内出现严重循环充血、高血压脑病、急性肾功能不全。典型者表现如下:

(一)水肿

病初表现为晨起时双睑水肿,以后发展至下肢或遍及全身。水肿多数为非凹陷性。程度与饮水量有关,水、钠摄入过多者水肿严重,甚至可有少量胸腔积液或腹腔积液。在水肿同时尿量明显减少。

(二)血尿

30%~50%的患儿有肉眼血尿,尿液呈茶褐色或烟蒂水样(酸性尿),也可呈洗肉水样(中性或弱碱性尿),其余表现为镜下血尿。

(三)高血压

30%~70%可有高血压,但出现剧烈头痛、恶心、呕吐者并不多见。一般在 2 周内随尿量增多而恢复正常。

除上述典型表现外,近年来还注意到以下非典型表现:

(1)亚临床表现:有链球菌感染史,肾组织有典型的病理改变,但无临床表现(包括尿检查)。此型只能靠流行病学史、链球菌感染的血清学证据、血补体的动态变化和肾活体组织检查予以证实。

(2)肾外症状性肾炎：有些患儿尿检查改变不明显，或只有短暂的轻度改变，但有其他表现，如水肿、体重短期内增加、血压增高，甚至出现高度循环充血状态、心衰、肺水肿、高血压脑病等严重状态。此型诊断可根据，链球菌感染的血清学和细菌学证据（ASO 滴度增高，咽或皮肤感染培养阳性）、血清补体降低（尤其是动态变化），并应进行反复、多次、仔细的尿检查。

(3)尿蛋白与水肿重，甚至与肾病近似，部分患儿还可有血浆蛋白下降及高脂血症，与肾病综合征不易区别。

四、实验室及其他检查

(一)尿液检查

尿沉渣镜检均有红细胞增多，可见透明、颗粒及红细胞管型，部分患儿在早期可见较多白细胞和上皮细胞，并非尿路感染，尿蛋白为 +~++，少数为 +++ ~ ++++。

(二)血常规

常见轻度正常细胞性贫血，待水肿消退后即可恢复，白细胞轻度增高或正常。

(三)肾功能检查

肾小球滤过功能呈不同程度下降。一般患儿血浆尿素氮和肌酐正常或轻度增高，尿白蛋白及尿 IgG 增加，内生肌酐清除率下降，肾小管功能一般正常。重症患儿则显著增高，可有高血钾、代谢性酸中毒，尿 Tamm-Horsfall 蛋白（THP）下降及尿 β_2 微球蛋白（β_2-MG）增加。

(四)免疫学检查

1.有关链球菌抗体的检查

链球菌感染后可产生相应抗体，可通过检测抗体证实是否有链球菌感染，包括抗链球菌溶血素 O（ASO）、抗脱氧核糖核酸酶 B（ADNase-B）、抗双磷酸吡啶酸酶（ADPase）和透明质酸酶（AHase）等。ASO 滴度通常在感染后 10 ~ 14 日开始升高，3 ~ 5 周达高峰，其后逐渐下降，一般 3 ~ 6 月恢复。ASO 阳性率在呼吸道感染约 80%，皮肤感染仅 50%；ADNase-B 和 AHase 常在皮肤感染引起 APSGN 患儿中滴度升高明显。

2.血清补体测定

APSGN 患儿起病 2 周内血清总补体活性（CH_{50}）和补体（C3）均明显降低，3 ~ 4 周最低，多于 6 ~ 8 周恢复正常。此规律性变化为 APSGN 的特征。低补体 C3 血症持续 8 周以上应考虑其他类型肾小球肾炎。

3.免疫球蛋白

IgG 多呈轻度或中度增高。

(五)肾脏 B 超检查

肾脏增大，肾皮质回声增强，皮髓质交界清晰，重症患儿皮质及髓质分界不清。

(六)其他检查

其他检查包括血沉、心电图、X 线检查、肾活检等。

五、治疗

本病目前尚无特效疗法，主要是对症治疗，加强护理，及时减轻或消除急性症状，特别注意预防或控制严重并发症的发生,保护肾功能,以利其自然恢复。

(一)一般治疗

(1)休息

病初两周应卧床休息,轻症患儿亦应限制在床上活动。直至肉眼血尿消失、血压正常。3个月内避免剧烈体力活动,2个月后可恢复半日上学,然后过渡到全日上学。

(2)饮食

以低蛋白、高热量、低盐为原则。适当限制水的入量,酌情给予蔗糖。至水肿消退,血压正常时,即可逐步恢复正常饮食。

(二)抗生素的应用

由于本病是免疫性疾病,抗生素对疾病本身作用不大,但可彻底清除病灶内残存的链球菌,故可给予青霉素,持续7～14天。青霉素过敏者,可用红霉素。

(三)对症治疗

1.利尿剂

减轻体内水潴留及循环充血。用于水肿、少尿、高血压及全身循环充血者。常用氢氯噻嗪1～2 mg/kg,每日1～2次,口服。必要时可用呋塞米或依他尼酸1 mg/kg,每日1～2次,静脉推注。

2.降压药

一般轻症通过卧床休息或给利尿剂、镇静药即可。对上述处理无效及较严重的高血压患儿应给予降压药物。可首选利血平,按每次0.07 mg/kg计算,1次顿服或肌内注射。首剂后继续按每日0.02 mg/kg计算,分2~3次口服。此药安全,除嗜睡、面红、鼻塞等外,无严重不良反应。也可选用肼屈嗪,肌内注射剂量为每次0.5 mg/kg,口服为每日1~5 mg/kg,主要不良反应有头痛,心率增快,胃肠刺激。血压明显增高,需迅速降压时近年还常用钙通道阻滞剂,如硝苯地平,口服或舌下含服,20分钟后血压开始下降,1～2小时达高峰,持续6～8小时。或用血管紧张素转换酶抑制剂,如卡托普利。除上述降压药外近年还应用以下几种药物:甲基多巴,口服起始量为每日5 mg/kg,可渐增至每日10～40 mg/kg,分3次口服;静脉用药每日20～40 mg/kg,分成4次,隔6小时1次,溶于5%葡萄糖液中,30分钟内滴入。不良反应有头痛、眩晕、恶心、呕吐,白细胞减少,发热,溶血性贫血及肝功能损害等。盐酸哌唑嗪,是α受体阻滞剂,能使小血管平滑肌松弛,导致降压。年长儿剂量为1～5 mg,口服,每日2～3次。首剂用药后偶可发生体位性低血压,其他不良反应有眩晕、口干及乏力。盐酸可乐定,为咪唑啉衍生物,剂量为每日0.2~0.8 mg,分3次口服,突然停药时可发生撤药综合征。

(四)合并症的治疗

1.高血压脑病

(1)二氮嗪:是目前治疗高血压脑病的首选药物之一,有直接扩张小动脉的作用,疗效迅速可靠。每次3～5mg/kg,3～12小时重复1次。如首剂降压作用不满意,15分钟后可重复使用。此药有致水钠潴留的作用,用药时最好与呋塞米同用,儿童2 mg/kg。此药液呈碱性,注射时勿使药液漏出血管外,以免发生皮下组织坏死。

(2)硝普钠:作用迅速,降压效果好。此药能直接作用于平滑肌而使血管扩张,不仅使张力血管和容量血管扩张而且还不增加心肌工作量,故对严重高血压伴心功能不全肺水肿者尤为适宜。此药在降压的同时,能扩张肾血管,增加肾血流量,产生利尿反应。用法:小儿按 5~20 mg/100 mL,以每分钟 1 μg/kg 的速度开始。滴注后数十秒钟即显效,通常能在 1~5 分钟使血压降至正常。但维持时间短,停药后 3~10 分钟降压作用即消失,须持续点滴。无效时 30 分钟增加每分钟 1 μg/kg,最高不得超过每分钟 8 μg/kg。常见的不良反应有低血压、恶心、呕吐、抽搐、出汗等。低血压可通过调整滴速加以防止。本药对光敏感,滴注前应临时配制,配制超过 8 小时不宜再用,滴注过程中宜用黑布包裹容器以避光。

(3)利血平:用法同上。

2.严重循环充血及肺水肿

此类严重的合并征象,主要是水、钠潴留,血浆容量过大的结果。症状轻者只需限制水、钠及卧床休息,有症状时可同时应用呋塞米或依他尼酸静脉推注。严重循环充血可配合应用血管扩张剂。一般可用硝普钠(用法同高血压脑病),或用酚妥拉明每次 0.1~0.2 mg/kg 加入葡萄糖液 10~20 mL 中,于 10 分钟内缓慢静脉注射,1 次用量不超过 5 mg。烦躁不安者应予镇静剂。如地西泮每次 0.3 mg/kg,总量不超过 10 mg,静脉推注;必要时可用吗啡,每次 0.1~0.2 mg/kg,皮下注射。心衰明显者可用毛花苷 C,但须注意毒性反应,剂量宜偏小,症状好转即停药,一般不需维持用药。

3.急性肾衰竭

(1)利尿剂:少尿者应及早试用下列利尿药物。①无明显水肿、高血压或心衰的患儿,可用利尿合剂,每次 10 mL/kg,2 小时内注完;或 20% 甘露醇每次 0.5 g/kg,静脉缓慢滴注。若 2~4 小时排尿,可重复 1 次,无效者不再用。②水肿明显或有高血压、心衰的患儿,可静脉滴注呋塞米每次 1~2 mg/kg,效果不显,可酌情重复 2~3 次。

(2)严格控制摄入液量:每日液体入量可按下列推算。24 小时摄入液量(mL)= 前 1 日尿量 + 每日不显性失水 + 吐泻丢失量 – 内生水量。不显性失水为每日 40~500 mL/m²(或按每小时 1 mL/kg)。体温上升 1℃每日应增加 75 mL/m²,内生水量可按每日 100 mL/m² 计算。输入液体一般仅含葡萄糖,不含电解质,以保持每日体重下降 1%~2%或血钠保持在 130 mmol/L 为宜,如无钠丢失而钠迅速下降或体重上升超过 1%,说明进液量过多,应及时调整。

(3)纠正酸中毒:补充葡萄糖,着重改善肾功能,除重度酸中毒外。一般不用碱性液,碱性液过多易引起肺水肿及心衰。

(4)高钾血症的处理:①给予 5%碳酸氢钠 3~5 mL/kg 静脉注射;②10%葡萄糖酸钙 0.5~1 mL/kg,稀释后静脉缓注;③20%葡萄糖和胰岛素的混合液(葡萄糖 0.5 g/kg,胰岛素 0.15 U/kg)静脉滴注(2 小时内滴完);④严重患儿结肠、腹膜或血液透析(人工肾)。

(5)低钙血症的处理:低钙往往由高磷所致。可用 10%氢氧化铝每日 6 mg/kg,分 2~3 次口服,以减少磷的吸收,亦可用 10%葡萄糖酸钙 10~20 mL 缓慢静脉注入。

六、护理与康复

(一)护理

(1)病初 1~2 周,不论病情轻重,均应卧床休息,以增加肾脏血流量,减轻心脏负担,预防严重症状的发生。严重患儿或血压超过 160/100 mmHg 者,应绝对卧床休息,进食及大小便时均应有人协助。待利尿消肿、血压正常、肉眼血尿消失后,可下床在室内活动,逐渐至户外散步,但应避免劳累。尿常规、血沉、补体正常可上学,但不参加体育课。待尿阿迪计数多次正常,病程至少在半年,才可恢复正常活动。

(2)水肿期进无盐普通饮食,适当限制蛋白质的供应。严重循环充血者,应积极限制钠、水入量。水肿消退、血压正常后改低盐普通饭。肉眼血尿持续时间较长者,为减轻肾脏负担,可给予糖、水果、薯类饮食治疗,连续 3 天后,进低蛋白饮食,逐渐恢复至一般饮食。

(3)做好患儿的生活护理,注意口腔及皮肤护理。

(4)做好心理护理,使患儿能主动配合治疗,自觉卧床休息,服从治疗饮食。

(5)病程早期症状明显,且易于恶化,必须严密观察病情,注意患儿体温、呼吸、血压、尿量及其性质变化,观察有无头晕、头痛、烦躁、面色苍白、复视、心率增快、意识障碍等症状,并做好抢救准备。水肿严重或少尿者记录 24 小时出入量。每日晨测血压 1 次,高血压每日测 2~3 次。水肿期隔日称体重 1 次,消肿后每周称 1 次。及时做好各项化验检查,防止水、电解质紊乱的发生。

(6)少数患儿于疾病早期病情可急剧进展,应注意严重循环充血及心衰、惊厥及昏迷、急性肾功能不全等并发症的发生,发现异常,及时报告医生抢救处理。

(7)按医嘱留取清晨新鲜尿送常规检验。注意观察药物治疗效果及不良反应,及时发现及时处理。利血平可有鼻塞、面红、四肢无力、精神疲倦、嗜睡、肠蠕动增加及腹泻等不良反应,并可引起鼻出血。肼屈嗪可抑制血管运动中枢直接舒张血管平滑肌,作用较利血平迅速,剂量稍大可引起心悸、剧烈头痛、恶心、呕吐、鼻衄、皮疹和体位性低血压。有脓疱疮者全身应用青霉素治疗,局部皮肤清洁后涂以 2%甲紫。

(二)康复

(1)向患儿及家属宣传本病是一种自限性疾病,无特异疗法,主要是休息、对症处理、加强护理。

(2)本病预后良好,发展为慢性肾炎罕见。

(3)使患者及家长了解预防本病的根本方法是预防感染,一旦发生上呼吸道或皮肤感染,应及早应用青霉素(或红霉素)彻底治疗,但该病痊愈后,一般无须定期给予长效青霉素。

(黄艳梅)

第三节　原发性肾病综合征

原发性肾病综合征是儿科的常见病,在泌尿系统疾病中发病率仅次于急性肾小球肾炎和尿路感染,居第三位。

肾病综合征是以肾小球基底膜通透性增高为主要病变的一组临床综合征。典型病例具有四大临床特点:①大量蛋白尿;②低蛋白血症;③全身性水肿;④高胆固醇血症。

一、病因和发病机制

肾病综合征按病因可分为原发性、继发性及先天性三种,原发性肾病综合征占90%以上,其次为各种继发性肾病综合征,先天性肾病综合征罕见。

原发性肾病综合征的病因不清楚,其发病往往因呼吸道感染、过敏反应等而触发,继发性肾病综合征病因则主要有感染、药物、中毒等或继发于肿瘤、遗传及代谢疾病以及全身性系统性疾病。

(一)感染

各种细菌(链球菌、葡萄球菌等)、病毒(HBV、HIV、HCV)、寄生虫(疟疾、血吸虫、丝虫)、支原体、梅毒、麻风等。

(二)药物、中毒、过敏

药物有青霉胺、海洛因、非甾体类抗炎药、丙磺舒、卡托普利、三甲双酮、甲妥因、高氯酸盐、抗蛇毒素、造影剂,中毒及过敏因素则有无机汞、有机汞、元素汞、蜂蜇、蛇毒、花粉、血清,预防接种等。

(三)全身性系统性疾病

全身性系统性疾病包括系统性红斑狼疮,过敏性、疱疹性皮炎,淀粉样变性,类肉瘤病,干燥综合征,类风湿性关节炎,混合性结缔组织病等。

(四)肿瘤

恶性肿瘤特别是淋巴细胞恶性肿瘤易诱发肾病综合征,包括霍奇金病、非霍奇金淋巴瘤、白血病、肾母细胞瘤、黑色素瘤、多发性骨髓瘤、肺透明细胞癌等。

(五)遗传性疾病

Alport综合征、指甲—髌骨综合征、Fabry病、镰状红细胞贫血、胱氨酸病、Jeuue综合征、抗胰蛋白酶缺乏等。

(六)代谢及内分泌疾病

糖尿病、桥本甲状腺炎、淀粉样变性等。

(七)其他

高血压、恶性肾小球硬化、肾移植慢性排斥反应等。

二、病理

肾病综合征可见于各种病理类型。根据国际儿童肾脏病研究组(1979)对 521 例小儿肾病综合征的病理观察有以下类型：微小病变（76.4%），局灶性节段性肾小球硬化（6.9%），膜性增生性肾小球肾炎（7.5%），单纯系膜增生（2.3%），增生性肾小球肾炎（2.3%），局灶性球性硬化(1.7%)，膜性肾病(1.5%)，其他(1.4%)。由此可见，儿童肾病综合征最主要的病理变化是微小病变型。

三、临床表现

水肿最常见，开始见于眼睑，以后逐渐遍及全身，呈凹陷性。未治疗或时间长的患儿可有腹腔积液或胸腔积液。一般起病隐匿，常无明显诱因。大约 30% 有病毒感染或细菌感染发病史，70% 的肾病复发与病毒感染有关。常伴有尿量减少，颜色变深，无并发症的患者无肉眼血尿，而短暂的镜下血尿可见于大约 15% 的患者。大多数血压正常，但轻度高血压也见于约 15% 的患者，严重的高血压通常不支持微小病变型肾病综合征的诊断。约 30% 的患儿因血容量减少而出现短暂肌酐清除率下降，一般肾功能正常，急性肾衰竭少见。部分患儿晚期可有肾小管功能障碍，出现低血磷性佝偻病、肾性糖尿、氨基酸尿和酸中毒等。

四、并发症

1.感染

过去肺炎、严重皮肤感染和原发性腹膜炎等是极期肾病死亡的主要原因。现在严重感染已明显少见，但上呼吸道感染、原发性腹膜炎和皮肤感染仍较常见。其中以腹膜炎最多见，可由肺炎链球菌、化脓链球菌、葡萄球菌或革兰阴性细菌引起。

2.电解质紊乱

由于血浆蛋白低，蛋白结合钙低，游离化钙正常，平时无低钙性抽搐。长期忌盐，在大量利尿，合并吐泻时可引起低钠血症、低盐综合征，偶可引起低血容量性休克。

3.肾静脉栓塞

肾静脉栓塞临床上少见，表现为骤然发作的腰腹部剧痛、肉眼血尿，可合并急性肾功能衰竭。

五、实验室及其他检查

(一)尿液检查

尿蛋白定性 +++ ~ ++++，定量每日 >0.1 g/kg，单纯性肾病为选择性蛋白尿，一般无血尿。肾炎性肾病为非选择性蛋白尿，可有持续镜下血尿，尿沉渣红细胞 >10 个 / 高倍视野。有时出现肉眼血尿，可见透明管型及少数颗粒管型。

(二)血液检查

血浆总蛋白降低，常在 30 ~ 50 g/L，白蛋白明显降低(<25 g/L)，α_2 和 β 球蛋白显著增高，出现白 / 球蛋白倒置。血胆固醇 >5.7 mmol/L。血沉增快。血清补体在单纯性肾病时可正常，而在肾炎性肾病时可下降。

（三）血清胆固醇检查

血清胆固醇多明显增高，其他脂类如甘油三酯、磷脂等也可增高。由于脂类增高，血清呈乳白色。

（四）肾功能检查

肾功能检查一般正常。单纯性者尿量极少时可有暂时性氮质血症。少数肾炎性者可伴氮质血症及低补体血症。

六、治疗

（一）休息

除水肿显著或并发感染，或严重高血压外，一般不需卧床休息。病情缓解后逐渐增加活动量。

（二）饮食

显著水肿和严重高血压时应短期限制水钠摄入，病情缓解后不必继续限盐。活动期患儿供盐 1~2 g/d。蛋白质摄入 1.5~2 g/(kg·d)，以高生物价的动物蛋白(乳、鱼、蛋、禽、牛肉等)为宜。在应用糖皮质激素过程中每日给予维生素 D400 U 及适量钙剂。

（三）防治感染

相关内容略。

（四）利尿

对糖皮质激素耐药或未使用糖皮质激素，而水肿较重伴尿少者可配合使用利尿剂，但需密切观察出入水量、体重变化及电解质紊乱。

（五）对家属的教育

应使父母及患儿很好地了解肾病的有关知识，并教给其用试纸检验尿蛋白的方法。

（六）特效治疗

自 20 世纪 50 年代以来有充分资料说明，肾上腺皮质激素和细菌毒性药物对微小病变有特效作用，可使绝大多数患儿达到临床缓解，病理变化恢复正常，对其他类型也有一定程度的疗效。

1.肾上腺皮质激素

肾上腺皮质激素有使尿蛋白消失或减少以及利尿作用，为单纯性肾病的首选药物。治疗开始前最好先观察 1 周左右，以便详细了解患者情况，检查有无感染或有无慢性病灶存在，适量应用利尿剂及观察有无自行缓解趋势。目前关于肾上腺皮质激素治疗尚无统一方案，治疗方案很多，一般均分为两个阶段用药。①诱导缓解阶段：泼尼松足量给药 1.5~2 mg/kg，分 3~4 次口服，疗效 4~8 周。②巩固阶段：间歇用药或隔日清晨顿服，渐减量，停药。

目前国际及国内常用的两种方案。

（1）短疗程方案：国际肾脏病研究组建议此方案。泼尼松每日 2 mg/kg，每日总量不超过 60 mg，分 3~4 次给药，疗程 4 周，然后改为 1.3 mg/kg，隔日清晨顿服，疗程 4 周，如在治疗开始 4 周以后尿蛋白才开始阴转，则由阴转日算起，隔日用药 4 周，总疗程为 8~12 周。

(2)中长程治疗方案:国内多用此方案。泼尼松每日 1.5～2.0 mg/kg,分次给药,尿蛋白阴转后延长以上治疗 2 周,一般是足量治疗不超过 8 周,改为 1.5～2.0 mg/kg 隔日清晨顿服,以后每 2 周减量 1 次,总疗程 6 个月。凡尿蛋白阴转较晚者(4 周以上)或尿蛋白转阴不稳定者,减药要缓慢,总疗程可延至 9～12 个月。

2.细胞毒性药物

环磷酰胺,每日 2.0～2.5 mg/kg,晨顿服,持续用 8～12 周。或考虑用环磷酰胺冲击治疗。或用苯丁酸氮芥,在泼尼松治疗尿蛋白转阴后 1 周开始,每日 0.2 mg/kg,清晨顿服,持续 6 周,总量不超过 10 mg/kg,仍需继续用大剂量长程隔日治疗。细胞毒性药物还可采用氮芥、硫唑嘌呤等。

(七)难治性肾病综合征的治疗

难治性肾病综合征是原发性肾病综合征中频繁复发、激素依赖和耐药病例的总称。小儿肾病中经种种治疗均难以奏效的难治性病例约占 10%。肾病综合征的复发与激素疗程的长短有一定关系。大量短程疗法(国际方案)1 年以上的复发病例几乎是大量中长程疗法(6～12 个月)的 1 倍,2 年以上仍为 40%。为减少复发甚至频繁复发,国内多采用中长程疗法。尽管所用激素疗程的长短不一,肾病患者频繁复发的可能性与其首次复发的时间关系密切。凡在激素使用过程中及停用后 4 个月以内早期复发的患者,以后不久出现频繁复发。反复感染也是复发的重要原因。有感染发生应立即予以控制,常可收到明显效果,最常见的是上呼吸道感染,但全身其他处的感染应注意搜寻,症状不明显的尿路感染也不应忽视,每当复发都应排除合并尿路感染的可能。不正规治疗引起的复发或频繁复发病例不算是真正的难治病例,应注意加以区别。

1.肾上腺皮质激素

难治性肾病综合征应用常规激素治疗无效,但可以根据不同情况适当延长疗程,改变剂型或增加剂量。

(1)长疗程、大剂量治疗:通常情况下,对激素敏感患儿泼尼松每日 2 mg/kg,8 周治疗后可获得完全缓解,但对激素耐药者可适当延长泼尼松(剂量同前)用药时间,10～12 周以后每 4～6 周减量 1 次,减量 2～3 次后改隔日疗法,总疗程 1 年以上,甚至 2～3 年。但如 12 周内尿蛋白持续不减,初剂量用药时间不宜太长,以免发生严重的不良反应。

(2)对激素依赖或频繁复发者可采用长期隔日小剂量维持:泼尼松初治剂量每日 2 mg/kg,直至病情缓解,开始逐渐减量至隔日 15～25 mg 时,每隔 3 个月或更长时间减量 1 次,每次减去隔日量 5 mg,找出患者维持缓解的最低需要量,以此剂量长期维持,疗程为数年。

(3)大剂量冲击疗法:本法适用于激素耐药、依赖或频繁复发者。以大剂量(15~30 mg)甲泼尼龙加入 5%葡萄糖液 100～200 mL 中静脉点滴,连续 3 次(每日或隔日 1 次)以后每隔半个月加强冲击 1 次,一般 3～4 次。冲击治疗间歇口服前述剂量的泼尼松。激素冲击疗法一般不提倡用氢化可的松或地塞米松,因此二药产生水钠潴留的不良反应较大,有时引起严重的水肿而加重病情。使用激素冲击疗法时注意高血压和感染等合并症的发生,非难治性肾病综合征不宜滥用。

2.免疫抑制剂

对多复发型以及激素依赖和激素耐药的病例可用免疫抑制剂。多复发型加用免疫抑制剂后,常可延长缓解期。因具有较强的毒性作用,一般不使用,除非患者已经或将要产生激素毒性。

(1)环磷酰胺(CTX):主要用于频繁复发者,对激素依赖或病理类型为局灶节段性肾小球硬化(FSGS)者疗效差,一般不用。用法:每日 2～3 mg/kg,总剂量须为 200～250 mg/kg,疗程 8～12 周,用药 3 个月以上或总剂量超过 300 mg/kg,可引起性腺损害(主要见于男孩)。本品常与激素合用,一般隔日加泼尼松 1～2 mg/kg。

(2)苯丁酸氮芥:主要用于频繁复发或激素依赖者,一般在继续泼尼松治疗同时加用。开始剂量为每日 0.1～0.2 mg/kg,每日最高剂量不超过 0.3 mg/kg,总量不超过 14 mg/kg,疗程不超过 12 周。根据最近研究,本药可引起严重的远期不良反应,如青春前期男孩睾丸萎缩、肾癌、白血病等。

(3)氮芥:近年有人采用泼尼松和氮芥联合治疗,对难治性肾病综合征取得较好的疗效,剂量为每日 0.1 mg/kg,连用 4 天,泼尼松疗程 8 周,具有疗程短、毒性小、对性腺毒性小等优点。

(4)长春新碱:有人用它与地塞米松或泼尼松联合治疗肾病综合征取得一定的疗效。用法:每次 0.75 mg/kg(最大量不超过 2 mg/kg),加生理盐水静脉滴注或加入 20 mL 生理盐水缓慢静脉滴注,每周 2 次,连用 3～4 周,同时应用地塞米松每日 0.5～0.75 mg 静脉滴注,连用 3 天后改泼尼松口服(每日 1～2 mg/kg),至尿蛋白转阴后 1 周减量,总疗程 6～8 个月。

(5)环孢素 A:治疗肾病综合征多采用小剂量,4~5 mg/kg,分早晚 2 次,疗程 3~6 个月,并同时服用泼尼松。有人认为,本品治疗肾病综合征近期疗效较好,但停药后易复发,再用药仍有效。

(6)雷公藤多苷:每日 1 mg/kg,分 2~3 次口服,持续用药 12 周,继以间歇用药 12 周为一疗程。近期疗效达 84.6%。

3.抗凝治疗

(1)肝素:主要用于高凝状态较严重的患儿。首剂 100 U/kg,溶于 5% 葡萄糖液 50~100 mL 中静脉滴注,约 1 小时滴完。以后用量每次 50～100 U/kg,每日 2～3 次,1 周后改为皮下注射,注射速度宜慢,注射后用手掌按压注射部位 5 分钟。4 周后继续以华法林每日 0.05～0.4 mg/kg,或华法林每日 1～2 mg/d 口服,维持治疗半年至 1 年。治疗中防止出血,必要时静脉注射鱼精蛋白中和。

(2)双嘧达莫(潘生丁):剂量每日 5～10 mg/kg,分次口服,疗程可在 1 年以上,无明显不良反应。用于高凝状态较轻、激素或免疫抑制剂治疗无效患儿,多同上述药物合用。

藻酸双酯钠、蝮蛇抗栓酶均有降低血黏度、改善微循环的作用,在临床中亦可选用。前者 1~2 mg/(kg·d),分 3 次口服,可长期维持;后者 0.25 U/d,溶于 5% 葡萄糖液 250 mL 中缓慢静脉滴注,3 周为 1 个疗程。

4.联合疗法

对激素无效应的患儿,原则上应进行肾活组织检查,再结合血生化和免疫学检查结果制订治疗方案。如有免疫机制参与应使用免疫抑制或兴奋剂,有高凝状态存在应使用抗凝剂,但在临床上两者往往难以区分,这样的患儿应使用联合疗法。文献报道,近年常用的联合治疗方案有下列几组,可根据情况选用。四联疗法:泼尼松 +CTX+ 肝素 + 双嘧达莫。泼尼松每日 1 mg/kg+ 藻酸双酯钠 0.2 g 静脉滴注,每日 1 次,全程 4 周。泼尼松与苯丁酸氮芥交替使用,泼尼松每日 1 g,静脉滴注,连用 3 天改为每日 0.5 mg/kg;苯丁酸氮芥每日 0.15 mg/kg;全程 6 个月。地塞米松、CTX 冲击疗法:地塞米松每日 0.5 ~ 1 mg/kg,静脉滴注,CTX 每日 15 ~ 20 mg/kg,4 天为 1 个疗程,结束后用 Pred,隔日疗法巩固治疗。CTX+华法林 + 潘生丁:用于不适于激素治疗者。蝮蛇抗栓酶、肝素交替疗法:蛇蝮抗栓酶每日 0.25 ~ 0.5 U,静脉滴注,用 7 天;再用肝素每日 50 mg,静脉滴注 7 天。如此交替用 4 周。

5.左旋咪唑

左旋咪唑为 T 细胞调节剂,能延长复发缓解时间或减少发作次数,并能减少激素用量。用法:隔日 2 ~ 2.5 mg/kg,口服,疗程 1 年或更长,无明显不良反应。

6.预防并发症

有效地控制各种并发症,不仅能加速病情缓解,还能预防复发,改善患儿预后,应重视各种并发症如感染、血栓形成和激素不良反应的防治。

七、护理与康复

(一)护理

1.休息

重症患儿应卧床休息。一般患儿每日定时起床后活动,保持较为正常的日常生活,对预防血管栓塞有利。过分劳累可引起病情反复,应予以制止。病情完全缓解后,即使仍服用维持剂量的激素,可根据具体情况,就近上学,免体育活动。

2.饮食

可进低盐饮食。若水肿严重,尿少接近无尿时进无盐饮食。蛋白质以高生物价的优质蛋白为主,还应供给足够的钙剂和维生素 D。消肿、尿量正常后切勿过分限制食盐。

3.加强基础护理

重点为皮肤护理。静脉穿刺要选好静脉,要求一次穿刺成功以减少皮肤感染机会。重度水肿时尽量少用肌内注射以免引起注射处感染或引起深部脓肿。另外要注意患儿安全,预防骨折。

4.心理护理

本病多见于学龄前及学龄期儿童,病程较长,一般要休学 6 ~ 12 个月,因此必须做好心理护理。主动向患儿说明病情。让其耐心配合治疗,树立信心,克服焦躁心理,争取早日缓解。病情稳定后可帮助其复习文化课,安排规律生活。激素治疗后出现肥胖等不良反应时,要耐心解释,尤其对女孩,要帮助其克服害羞及恐惧心理,坚持治疗。

5.病情观察

1)一般观察:水肿期注意观察体重、血压、体温;水肿程度、腹围;尿量、尿色及尿蛋白量;精神、食欲;有无恶心、呕吐、腹痛;面色及皮肤有无破损及感染等。凡治疗后体重减轻,水肿消退,尿量增多,尿蛋白量渐减少,精神食欲正常,提示病情好转。若经治疗体重增加,水肿加重,尿量减少,甚至不能平卧,出现呼吸困难,应及时与医生联系。

2)并发症观察

(1)感染:激素治疗可掩盖感染症状,必须提高警惕,及早识别。应用免疫抑制剂后,当感染水痘或带状疱疹时,常常症状严重,应注意预防。

(2)腹痛:若出现剧烈腹痛应密切观察腹痛部位、性质,有无腹膜刺激征等,观察有无肉眼血尿,检查白细胞和分类,排除原发性腹膜炎或静脉栓塞。

(3)电解质紊乱:注意观察有无精神不振、无力、腹胀、心音低钝等低钾症状;有无食欲减退、恶心、呕吐、头痛,甚至发生惊厥等低钠症状;有无肢体疼痛、手足搐搦、惊厥等低钙症状。发现上述症状,及时报告医生处理。

(4)低血容量性休克:如患者出现呕吐及腹泻,要注意有无面色苍白、口渴、舌质干燥、四肢发凉、脉搏细弱、脉压变小、尿量减少等低血容量休克的表现。及时通知医生并送验血渗透压。

(5)急性肾上腺皮质功能不全:长期使用激素治疗的患者,要注意急性肾上腺皮质功能不全并发症,当发生感染等应激情况时,应注意观察有无出冷汗、皮肤花纹、血压下降等表现。若有上述表现,应及时与医生联系,准备好静脉补充肾上腺皮质激素。

(6)血栓形成:注意观察有无腰痛、血尿等表现。有无下肢疼痛、肢体皮肤颜色改变、发凉等下肢血栓形成的表现。一旦发生肺血栓,可导致患者死亡或发生严重肺部病变。应及时报告医生,并协助抢救。

3)观察药物不良反应:泼尼松每日大剂量分服时很快出现库欣综合征,甚至高血压,骨质疏松,偶见精神症状,要密切注意其发展,采用对症治疗。免疫抑制剂服用期间,应定期复查白细胞及其分类、血小板数,当白细胞少于 $3.0 \times 10^9/L$,血小板少于 $50 \times 10^9/L$ 时需停药观察。观察尿色,鼓励多饮水,预防出现出血性膀胱炎。

(二)康复

帮助家长及患儿掌握本病有关知识,了解感染是本病最常见的并发症及复发的诱因,并采取措施积极预防。如避免受凉,防止感冒,避免劳累。保持室内空气新鲜,定时开窗通风避免对流风。指导饮食调配,①蛋白质:适量优质蛋白(如鸡蛋、鱼肉、瘦肉等),每日 2~3 g/kg。②钠:适量限制钠盐的摄入,1~2 g/d,尿蛋白转阴后改为普通饮食。③钾:适当地补充含钾食物,如柑橘、柚子、绿菜叶等。加强皮肤护理。注意用药监护,观察患儿对药物的反应,及时检查尿常规。

(黄艳梅)

第四节　尿路感染

尿路感染(UTI)为小儿常见病,感染可累及尿道、膀胱、肾盂及肾实质。临床以细菌尿和(或)白细胞尿为特征。小儿尿路感染时局部症状可不明显,容易漏诊而延误治疗。

一、病因和发病机制

（一）易感因素

小儿易患 UTI 与小儿解剖生理特点有关。小儿输尿管长而弯曲,管壁弹力纤维发育不全,易扭曲而发生尿潴留。女孩尿道短,括约肌薄弱,有利于细菌上行感染。新生儿与幼小婴儿的发病常与抵抗力低下有关,感染多为血行播散。目前认为,小儿的再发性和慢性尿路感染常为膀胱输尿管反流所引起。

（二）致病菌及感染途径

多种细菌可引起 UTI,以肠道细菌为主,其中以大肠杆菌最多见,其次为副大肠杆菌、变形杆菌等。球菌主要为葡萄球菌、粪链球菌等。感染途径为:

1.上行感染

上行感染最为多见,指细菌由尿道侵入、上行引起的感染,尤其是婴幼儿期,因尿道短且接近肛门,污染机会较多,容易引起尿潴留和上行感染。

2.血行感染

新生儿和小婴儿,由于免疫功能低下,可于上呼吸道感染、肺炎、败血症等过程中,细菌通过血行侵入泌尿道发生感染,较少见。

3.淋巴道感染

肠道与肾脏之间有淋巴管相通,当肠道有感染时,细菌亦可通过淋巴管侵犯肾脏。

4.直接蔓延

邻近器官或组织的化脓性感染直接蔓延而致,如腹膜炎、阑尾脓肿等,极少见。

机体抵抗力降低是造成发病的主要原因。先天性泌尿系统畸形及膀胱输尿管反流者,发病率高,且易于复发。

二、临床表现

小儿尿路感染,不同年龄发病缓急不同,临床表现有较大差异,现分述如下。

（一）急性尿路感染

病程在 6 个月以内。

1.新生儿

多由血行感染引起,男女发病率相等。以全身症状为主,轻重不一,从败血症伴黄疸到隐性细菌尿,可有发热、体温不升、皮肤苍白、体重不增、拒奶、腹泻、嗜睡和惊厥。

2.婴幼儿

临床症状也不典型,常以发热最突出。拒食、呕吐、腹泻等全身症状也较明显。局部排尿路刺激征可不明显,细心观察可发现,患儿排尿时哭闹不安,尿布有臭味和顽固性尿布疹等。

3.年长儿

以发热、寒战、腹痛等全身症状突出,常伴有腰痛和肾区叩击痛,肋脊角压痛等。同时尿路刺激征明显,患儿可出现尿频、尿急、尿痛、尿液浑浊,偶见肉眼血尿。

（二）慢性尿路感染

指病程迁延或反复发作伴有贫血、消瘦、生长迟缓、高血压或肾功能不全者。

（三）症状性菌尿

在常规的尿过筛检查中，可以发现健康儿童存在着有意义的菌尿，但无任何尿路感染症状。这种现象可见于各年龄组，在儿童中以学龄女孩常见。无症状性菌尿患儿常同时伴有尿路畸形和既往症状尿路感染史。病原体多数是大肠杆菌。

三、实验室及其他检查

（一）白细胞总数及分类

急性尿路感染时，白细胞总数增高，中性粒细胞增高，慢性尿路感染可出现不同程度的贫血。

（二）尿常规

取晨尿离心后镜检，白细胞数 >5 个 / 高倍视野，可有脓细胞。若发现白细胞聚集成堆或白细胞管型，有诊断价值。

（三）尿细菌学检查

1.尿液直接涂片找细菌

取一滴未离心的新鲜尿，置玻璃片上烘干后用亚甲蓝或革兰染色，在油镜下每个视野看到 1 个以上细菌时，则说明尿标本中细菌在 $>10^5/mL$ 以上，为真性菌尿，此法简单迅速又有一定可靠性，在缺乏细菌培养条件下或尿培养尚未有结果时，对诊断有参考价值。

2.尿培养及菌落计数

尿培养及菌落计数是诊断本病的主要依据。必须在外阴清洗后做尿细菌定量培养，菌落 $>10^5/mL$ 方可确诊，$10^4{\sim}10^5/mL$ 为可疑，$<10^4/mL$ 多系污染。女孩如连续 2 次尿培养菌落均在 $10^5/mL$ 以上，且为同一细菌时，确诊率可达 95%。男孩如尿标本无污染，菌落在 $10^4/mL$ 以上，即应考虑细菌尿诊断。

（四）肾功能检查

急性尿路感染，肾功能多无改变；慢性尿路感染肾功能可有不同程度损害，主要有持久或明显的尿浓缩功能障碍。晚期肾功能可逐渐全面受损，出现血尿素氮和血清肌酐升高，甚至肾功能衰竭。

（五）影像学检查

反复感染或迁延不愈者应进行影像学检查，以观察有无泌尿系畸形和膀胱输尿管反流。常用的有 B 型超声检查、静脉肾盂造影加断层摄片（检查肾瘢痕形成）、排泄性膀胱造影检查（VUR）、肾核素造影和 CT 检查等。

四、治疗

治疗的关键是积极控制感染，根除病原体，防止再发，预防复发，去除诱因，纠正尿路结构异常，保护肾功能。增强体质，医患合作是完成足够疗程，也是保证疗效的必要条件。

（一）一般治疗

（1）急性期需卧床休息，鼓励患儿多饮水以增加尿量，女孩还应注意外阴部的清洁卫生。

（2）鼓励患儿进食，供给足够的热量、丰富的蛋白质和维生素，以增强机体的抵抗力。

（3）对症治疗：对高热、头痛、腰痛的患儿应给予解热镇痛剂缓解症状。对尿路刺激征明显者，用阿托品、山莨菪碱等抗胆碱药物治疗或口服碳酸氢钠碱化尿液，以减轻尿路刺激症状。

（二）抗菌药物治疗

选用抗生素的原则。①感染部位：对肾盂肾炎应选择血药浓度高的药物，对膀胱炎应选择尿浓度高的药物。②感染途径：对上行感染，首选磺胺类药物治疗。如发热等全身症状明显或属血源性感染，多选用青霉素类、氨基糖苷类或头孢菌素类单独或联合治疗。③根据尿培养及药敏试验结果，同时结合临床疗效选用抗生素。④药物在肾组织、尿液、血液中都应有较高的浓度。⑤选用的药物抗菌能力强、抗菌谱广，最好用强效杀菌剂，且不易使细菌产生耐药菌株。⑥对肾功能损害小的药物。

1.急性尿路感染的抗菌治疗

应早期积极应用抗菌药物治疗。药物选择一般根据：①感染部位。对肾盂肾炎应选择血药浓度较高的药物，而下尿路感染则应选择尿浓度高的药物，如呋喃类或磺胺类。②尿培养及药物敏感试验结果。③对肾损害少的药物。急性初次感染须用下列药物治疗，症状多于 2~3 天好转，菌尿消失。如治疗 2~3 天症状仍不见好转或菌尿持续存在，多表明细菌对药物可能耐药，应及早调整，必要时可两种药物联合应用。

（1）磺胺药：对大多数大肠杆菌有较强的抑制作用，尿中溶解度高，不易产生耐药，常为初次感染首选药物。常用制剂为磺胺甲基异噁唑（SMZ），多与增效剂甲氧苄啶（TMP）联合应用。SMZ 用量为每日 50 mg/kg，后者为每日 10~15 mg/kg，可加用碳酸氢钠碱化尿液，以提高药效。疗程为 1~2 周。为防止尿中形成结晶，应多饮水，肾功能不全时慎用。

（2）吡哌酸：适用于各种类型尿路感染。对大肠杆菌引起的尿路感染。因其尿排出率高，疗效显著。用量：每日 30~50 mg/kg，分 3~4 次口服。有人认为此类药物对骨的生长有影响。8 岁以下小儿慎用。

（3）诺氟沙星：为喹啉酸类全合成广谱抗菌药物，对革兰阴性、阳性菌均有较强的抗菌作用。剂量为每日 5~10 mg/kg，分 3~4 次口服。8 岁以下小儿慎用。

（4）氨苄西林、阿莫西林及头孢菌素，均为广谱抗生素，有较好抑菌作用，常用于尿路感染的治疗。

急性感染时所选用抗生素对细菌敏感，一般 10 天的疗程可使绝大多数患者感染得到控制，如不伴发热 5 天疗程亦可。痊愈后应定期随访 1 年或更长。因多数再发是再感染所致，因此不主张对所有患者均采用长程疗法。反复复发者，急性症状控制后可用 SMZ、呋喃妥因、吡哌酸或诺氟沙星中的一种小剂量治疗量的 1/4~1/3，每晚睡前服用 1 次，疗程可持续 3~6 个月。对反复多次感染或肾实质已有不同损害者，疗程可延长至 1~2 年。为防止耐药菌株的产生，可采用联合用药或轮替用药。

2.慢性尿路感染的抗菌治疗

慢性或反复再发患儿多同时伴有尿路结构异常，必须积极查找，应尽早进行治疗，防止肾功能损害及肾脏瘢痕形成。

五、护理与康复

（一）护理

1）休息。急性期需卧床休息，出汗后及时更换内衣，保持皮肤、口腔清洁。鼓励患儿大量饮水，促进细菌和毒素排出；多饮水还可降低肾髓质及乳头部组织的渗透压；抑制细菌生长繁殖。

2）饮食。对发热患儿宜给予流质或半流质饮食。食物应易于消化，含足够热量、丰富的蛋白质和维生素，以增加机体抵抗力。

3）降温。监测体温变化，对高热患儿给予物理降温或药物降温。

4）减轻排尿异常

（1）保持会阴部清洁，便后冲洗外阴，为小婴儿勤换尿布，尿布用开水烫洗晾干，或煮沸、压力消毒。

（2）婴幼儿哭闹、尿道刺激征明显者，可应用山莨菪碱等抗胆碱药解痉。

（3）按医嘱应用抗菌药物，注意观察用药后的反应，口服抗菌药物可出现恶心、呕吐、食欲减退等现象，饭后服药可减轻胃肠道症状；服用磺胺药时应多喝水，并注意有无血尿、尿少、尿闭等。

（4）定期复查尿常规和进行尿培养，以了解病情的变化和治疗效果。

（二）康复

（1）向患儿及家长解释本病的护理要点及预防知识，如幼儿不穿开裆裤，便后洗净臀部，保持清洁。

（2）女孩清洗外阴时从前向后擦洗，以避免污染。

（3）指导服药方法及不良反应的观察，强调多饮水，勤排尿，定期复查，防止复发与再感染。

（黄艳梅）

第五节　急性肾衰竭

急性肾衰竭是由于肾脏本身或肾外因素引起的一种肾功能急剧减退或消失、失去维持机体内环境稳定能力的临床综合征。由于肾脏不能维持体液、电解质、酸碱平衡及排除代谢产物，引起以代谢性酸中毒、高钾血症、氮质血症为主的一系列临床表现。随着医学的进展，目前对本症的认识、诊疗措施有所提高，但病死率仍很高，主要死于严重并发症及原发病。

一、病因和发病机制

可由多种病因引起。依病因作用部位常分为以下 3 种：

（一）肾前性

肾实质本身原无器质性病，而系由多种病因导致肾血流灌注减少，从而表现为少尿和氮质血症。常见病因有血容量减少、低血压、低血氧等。

（二）肾性

肾本身损伤所致，儿科常见。其病因有：

（1）急性肾小管坏死：由于持久的肾缺血或（和）肾毒素。

（2）肾小球疾病：急性肾小球肾炎，急进性肾炎，也可在慢性肾小球疾患基础上由于感染、脱水、失血、心衰等诱因而发生急性肾衰竭。

（3）肾血管疾病：如肾动静脉栓塞、血栓形成、结节性多动脉炎，血管炎等。

（4）肾间质疾病：急性间质性肾炎、肾盂肾炎等。

（5）其他：DIC、溶血尿毒综合征、肾发育不良、急性白血病时的肾浸润等。

此类呈典型的少尿或无尿期、利尿期、恢复期的发展过程，但年幼儿3期划分不如成人明确。

（三）肾后性

任何原因引起尿路梗阻均可继发肾衰竭，这类患儿常并发尿路感染。输尿管梗阻时必须是双侧性才发生肾衰竭。

发病机制因病因和病期不同而不同。新生儿期以围产期缺氧、败血症、严重溶血或出血较常见；婴儿期以严重腹泻脱水、重症感染及先天畸形引起为多见；年长儿则常因各型肾炎、各型休克引起。急性肾小管坏死导致急性肾衰竭起始期主要是肾血管持久收缩，导致肾小球滤过率下降，尿量减少，以及出球动脉血量不足而致肾小管坏死。发展期主要为肾小管损伤，一是肾小管腔内有脱落的上皮细胞、蛋白、溶血后产生物等的堵塞；二是肾小管基底膜及细胞损伤，管内液反漏入间质，出现持续少尿，病情发展。

二、临床表现

临床表现依病因及肾损害程度而异，且常被原发病所掩盖。一般分3期，但小儿常无明显的分期界限。

（一）少尿或无尿期

致病因素作用下数小时至1周内出现少尿或无尿。

1.尿量减少

每日尿量 $<250\ mL/m^2$ 为少尿，每日 $<50\ mL/m^2$ 为无尿。尿比重 <1.012，尿常规有蛋白尿，红、白细胞及管型。少尿期一般 7～14 天，短则 2～3 天，长者可达 2 个月。肾中毒所致者少尿期较短，肾缺血所致者较长。

2.氮质血症

肾小球滤过率下降，致使排出代谢产物减少，血浆肌酐（Scr）、血尿素氮（BUN）升高，其升高速度与体内蛋白分解状态、尿量有关。临床表现有恶心、呕吐、腹胀、腹泻等，重者可出现贫血。氮质血症的程度反映病情的轻重，但与预后不完全成正比。

3.电解质紊乱

表现为"三高"（高钾、高磷及高镁）及"三低"（低钠、低氧及低钙）。高钾为死亡的主要原因之一；高磷可致血钙降低，引起低钙惊厥，对心肌亦有影响；高镁可致深腱反射消失和中枢抑制状态；低钠多为稀释性，可致脑水肿、昏迷等。

4.代谢性酸中毒

出现乏力、麻木、嗜睡、反应迟钝、呼吸深而快、心肌收缩无力、心律失常、心排血量降低、血压下降，严重时可危及生命。

5.水中毒

肾脏排水减少，如不控制水分摄入，则可发生水中毒。表现为全身水肿、高血压、肺水肿、脑水肿，甚至抽搐、昏迷，或并发心衰而死亡。

6.心血管系统表现

（1）高血压：与肾脏缺血，肾素分泌过多和容量负荷过大、循环充血有关，严重者可发生高血压脑病。

（2）心衰：主要与容量负荷过大有关，高血压、酸中毒、严重心律失常均可加速心衰的发生。

（3）心律失常。

（二）多尿期

此期尿量逐渐或突然增加，经 1~7 天达到利尿高峰。此期提示肾功能开始好转。大量利尿若补液不及时，可引起脱水和电解质紊乱。

（三）恢复期

病后 1 个月左右即进入恢复期。肾功能完全恢复则需要较长时间，一般在病后 1 年肾小球滤过率尚较正常低 20%~40%。

三、实验室及其他检查

（一）周围血常规

白细胞增加，中性粒细胞增高，血红蛋白降低，血小板在 DIC 时下降，凝血酶原时间延长，可有畸形红细胞。

（二）尿检查

尿比重早期正常，以后固定在 1.010~1.012，尿蛋白 +~+++，溶血尿毒综合征可有血红蛋白尿。尿中出现大量肾小管细胞及细胞管型，上皮管型及颗粒管型。尿酶排出增加。

（三）尿诊断指标检查

1.尿渗透压

尿渗透压是可靠的尿浓缩功能指标，在急性肾衰竭时常 <350 mmol/L。

2.自由水清除率

自由水清除率是测量肾脏稀释功能的指标，甚至在肾衰竭的最早期即下降。

急性肾功能衰竭时自由水清除率接近 0。

3.肾的钠代谢指标

急性肾衰竭时由于肾小管不能很好地吸收钠，而出现尿排钠增加。

（四）血浆和尿的肌酐以及尿素氮浓度

血肌酐和血尿素氮升高，尿肌酐降低；尿中尿素氮浓度低。因此，在肾实质性肾衰竭时尿肌酐/血肌酐<20,尿素氮(尿/血)<3,而肾前性肾衰竭的二者分别为>40和>8。同样,由于尿中溶质浓度降低,在肾性肾衰竭时,尿/血渗透压<1.1,而肾前性者>1.5。

（五）血电解质变化

血钾浓度上升,血钠及血氯降低,血 pH 值及 HCO_3^- 浓度降低,血磷及血镁上升,血钙降低。

（六）心电图

心电图主要监测血钾变化。

（七）X 线检查

X 线检查可检查有无肾盂积水,以及肾动脉及静脉的血流情况。

（八）B 型超声检查

B 型超声检查为非侵入性检查,可测量肾脏大小,观察集合管状态,可清楚地看到有无结石及肾盂积水。

（九）CT 检查

肾盂积水时,CT 检查可清楚地确定输尿管扩张的部位及残留肾实质的厚度。

（十）肾动脉及肾静脉造影

肾动脉及肾静脉造影可确定肾皮质坏死,此时可见叶间动脉充盈延迟,缺乏皮质图像,并可看到肾动脉或肾静脉血栓形成。

（十一）放射性核素检查

放射性核素检查可提供功能、形态及预后意义。

（十二）肾穿刺

肾穿刺行病理检查,判断肾衰竭的原因。

四、治疗

治疗原则主要是纠正生理功能的紊乱,防止发生严重并发症,尽力维持患儿生命,以待肾功能的恢复。其中,急性水中毒、高钾血症是严重威胁患儿生命的重要原因,处理时应特别重视。

（一）少尿或无尿期的治疗

1.去除病因和治疗原发病

肾前性肾衰竭注意及时纠正全身循环血流动力学障碍,包括补液、输注血浆和白蛋白、控制感染等。避免接触肾毒性物质,严格掌握肾毒性抗生素的用药指征,并根据肾功能调节用药剂量,密切监测尿量和肾功能变化。

2.饮食和营养

应选择高糖、低蛋白、富含维生素的食物, 尽可能供给足够的能量。供给热量 50~60 kcal/(kg·d)、蛋白质 0.5 g/(kg·d),应选择优质动物蛋白,脂肪占总热量的 30% ~ 40%。

3.控制水和钠的摄入

坚持"量入为出"的原则,严格限制水、钠摄入,有透析支持可适当放宽液体入量。每日液体量控制在"尿量 + 显性失水(呕吐、大便、引流量)+ 不显性失水 – 内生水"。无发热患儿每日不显性失水为 300 mL/m²,体温每升高 1℃,不显性失水增加 75 mL/m²;内生水在非高分解代谢状态为 250~350 mL/m²。所用液体均为非电解质液。髓袢利尿剂(呋塞米)对少尿型肾衰竭可短期试用。

4.高钾血症的治疗

血钾 >6.5 mmol/L 时应积极治疗。血钾增高时用阳离子交换树脂,口服或灌肠,每日 0.5~1.0 g/kg,紧急情况下静脉滴注 10%葡萄糖酸钙 0.5~1.0 mL/kg(总量每次 10~20 mL),以拮抗钾对心肌的作用,还可输注葡萄糖胰岛素混合液以促细胞外钾转入细胞内;不能控制的高血钾常需透析治疗。

5.低钠血症的治疗

应分清是稀释或缺钠性低钠血症,少尿或无尿期以稀释性低钠血症较多见,严格控制水分即可纠正。缺钠者当血钠 <120 mmol/L,且又出现低钠综合征者,可适当给予 3%氯化钠,1.2 mL/kg 可提高血钠 1 mmol/L。可先给 3~6 ml/kg,可提高 2.5~5.0 mmol/L,再根据病情谨慎补充。

6.低钙血症的治疗

常发生在用碱性液快速纠正酸中毒时,此时应静脉给 10%葡萄糖酸钙 0.5~1 mL/kg,可在短期内重复 2~3 次。

7.代谢性酸中毒治疗

轻症不用治疗;较重者如动脉血 pH 值 <7.15、血 HCO_3^-<8 mmol/L 时,可用 5%$NaHCO_3$ 提高到 pH 值 7.2、血 HCO_3^- 12mmol/L。其不良反应可增加循环负荷。

8.透析治疗

较早透析可降低病死率。透析分血液透析及腹膜透析。透析指征为:

(1)血生化指征:BUN>28.56 mmol/L,Scr>530.4 μmol/L,血钾 >6.5 mmol/L,或心电图有高钾表现,严重代谢性酸中毒,即血 pH 值 <7.1 或 HCO_3^-<5 mmol/L,而对 $NaHCO_3$ 反应不佳者。

(2)临床上有明显尿毒症症状,或有明显心衰、肺水肿或高血压危象者。

(二)利尿期的治疗

利尿期早期,肾小管功能和肾小球滤过率尚未恢复,BUN、血钾和酸中毒仍继续升高,伴随着多尿,还可出现低钾和低钠血症等电解质紊乱,应注意监测尿量、电解质和血压变化,及时纠正水电解质紊乱;当接近正常水平时,应增加饮食中蛋白质摄入量。

(三)恢复期的治疗

此期肾功能日趋恢复正常,但可遗留营养不良、贫血和免疫力低下,少数患者遗留不可逆性肾功能损害,应注意休息和加强营养,防止感染。

(四)特殊情况的处理

1.高血压、心衰及肺水肿

这些大多与水血症有关,因此应以治疗水血症为主,限水、限盐及利尿,可用呋塞米等强利尿剂,每日 2~3 mg/kg。降血压,可口服卡托普利每日 0.5~6 mg/kg,分 3~4 次;或硝普钠静脉滴注,10~20 mg 加入 5%葡萄糖液 100 mL 中,调整速度为每分钟 1~8 μg/kg。如出现高血压脑病,尚需使用镇静剂。扩血管药多巴胺及酚妥拉明各 10 mg 加入葡萄糖液

100 mL 中静脉滴注,能增加心肌收缩力及肾血流量,可连用 7 天,使尿量增加,症状改善。关于心衰的治疗,因为心肌缺氧和少尿对洋地黄极敏感,对洋地黄类药物应慎用,主要以利尿、限盐、限水,扩血管药为主。如出现肺水肿应急症处理。除利尿及扩血管外,尚应加面罩给氧,用 1%吗啡 0.1～0.2 mg/kg 皮下注射并结扎四肢或放血,立即透析。

2.肾脏出血

可用氢氧化铝凝胶 10～20 mL 口服,每日 3～4 次。或用组胺 H_2 受体阻滞剂西咪替丁,抑制胃酸分泌,减少胃肠出血。剂量:10 mg/kg,每日 1 次。长期使用可致间质性肾炎。

3.感染

一般不主张预防性用抗生素。如发生感染,可选用无肾毒性抗生素。

五、护理与康复

(一)护理

1.密切观察病情

注意体温、脉搏、呼吸、心率、心律、血压、尿量等变化。急性肾衰竭常以心衰、心律失常、感染、水电解质紊乱等为主要死亡原因,应及时发现其早期表现,并随时与医生联系。

2.维持体液平衡

准确记录 24 小时出入量,根据病情控制液体的入量,每日定时测体重以了解水肿有无加重。

3.保证患儿休息

患儿应卧床休息,休息时间视病情而定,一般少尿或无尿期、多尿期均应卧床休息,恢复期逐渐增加活动。

4.保证营养均衡

少尿或无尿期为了减少组织蛋白分解,应限制水、盐、钾、磷和蛋白质的摄入量,供给足够的能量;不能进食者经静脉补充营养。长期透析时可输血浆、水解蛋白、氨基酸等。

5.预防感染

尽量将患儿安置在单人病室,做好病室的清洁和空气净化,避免不必要的检查。严格执行无菌操作,加强皮肤护理及口腔护理,保持皮肤清洁、干燥。定时翻身、拍背,保持呼吸道通畅。

6.心理支持

急性肾衰竭是危重病症之一,患儿及家长常有恐惧感。应做好心理护理,给予患儿和家长精神支持。

(二)康复

(1)嘱患儿家长出院后应根据医嘱为患儿补充营养,避免感冒,以防病情反复。

(2)因肾脏的浓缩功能完全恢复常需 6 个月至 2 年,应尽量预防和避免影响肾功能的疾病发生。

(3)指导患儿家属继续观察患儿临床症状,如体重的变化、尿量的多少,有无呼吸困难,倦怠乏力等。

（4）给予患儿精神安慰,鼓励患儿配合治疗。

（5）向患儿耐心解释必须遵守的生活制度、长期疗养方法,如逐渐增加活动量。

（黄艳梅）

第六节 多囊肾

多囊肾又名肾多囊性疾病,是较常见的遗传性疾病。根据遗传特性,分为两类:常染色体显性遗传性多囊肾（ADPKD）,又称为成人型多囊肾;常染色体隐性遗传性多囊肾（ARPKD）,又称为婴儿型多囊肾。其遗传特点、临床表现和预后截然不同。

一、病因

本病的确切病因不清楚,90%的 ADPKD 患者异常基因位于第 16 号染色体的短臂（16p13.3）,称之为 PKD1 基因,约 10%ADPKD 患者异常基因位于第 4 号染色体的长臂（4q22）,称之 PKD2 基因,两组基因的编码蛋白质分别称为多囊蛋白 1 和多囊蛋白 2,具体尚不清楚。

二、临床表现

(一)常染色体显性遗传性多囊肾

发病年龄为 40 ~ 60 岁。有家族史。

1.腰痛

腰痛占 30% ~ 60%。出现较早。发生于肾区或上腹部,为持续性钝痛或胀痛,活动后加重,有时向胸背部放射;若有出血或合并结石可出现肾绞痛(占 18% ~ 29%)。

2.血尿

血尿占 22% ~ 50%。为间歇性镜下血尿或无痛性肉眼血尿。因囊肿内压增加,过度牵拉囊壁血管致破裂出血或继发感染、结石所致。

3.腰腹部肿块

腰腹部肿块占 65% ~ 80%。双侧触及者占 50%~80%,单侧者占 15%~30%。肿块表面不平呈结节状,有一定张力,稍可活动,为肿大的肾脏。

4.上尿路感染

由于囊肿的压迫使尿液引流不畅,导致肾脏和囊肿内感染。患者表现为体温升高、寒战、腰痛和尿路刺激征。

5.并发肾结石

20%的患者合并肾结石。

6.高血压

高血压占 35% ~ 60%。舒张压多在 100 ~ 120 mmHg。其发生与肾缺血和肾素—血管紧张素—醛固酮系统的激活有关。可造成左心室肥大,左心衰竭或高血压脑病。

7.慢性肾功能不全

呈慢性进行性表现,如恶心、呕吐、贫血、水肿等。

8.其他器官多囊性病变

伴发多囊肝(占 16%~40%),脑基底动脉瘤(约占 6%),还可伴发胰、肺、脾、附睾、睾丸、卵巢、甲状腺等器官的囊肿。

9.眼底检查

眼底检查有高血压眼底表现。

(二)常染色体隐性遗传性多囊肾

1.围生期型和新生儿型

(1)有出生时羊水过少。

(2)因患儿肾脏异常肿大而导致的难产史。

(3)患儿可有二尖瓣面容。

(4)少尿史。

(5)电解质紊乱、肾衰竭症状。多数在出生后几天内因肺发育不良死于呼吸衰竭。

2.婴儿型和少年型

(1)有高血压和慢性心衰。

(2)门静脉高压的症状与体征,如食管静脉曲张出血、脾大及功能亢进。

(3)慢性肾衰竭症状。一般在 20 岁左右死于肝脏和门静脉高压的并发症。

三、实验室及其他检查

(一)尿检查

镜下血尿多见,亦可呈肉眼血尿及凝血块,呈间歇性或持续性;蛋白尿一般轻微,一般 24 小时尿蛋白定量不超过 1 g,大量蛋白尿者少见;肾浓缩功能失常,呈低比重尿,但稀释功能和酸化功能仍正常。

(二)肾功能检查

为晚期表现,BUN,Scr 进行性升高,二氧化碳结合力降低,但一般进展比较缓慢。

(三)X 线检查

X 线腹平片及肾盂造影,可见肾外形增大,轮廓不规则,肾盂肾盏被压变形,表现为扩张、缺损、移位或消失。肾盏变平或呈半月状。

(四)超声波检查

可发现积液的囊腔。

(五)CT 检查

CT 诊断最为准确,不仅能区分实质性与囊性肿块,尚可清晰分辨囊肿的大小和分布状况,对肝肾等脏器是一种分辨率极高的非侵入性检查方法,并能避免多囊肾合并癌变的漏诊的情况。

（六）肾活检

必要时进行肾穿刺活组织检查。

四、诊断标准和鉴别诊断

（一）诊断标准

根据临床表现及辅助检查可诊断。

（二）鉴别诊断

多囊肾应与以下疾病相鉴别。

1.单纯性肾囊肿

典型肾囊肿为单腔,位于皮质,随年龄增长可增多,一般无症状,偶因其他检查或体检时而发现。一般经过良好。

2.结节性硬化综合征

结节性硬化综合征具有常染色体显性遗传病特点,双肾囊肿。肾脏除囊肿外,还表现有血管肌脂肪瘤和恶性上皮样血管肌脂肪瘤,肾外表现主要累及中枢神经和皮肤,表现为惊厥,反应迟钝,面部血管纤维瘤、色素斑减退等。

五、治疗

（一）治疗原则

治疗目的是减少或消除已形成的囊肿,阻止新的囊肿形成。治疗原则是阻止囊肿形成与增大,保护肾组织以免受进一步破坏。由于目前尚无有效方法防止囊肿形成、增大,因此治疗方法限于对症、防治继发症和维护肾功能。

（二）治疗方法

1.去顶减压术或B超导引下囊内抽液并注射硬化剂

对表面较大囊肿,尤其伴顽固性疼痛、进展性高血压或(和)肾功能恶化者,可有一定疗效。

2.控制高血压

由于囊肿压迫致肾缺血而激发肾素生成是本病高血压的主要原因,故降压药应首选血管紧张素转换酶抑制剂。降压治疗对控制疾病进展,防止肾功能恶化有重要意义。

3.止痛治疗

非类固醇消炎止痛药可减少肾血流,因此应避免使用。

4.积极防治尿路感染

应注意避免用肾毒性抗菌制剂,如常规抗菌治疗效果不明显应考虑囊肿感染,此时需注意采用易渗入囊内的药物如氯霉素、复方新诺明及环丙沙星。

5.血尿发作治疗

卧床休息一般即能缓解;重者可用去氨加压素和抑肽酶,后者能抑制出血,增加局部尿激酶的活性;尿血十分严重,影响血压时,可做肾动脉分支栓塞。

6.肾功能不全治疗

中、早期予以对症处理,晚期用透析疗法或肾移植。

（王贵波）

第七节 单纯性肾囊肿

单纯性肾囊肿又名孤立性肾囊肿,在肾囊肿性疾病中最为常见。

一、病因及发病机制

囊肿起源于肾小管,在胚胎发育期肾小球与肾小管连接发生缺陷;出生后由于肾小管上皮细胞增生而形成肾小管壁囊状扩张,肾小球滤过液或上皮分泌液在其中积聚;炎症或其他病变导致肾小管阻塞及血运障碍引起局限性肾实质缺血,系形成本病的基本因素。

本病为单房性囊肿,壁厚 1 ~ 2 mm。多发生在单侧肾实质表面,亦可位于皮质深层或髓质,但与肾盂肾盏不相通,常位于肾下极,外观呈蓝色。在肾被膜下逐渐长大,可压迫邻近正常组织,下极巨大囊肿可压迫输尿管引起梗阻、感染。囊肿大小不等,囊液为浆液性,比重为 1.002 ~ 1.010,约 5% 为血性液体。囊液除含水分外,尚有葡萄糖、少量蛋白、脂类、胆固醇及氯化物等。可有钙盐沉积。有的并发感染、结石和肿瘤。

二、临床表现

1)一般无临床症状。

2)只有较大的囊肿才出现症状。

(1)腰、腹部的不适及疼痛。

(2)如压迫肾实质会引起肾单位坏死,产生高血压,患者可有红细胞增多表现。

(3)并发尿路感染。

(4)压迫肠腔可产生肠梗阻。

三、实验室及其他检查

(一)尿液检查

尿液化验结果一般情况下正常,在感染和囊肿破裂时可有肉眼或镜下血尿。

(二)特殊检查

1.B 型超声波检查

可见低密度区域,内部无回声清晰的暗区。

2.静脉肾盂造影

在肾内可见平滑块影,有时见到蛋壳样钙化影。

3.CT 检查

可见低密度区。

四、鉴别诊断

应与肾结核、肾脏肿瘤鉴别。

五、治疗

一般不需治疗,只有较大的囊肿压迫肾组织时才需要手术。

(王贵波)

第八节 肾、输尿管重复

肾、输尿管重复是肾、输尿管畸形中常见的一种。肾重复指肾分上下两部,各有一个肾盂,两个肾盂分别通入一输尿管,成为重复输尿管。重复输尿管可全部或部分重复。

一、病因

胚胎发育过程中各种因素造成发育异常。

二、临床表现

如无并发症,很少有症状,往往在尿路造影或膀胱镜检查时偶被发现。在女性,往往因异位输尿管口位于尿道外括约肌的远侧(尿道、阴道或阴道前庭等处)而引起尿失禁。女性患者正常排尿同时兼有尿失禁现象是输尿管口异位的特征。在男性,异位输尿管口位于尿道括约肌近侧故不发生尿失禁。

三、辅助检查

尿路造影和膀胱镜检查有助诊断。

四、治疗

(1)本病如无并发症,也不需要治疗。

(2)如并发感染而无形态及功能上的改变,则用药物治疗。

(3)如合并梗阻性肾积水、难以控制的感染或女性输尿管异位开口位于尿道外括约肌远侧者,可将有病变的重复肾切除,并将其所属输尿管尽量低位切断。

(王贵波)

第九节 异位肾

异位肾是指肾在发生发展过程中因各种原因未到达正常位置。

一、病因

胎儿期肾胚芽在盆腔内,随着胎儿生长,肾逐渐上升到正常位置。上升发生障碍或误升向对侧,即形成异位肾或交叉异位肾。

二、临床表现

异位肾肾功能正常,亦可无任何症状。当受轻微外伤后则出现血尿,也可因并发尿路梗阻、结石、感染而有症状;或由于压迫血管、神经及附近器官而产生下腹痛、胃肠症状及膀胱刺激征。查体可在下腹触及肿物。

三、辅助检查

排泄性、逆行性尿路造影可明确诊断。

四、治疗

无症状的异位肾不需任何治疗。如有并发症如重度肾积水或肾积脓时,而对侧肾功能良好,可将病肾切除。

(王贵波)

第十节 蹄铁形肾

蹄铁形肾,又称马蹄肾,是肾融合畸形中常见的一种。

一、病因

由于两侧肾在中线通过肾实质组织或纤维组织形成的峡部相连,形似蹄铁而得名。95%的蹄铁形肾是在下极相连,也有上极相连者。胚胎14 mm长时,两侧中肾十分靠近。此时,任何干扰都可导致肾的融合。两肾的融合发生在沿长轴旋转以前,且向上迁徙不完全时,脐动脉或髂总动脉位置的轻微改变,就能改变肾的迁徙方向而导致两肾的接触和融合。

二、临床表现

两肾融合的峡部可压迫腹腔神经丛,引起腹痛、腰痛和消化道症状。继发感染、结石或肾积水可出现相应症状。

三、辅助检查

查体下腹可触及肿物。

1.排泄性尿路造影

显示肾长轴的延长线与正常肾盂相反,在尾侧方向交叉。

2.B超、CT

可了解峡部连接的情况。

四、治疗

(1)无症状者,可不必治疗。

(2)有并发症者,需根据情况处理。

(3)有压迫症状,如出现腹痛、腰部及胃肠道症状者,可手术切断峡部,并将分开的两肾加以固定。

(4)如并发肾积水有肾盂输尿管连接部梗阻则应同时做肾盂成形术或行输尿管膀胱吻合术,以纠正膀胱输尿管反流。

(5)并发肾结石亦应同时手术治疗。

(王贵波)

第十一节　遗传性肾炎

遗传性肾炎即与遗传有关的肾小球肾炎。包括下列一组疾病:①Alport 综合征。②家族性良性血尿。③遗传性婴儿型肾病综合征。④遗传性免疫性肾炎。⑤某些代谢性和非代谢性疾病亦可并发遗传性肾炎。

Alport 综合征又有遗传性慢性进行性肾炎、家族性肾炎、眼—耳—肾综合征、先天性遗传性血尿、遗传性出血性肾炎及遗传性间质肾盂肾炎之称,是遗传性肾炎中常见的一型。其特征是进行性肾功能衰竭、神经性耳聋、眼晶状体异常三联征。其发生率约占肾小球疾病患者的 2%,男女之比为 2:1。

一、病因

病因与遗传有关。本病的遗传方式有:

(1)性连锁显性遗传:致病基因定位于 X 染色体长臂中段 Xq22 上,主要为 COL4A5(Ⅳ型胶原亚单位 α 链的基因)的突变。

（2）常染色体隐性遗传：致病基因定位于常染色体 2q36~37 上，为 COLAA3 及 CO-LAA4 的突变。

（3）常染色体显性遗传。

二、发病机制

本病为基底膜病变，而Ⅳ型胶原是肾小球基底膜的重要组分之一，由于基因的缺陷或异常导致的肾小球基底膜生物合成异常（包括组成、空间结构、理化特性等改变）可能是本病的重要发病机制。

三、临床表现

（一）肾脏表现

1.血尿

血尿为最主要的临床症状，常在运动、劳累及呼吸道感染后加重。男性病情较女性重，常呈持续性血尿。

2.蛋白尿

早期一般无蛋白尿，随病程进展可出现，但达肾病综合征程度者少见。

3.肾功能损害

男性多在 50 岁前进入终末期肾衰竭，而女性则较轻。随年龄及病程进展可出现不同程度的肾性高血压。

（二）肾外表现

1.耳聋

在 15 岁左右出现，早期仅靠电测听才能检出，以高频（2 000~8 000 Hz）音域缺失为早期表现，最终进展到整个音域的缺失。部分患者可自始至终无听力障碍。

2.视觉障碍

15%~30%的患者出现，如球形或圆锥形晶状体、高度近视等，以前者多见。视觉障碍仅见于病程进展快的患者，75%为双侧性。

3.其他

血小板减少、高脯氨酸血症及脯氨酸、羟脯氨酸和甘氨酸等氨基酸尿、脑功能障碍、甲状旁腺功能减退、多发性周围神经病变、肌萎缩等。

四、实验室及其他检查

（一）尿常规

可发现尿红细胞、蛋白。在 Alport 综合征家族中发现新患者时有参考价值。

（二）其他检查

（1）检眼镜或借助眼科裂隙灯检查、电测听检查、肾功能检查及放射性核素、肾图检查等可协助诊断。

（2）肾活组织病理检查可为判断 Alport 综合征提供佐证.

（3）其他如遗传基因检查、皮肤及肾组织Ⅳ型胶原 α 链间接免疫荧光检测等对

Alport 综合征的早期诊断有重要的意义。

五、诊断标准和鉴别诊断

(一)诊断标准

1.家族史

根据家族成员的尿检结果,肾功能情况,是否伴有耳聋或眼部异常等来判断。

2.临床表现

注意肾脏症状及肾脏以外的临床表现,如耳聋、眼部异常等。

3.肾穿刺活组织病理检查

根据电镜下肾小球基底膜(GBM)薄厚不同伴有分层样变化可以确诊。

4.组织基膜的免疫组化检测

(1)X 连锁型:皮肤基膜 $\alpha_5(\text{IV})$ 链消失;GBM、肾小球基膜和包氏囊 $\alpha_3(\text{IV})$、$\alpha_4(\text{IV})$ 和 $\alpha_5(\text{IV})$ 链均消失。

(2)常染色体隐性遗传型:GBM、肾小球基膜和包氏囊曲 $\alpha_3(\text{IV})$、$\alpha_4(\text{IV})$ 和 $\alpha_5(\text{IV})$ 链均消失;$\alpha_5(\text{IV})$ 链在 GBM 消失,但仍存在于肾小管基膜、包氏囊和皮肤基膜。

5.基因诊断

可协助早期诊断,PCR、DNA 等方法可探测到基因突变的位点。

(二)鉴别诊断

1.IgA 肾病

IgA 肾病是临床常见的原发性肾小球疾病,其临床表现为反复发作的肉眼血尿或镜下血尿,但无肾炎家庭史,无耳聋、眼疾体征。肾活检可见系膜区 IgA 广泛沉积,同时有系膜细胞增多、基质增生,可资鉴别。

2.其他遗传性疾病

某些遗传性疾病也可伴有血尿、蛋白尿、肾功能下降,如 Fabry 病,指甲—髌骨综合征等,但这些疾病不伴有听力障碍和视觉异常,且基因的改变与 Alport 综合征不同;薄膜病很少或没有肾功能损害倾向,光镜下肾组织几乎正常,电镜下 GBM 变薄,但没有裂开分层,很少患者没有家族史,预后良好。

六、治疗

(一)治疗原则

本病是一种基因性疾病,目前无特殊治疗方法,临床根据疾病阶段和表现给予对症治疗和替代治疗。

(二)治疗方法

1.对症治疗

(1)视力障碍:当眼球晶体病变严重妨碍视力时,可将晶体摘除,并植入人造晶体,以改善视力。

(2)耳聋及中耳炎:听力严重下降时,可配备助听器,对提高听力水平有一定帮助。伴有中耳炎者,可外用过氧化氢溶液和氯霉素眼药水滴耳,或口服抗生素。

（3）肾性贫血：可适当输血，或皮下注射促红细胞生成素，每次 3 000 U，每周 2 次，同时口服硫酸亚铁，每次 0.1 g，每日 3 次，叶酸 10 mg，每日 3 次，6~8 周贫血症状可明显改善。但促红细胞生成素易引起血压升高，应注意配合降压治疗。

（4）高血压：Alport 综合征后期常因肾功能恶化而出现高血压，加速肾功能的减退，积极采取降压药物的治疗是减少高滤过因素、保护残留肾功能的主要措施，常用药物有硝苯地平、卡托普利等钙通道阻滞剂和血管紧张素转换酶抑制剂，也可配合使用呋塞米等利尿剂，有良好降压效果。

（5）预防感染：以避免感染后加剧肾功能的损害。

2.替代治疗

（1）透析疗法：是终末期肾衰竭的主要替代疗法，可有效地延长患者的生命，减轻痛苦。常用透析疗法有血液透析和腹膜透析。

（2）肾移植治疗：肾移植后患者生存质量较高，国内已有遗传性肾炎移植成功的报道。近 10 年随着移植患者的增多，发现约 10%的肾移植男性患者术后尤其在第一年内产生抗膜抗体及移植肾抗基膜抗体肾炎，经血浆置换、糖皮质激素及环磷酰胺强化治疗而往往无效，需将移植肾切除。

（王贵波）

第十二节　输尿管囊肿

一、病因及发病机制

输尿管囊肿（输尿管膨出）是输尿管末端在膀胱黏膜下呈囊状扩张突向膀胱，失去正常输尿管口外形，常呈针孔状，因尿流不畅导致上尿路梗阻。卵子受精后 37 天输尿管瓣膜暂时性分隔输尿管芽和尿生殖窦，当输尿管瓣膜溶解不完全时导致本病。此外，膀胱壁段输尿管肌肉发育异常亦可导致。

二、临床表现

输尿管囊肿多见于小儿，男女比例为 1∶6。80%为异位输尿管囊肿，因囊肿的大小不一，临床表现各异，最常见的临床表现是上尿路扩张积水和尿路感染。

三、辅助检查

影像学检查可明确诊断。

1.B 型超声检查

B 型超声检查可显示膀胱内有薄壁囊性肿块。

2.静脉尿路造影

静脉尿路造影显示肾输尿管扩张积水，合并重复畸形时亦可显示。

3.膀胱镜检

膀胱镜检可见输尿管开口处呈囊状扩张,开口呈针尖样随输尿管蠕动时张时缩。

四、治疗

治疗方法选择根据病变程度、对上尿路的影响以及是否伴有其他尿路畸形而定。治疗目的是解除梗阻、根除感染和保护肾功能。常用手术方法有经尿道切除及抗逆流的输尿管膀胱再植术。

（王贵波）

第十三节 膀胱外翻

一、病因及发病机制

胚胎发育时，间质在泄殖腔膜外胚层和内胚层间向内生长形成下腹部肌肉和骨盆。间质向内生长时,尿直肠隔在尾端长出,将泄殖腔分为在前面的膀胱和在后方的直肠。当泄殖腔膜缺乏向内生长的中胚层支持,或泄殖腔膜的异常过度发育,阻碍了间质组织与下腹壁的正常发育,泄殖腔膜的过早破裂造成了膀胱前壁裂开,导致不同程度的膀胱外翻。

膀胱外翻表现为下腹壁肌和膀胱前壁的完全缺损。膀胱后壁外翻及其黏膜与腹壁皮肤相连,骨盆失去稳定性,膀胱外翻几乎均合并尿道上裂和耻骨联合分离,或伴髋关节脱位。此外,还可并发腹股沟疝、隐睾、脐膨出、脊柱裂等多种畸形。由于膀胱黏膜外露易擦伤出血。膀胱膨出部分可见输尿管开口及尿液间隙喷出。

二、临床表现

膀胱黏膜由于长期慢性炎症和机械性刺激,常发生溃烂、变性,甚至恶变。常伴上尿路感染和肾积水。

三、诊断

根据膀胱外翻的临床表现,一般视诊即可确诊,但需要进一步了解伴发的畸形及上尿路情况,所以需做骨盆 X 线检查,了解耻骨联合分离程度;静脉肾盂造影检查,了解肾功能及上尿路有无畸形。

四、治疗

本病以手术治疗为主,治疗目的是修复腹壁及膀胱,重建男性功能和外形满意的外生殖器。手术分功能性重建术和尿路改道术。

（一）功能性重建术

功能性重建术包括膀胱、腹壁修补(截骨或不截骨)术、膀胱颈重建术、后尿道延长和抗输尿管反流术以及尿道成形术。以上手术可以一次或分期手术。目前多选择分期手术。

1.第 1 期手术

主要进行腹壁和膀胱的整复、修补,髂骨截骨术,使外翻的膀胱闭合后纳入腹腔,同时修补腹壁。对生后 48 小时内的新生儿,可不做髂骨截骨术,仅将耻骨直接对合缝合。此外均需做双侧髂骨截骨术以缩小耻骨联合分离的距离,有助于膀胱的回纳及阴茎背屈的矫治。

2.第 2 期手术

包括膀胱颈紧缩术、后尿道延长术、抗反流输尿管再植术、尿道上裂修补尿道成形术。若膀胱容量 <50 mL,还需考虑做扩大膀胱成形术。

(二)尿路改道术

功能性重建术后,不能控制排尿或反复尿路感染、肾积水,宜行尿路改道术,可选择乙状结肠膀胱术、直肠膀胱术、可控膀胱术等。

(王贵波)

第十四节　尿道上裂

胚胎发育中,由于生殖结节始基向后移位过度,尿生殖沟位置靠前,且不在中线汇合,使尿道位于阴茎背侧并形成上裂。男性尿道上裂分为阴茎头型、阴茎体型及完全性尿道上裂三种。

一、临床表现

(一)尿道开口位置异常

男性尿道上裂,尿道口位于阴茎背侧尿道海绵体之上,尿道前壁缺损。完全性尿道上裂者尿道口即在膀胱颈呈漏斗状,有尿失禁症状。

(二)阴茎畸形

阴茎体短,向背侧弯曲,阴茎头扁平,自尿道口至阴茎头有一被覆黏膜的浅沟,包皮悬垂于阴茎的腹侧。

(三)尿失禁

50%的尿道上裂患者有尿失禁。根据后尿道前壁组织缺损的程度,可将尿失禁的程度分为完全性尿失禁和压力性尿失禁。

(四)耻骨联合分离

X 线片上可见耻骨之间的距离明显增宽,坐骨结节之间的距离亦变宽。

(五)其他

输尿管口常位于不正常三角区的外侧部,因之 90%有反流。女性尿道上裂表现为大小阴唇分离,耻骨分离伴有尿失禁。

二、鉴别诊断

输尿管异位开口、膀胱阴道瘘、输尿管阴道瘘等疾病有尿漏症状,应予以鉴别。需要与女性尿道上裂伴尿失禁相鉴别。一般通过询问病史、详细体检,寻找漏尿的具体部位,两者不难鉴别。

三、治疗

手术治疗为重建尿道,控制排尿。手术包括膀胱颈及后尿道成形术、阴茎畸形矫正术及阴茎部尿道成形术。自耻骨支处松解上翘的阴茎脚,矫正阴茎背曲延长阴茎体,并行尿道成形术。可先使其成为尿道下裂,6~12个月再行尿道成形术。女性则只需行膀胱颈后尿道成形术以控制尿失禁。

(王贵波)

第十五节　尿道下裂

一、病因及发病机制

尿道下裂是男性最常见的尿道和外生殖器畸形,属常染色体显性遗传。临床特点是:尿道外口向阴茎腹侧和近端移位,远端尿道海绵体不发育形成纤维索带,导致阴茎向腹侧弯曲,勃起时尤甚。阴茎系带缺如,阴茎头扁平,包皮在腹侧裂开,似头巾状折叠于阴茎背侧。本病不但外形异常而且影响功能。

二、临床表现

(一)阴茎头型

最为常见。对排尿及性生活影响最小。尿道口位于包皮系带部,背侧包皮较多,阴茎头稍向腹侧弯曲。

(二)阴茎体型

尿道外口位于阴茎腹侧,阴茎弯曲明显,尿道外口越靠近阴囊,对生殖功能的影响越大。

(三)阴茎阴囊型

尿道外口在阴茎阴囊部,畸形及弯曲较严重,不能站立排尿。典型的阴茎阴囊可见分裂的阴囊形似女阴,阴茎像阴蒂,常伴睾丸发育不良或下降不全。

(四)会阴型

尿道开口于会阴部,外生殖器酷似女性,称为假两性畸形。

三、诊断

望诊即可确定诊断。严重的阴茎阴囊型和会阴型尿道下裂须与性征异常鉴别,可行性染色体、染色质检查。

四、鉴别诊断

(一)男性假两性畸形

实际是男性会阴型尿道下裂。其外阴似女性,有尿道下裂,阴茎短小似阴蒂,分裂的两侧阴囊似大阴唇,同时伴睾丸未降。染色体检查示性染色质阴性,性染色体为 XY 型。性腺活检为睾丸组织。膀胱尿道镜检可见精阜。

(二)女性假两性畸形

其外阴向男性发展,阴蒂肥大似阴茎;尿道口位于肥大的阴蒂根部,似尿道下裂;伴阴道狭小。染色体检查可证实为女性:性染色质为阳性,性染色体为 XX 型,性腺活检为卵巢组织。伴有肾上腺皮质增生者,尿 17- 酮类固醇升高。尿道镜检查于后尿道可见阴道窝。

(三)真两性畸形

其外观似尿道下裂合并隐睾,外生殖器有两性之特点。其性腺既有睾丸,又有卵巢,或为卵睾。染色体检查性染色质阳性或阴性,性染色体为 XX 型或 XY 型,尿 17- 酮类固醇正常。鉴别困难时,可剖腹探查行性腺活检。

(四)单纯阴茎弯曲

单纯阴茎弯曲系胚胎发育期间,尿道沟正常融合,而尿道海绵体、阴茎筋膜发育障碍所致。除阴茎向腹侧弯曲外,不伴有尿道开口异常,其尿道口位置正常,位于阴茎头部。

(五)先天性前尿道瘘

胚胎发育期间阴茎头部尿道与阴茎尿道未连接,于阴茎部或冠状沟腹侧发生前尿道瘘;若胚胎发育期间尿道沟未融合,可于阴茎阴囊交界处发生前尿道瘘。可类似于尿道下裂,瘘口处尿道缺损,呈索状,有上皮细胞覆盖,使阴茎勃起时向腹侧弯曲,但可见正常位置有尿道口,排尿时于尿道瘘口处滴状漏尿。

五、治疗

本病应手术治疗,手术的目的是矫正下弯畸形,使尿道口恢复或接近正常阴茎头位置,使小儿能站立排尿,成人后有生育能力。手术年龄应于 1 岁后,至少应于入学前或入幼儿园前。手术方式多样,对有阴茎下弯者,多采用一期矫正下弯,二期尿道成形;目前也有一期完成者。

(一)尿道下裂分期修复法

1.第一期

矫正阴茎弯曲畸形。自尿道外口两侧向冠状沟方向切开皮肤至皮下组织,深达阴茎筋膜,至冠状沟部则横行切开,在阴茎深筋膜与白膜间做锐性分离,将阴茎腹侧的不正常纤维索带及发育不良的阴茎筋膜完全切除。然后,大多数是利用阴茎侧围裙样包皮覆盖在阴茎伸直手术后的腹侧皮肤缺损处。

2.第二期

尿道重建术。可应用阴囊纵隔皮瓣重建尿道。在阴囊纵隔区设计一蒂在尿道口部位的皮瓣,皮瓣长 6~8 cm,儿童宽约 1.5 cm。按设计切开一侧阴囊皮肤及肌膜,分离出阴囊纵隔,即可见到阴囊纵隔血管丛。以同样方法将皮瓣对侧的阴囊皮肤、肌膜切开,分离形成阴囊纵隔瓣。将皮瓣皮面朝里卷成管口,尿道外口包括在皮瓣近端内,用 5-0 丝线将皮瓣两侧边缘相对缝合两层后固定于阴茎腹侧,皮瓣创面可直接缝合。亦可用阴茎背侧皮管和包皮皮瓣等方法来重建尿道。

(二)尿道下裂一期修复法

将矫正阴茎弯曲畸形和尿道重建术二期手术于一期内完成。具体操作步骤和方法同上。

(王贵波)

第十六节　后尿道瓣膜

后尿道瓣膜是男性患儿下尿路梗阻中最常见的原因,系后尿道腔内精阜远端黏膜皱褶形成瓣膜,凹面向上,所造成的后果是不同程度的梗阻。

一、临床表现

(1)新生儿期可有排尿滴沥、费力,甚至发生急性尿潴留。可触及腹部肿块(充盈的膀胱、输尿管、肾)或有尿性腹水。尿潴留严重时可出现充溢性尿失禁。

(2)婴儿期可有尿路感染、败血症或生长发育迟滞、高热、寒战、脓尿、血尿等症状。

(3)晚期可出现肾衰竭的症状,如食欲缺乏、恶心、呕吐等消化道症状;嗜睡、昏迷、抽搐等肾衰竭的神经症状;以及代谢性酸中毒、电解质代谢紊乱等症状。

二、辅助检查

(一)影像学检查

1.产前超声检查

可发现:①双侧肾输尿管积水;②膨胀的膀胱;③长而扩张的前列腺尿道;④羊水量少。上述表现需出生后经超声复查证实。

2.肾盂静脉造影

肾盂静脉造影可发现肾浓缩功能差及肾输尿管积水。

3.排尿期膀胱尿道造影

清晰的造影可确诊该病。主要表现为前列腺尿道伸长扩张,膀胱颈及膀胱壁肥厚、扩张。40%～60%的患儿并发膀胱输尿管反流,也可见反流入生殖道。个别患儿可见瓣膜影。

（二)小儿尿道镜检

小儿尿道镜检可直接观察到尿道瓣膜,对诊断有重要价值。

三、诊断

根据临床表现及辅助检查可诊断。

四、鉴别诊断

本病应与先天性膀胱颈挛缩、先天性精阜增生、尿道狭窄、神经源性膀胱等相鉴别。

五、治疗

对有严重尿路梗阻的小婴儿,首要的治疗是矫正水电解质失衡,控制尿路感染及引流下尿路。可经尿道或耻骨上放入导管引流。一般情况改善后,可经尿道或膀胱镜行瓣膜电灼。

（王贵波)

第十七节　隐睾症

一、病因

病因不明,可能和内分泌有关。临床见到有些患者的精索血管或输精管过短,妨碍睾丸下降。

二、临床表现

患儿的阴囊一侧或两侧发育不全,触诊阴囊内无睾丸,在腹股沟管内常可摸到小睾丸;少数位于腹膜后可完全触不到,隐睾常伴有腹股沟斜疝。6个月以上患儿宜取屈腿坐位,立位检查,以便确定睾丸未降及其分型,并需鉴别回缩睾丸。

三、辅助检查

B超、CT、放射性核素检查、腹腔镜检查等有助于诊断及定位。

四、诊断

(1)双侧或一侧阴囊内无睾丸,按睾丸所在位置分为腹内型、腹股沟管型及外环型。
(2)可合并有腹股沟斜疝和阴囊发育不良。

五、治疗

根据病理学观察,治疗应在2周岁之内进行,否则可影响睾丸功能。

(一)内分泌治疗

小儿生后发现睾丸不下降者,无论单侧或双侧隐睾都应早期治疗,对不伴斜疝者应首选内分泌治疗。可采用促性腺激素释放激素(GnRH)适量喷鼻,每日3次。如不成功,每周用绒毛膜促性腺激素1 000 U,每2天肌内注射1次,共2周,必要时重复1个疗程。如睾丸无下降趋势可考虑手术治疗。

(二)手术治疗

如内分泌治疗失败,应于2周岁前行手术治疗,手术基本原则是将不能和腹内较高温度环境相适应的隐睾由腹股沟转移到能调节温度的阴囊内,方法主要有托雷克睾丸固定术及肉膜囊内固定术。

对于年龄已超过10岁,生育功能大多已丧失,或睾丸不能拉入阴囊者可行隐睾切除。为防恶变,腹股沟部以上的隐睾,需经腹探查切除,常在盆腔腹膜后近腹股沟管内环处发现。

近年来用腹腔镜对其定位,并查明输精管和血管的长度,以便选择隐睾固定或隐睾切除术。

(王贵波)

第十八节　两性畸形

两性畸形是指患者具有男、女两性性器官,是先天性生殖器官发育畸形的特殊类型,为胚胎期性分化异常所致。临床上两性畸形可分真两性畸形及假两性畸形。

一、分类

(一)真两性畸形

真两性畸形是指患者体内同时有卵巢和睾丸存在,或卵巢与睾丸分别存在,或卵巢及睾丸合为一体(称为卵睾),也可能一侧为卵睾,另一侧为卵巢或睾丸。生殖器为混合型,既有阴茎,也有子宫和输卵管。大部分患者有女性乳房,一半以上患者月经来潮,但并非都是排卵性月经,面部都可能有男性征。染色体核型半数为46,XX;46,XY及嵌合体46,XX/XY约占一半。在患者体内找到两套性腺,是确诊的唯一依据。因此类患者的外生殖器以男性为主,故出生后多按男性抚养。如能及早确诊,切除睾丸组织后,月经来潮,即具有生育能力。

(二)假两性畸形

假两性畸形是指体内仅有男性或女性一种性腺,而外生殖器及第二性征同时具有两性特征者。具有男性性腺者称男性假两性畸形,具有女性性腺者称女性假两性畸形。

1.男性假两性畸形

男性假两性畸形指患者性腺为睾丸,但外生殖器及第二性征有某些女性特征者。主要有睾丸女性化综合征及混合型性腺发育不全两种,以前者为多见。睾丸女性化综合征患者核型为46,XY,睾丸位于腹股沟、大阴唇或腹腔内。患者可出现女性第二性征如乳房发育,无腋毛、阴毛,外生殖器呈女性型,但阴道为盲端;无女性内生殖器,表现为原发性闭经与不孕。本病可发生在同一家族内,一般均以女性抚养,应在第二性征出现后切除睾丸,以防恶变。

2.女性假两性畸形

女性假两性畸形是指染色体为女性46,XX核型,患者卵巢及内生殖道包括子宫、宫颈及阴道均在,外生殖器发育畸形,即有不同程度的男性化表现,这是由于胎儿期受过量雄激素的影响。男性化程度取决于胚胎暴露于高雄激素的时期早晚和剂量,可从中度阴蒂粗大直至阴唇后部融合和出现阴茎。雄激素可能有两个来源:①内源性,发生于胎儿本身肾上腺异常,又称肾上腺性征异常症;②外源性,指孕期接受雄激素或母体患卵巢或肾上腺男性化肿瘤,而对胎儿发生作用。

1)肾上腺性征综合征:肾上腺性征综合征又称先天性肾上腺皮质增生症,是一种常染色体隐性遗传性疾病,是导致女性假两性畸形最常见的原因。此类患者出生时即有阴蒂肥大,严重者大阴唇融合类似阴囊,但无睾丸。尿道似男性尿道下裂,甚至尿道阴道有一共同开口,内生殖器呈幼稚型,原发性闭经,乳房不发育,但有多毛、痤疮、声音嘶哑等表现。对此类患者强调早诊断、早治疗,以使患者身心正常。

2)药物性女性假两性畸形:由于在早孕期用雄激素或人工合成孕激素,而使女胎外生殖器男性化,但出生后男性化程度不再加剧,患者青春期有月经,以后能受孕及分娩。不需特殊处理。

二、治疗

两性畸形患者治疗的目的是尽量达到性生活能力,除女性假两性畸形外,几乎都达不到生育能力。因此在治疗中,外生殖器成形非常重要。

对于外貌及外生殖器大体属于女性的,应切除肥大的阴蒂、腹腔或迷路上的睾丸和卵睾,必要时扩大阴道行阴道成形术,并辅以雌激素,使女性化更趋完善。

如果主要体形及生活习惯属于男性的,应修补尿道下裂,切除阴茎系带,切除腹腔中的卵巢,乳房肥大的必要时行乳房成形术。如果睾丸的功能不够完善,应给予雄激素治疗。

女性假两性畸形,并有生育可能,是由先天性肾上腺皮质增生所致,应给予糖皮质激素(如泼尼松)治疗。

若合并身材矮小,在骨骺闭合前可试用人体生长激素,闭合后即无效。

(王贵波)

第十九节　鞘膜积液

鞘膜囊内积聚的液体增多而形成囊肿者,称为鞘膜积液,有睾丸鞘膜积液、精索鞘膜积液等。

一、病因和病理

本病分先天性和后天性,前者多见于儿童交通性鞘膜积液,后者多由睾丸、附睾的感染、外伤、肿瘤或寄生虫病等引起。临床上常分为下述 4 种:

(一)睾丸鞘膜积液

睾丸鞘膜囊内积液增多,临床上最常见。

(二)先天性鞘膜积液

先天性腹膜鞘状突未闭锁,鞘膜囊与腹腔相通,液体可在里面来回流通。常合并同侧腹股沟斜疝。

(三)婴儿型鞘膜积液

精索鞘膜囊和睾丸鞘膜囊内同时有多量液体积聚。

(四)精索鞘膜积液

精索鞘膜囊内积液。

无感染的原发性鞘膜积液为浅黄色透明液体,中性反应,比重为 1.010～1.025,与血清相似,属渗出性液体,内含蛋白、电解质、纤维蛋白原、胆固醇及少量淋巴细胞与上皮细胞,有时可找到游离的纤维素。鞘膜一般较薄,但可因炎症等而增厚瘢痕样,甚至可产生钙化。

若鞘膜积液变为混浊、血性、乳糜状,则说明积液为继发性,如丝虫病、睾丸附睾炎症或肿瘤,应仔细寻找病因。

二、临床表现

鞘膜积液的临床症状多样。积液较少时可无症状。积液多时,有坠胀及牵扯痛,阴囊内或腹股沟可触及球形或梨形囊性肿块,表面光滑,有波动感。透光试验阳性。多数睾丸鞘膜积液由于睾丸被鞘膜积液包绕,不能触及睾丸。交通性鞘膜积液平卧时,积聚于鞘膜腔的液体可大部或全部流入腹膜腔。所以在检查时,可先取站立位,如查及睾丸鞘膜内有囊性肿物,此时可让患儿卧于床上,用手按摩积液处,看积液的囊肿是否缩小。有时因交通管道很细,可在查及积液后的第 2 日晨,不要让患儿起床,检查此时积液是否较前缩小或者消失。可能需要反复检查数次。一定要在术前明确是否为交通性睾丸鞘膜积液。因为交通性睾丸鞘膜积液的手术方法与单纯性睾丸鞘膜积液不同。

三、实验室及其他检查

透光试验常为阳性。若囊壁厚而不透光,可穿刺抽液检查以确诊,但应严密消毒。

四、诊断和鉴别诊断

(一)诊断

有典型的临床表现和病史者,诊断较为容易。

(二)鉴别诊断

鞘膜积液应与腹股沟疝相鉴别,后者透光试验阴性,咳嗽时有冲击感,肿块能回纳。鞘膜积液还应与睾丸肿瘤相鉴别,后者质实而坚硬,有沉重感,透光试验阴性。

五、治疗

(一)观察

1~2岁婴儿时期较小量的鞘膜积液,往往不需治疗而可能自然消失。成人轻度鞘膜积液,如无临床症状,长期不增大,也不需特殊治疗。对于急性睾丸鞘膜积液患儿需卧床休息,提高阴囊,穿刺抽液减张可解除疼痛,亦可用0.25%~0.5%普鲁卡因溶液做精索周围封闭,热敷。

(二)穿刺抽液

穿刺抽液是姑息性的方法,常可促使2岁以下的婴儿睾丸鞘膜积液加速痊愈。穿刺抽液后再注入硬化剂能治愈部分患者,但在交通性睾丸鞘膜积液时禁用。如睾丸鞘膜较厚、多房性或并发有附睾及睾丸病变也不适用穿刺治疗。

(三)手术治疗

手术治疗是各种类型鞘膜积液治疗的主要方法。

1.手术指征

症状明显,积液较多,或有合并症以及诊断不明确者。

2.手术方法

(1)有鞘膜开窗术,虽然有外伤小等优点,但切除鞘膜较少,窗口可再度愈合导致复发。

(2)最常用的为鞘膜翻转术,即切开鞘膜吸去液体再行鞘膜翻转术。为防止术后血肿形成,鞘膜切开缘必须仔细止血,然后将鞘膜向外翻转缝合。

(3)对较大的鞘膜积液壁厚者,可切除多余的壁层鞘膜,再翻转缝合。

(4)交通性鞘膜积液应行高位切断并缝扎交通部分,并发疝者同时行疝修补手术。

(王贵波)

第二十节　睾丸扭转

睾丸扭转指睾丸或精索发生扭转,造成睾丸急性缺血、坏死。睾丸的血供丰富,但对缺血的耐受力极差,其动脉血供来自精索内动脉(即睾丸动脉)、精索外静脉和输精管动脉。精索内动脉是最重要的血供动脉,来自腹主动脉,精索外动脉来自腹壁下动脉,输精管动脉来自髂内动脉,3 根动脉在远侧端均有相互吻合支,但这种分布使睾丸对精索内血运减少极为敏感,一旦精索扭转,睾丸缺血很快坏死、萎缩。此病在青少年中有逐渐增多趋势,在临床上特别容易被误诊为睾丸附睾炎症,而延误最佳的治疗时机,因此应予以迅速鉴别,按急症立即正确处理,才能提高睾丸的存活率。

一、病因

睾丸扭转多发生在睡眠中或者睡眠后刚起床时,运动、外伤使体位突然改变等外力影响时,引起睾丸过度活动也易发生睾丸扭转。其原因和发病机制尚未完全清楚,可分为鞘膜外、鞘膜内和睾丸附件扭转 3 种类型。

(一)鞘膜外型

鞘膜外型较少见。多见于新生儿或 1 岁以内婴儿,主要由于睾丸到阴囊附着部分发育不全,易致扭转。

(二)鞘膜内型

鞘膜内型占绝大多数。好发于青春期和青壮年。发病原因可能为:

(1)睾丸的血供丰富,但对缺血的耐受力极差,其营养动脉依靠 3 根从腹腔经精索的动脉供血,即精索内动脉(睾丸动脉),是最重要的血供动脉(来自腹主动脉),精索外动脉(来自腹壁下动脉),输精管动脉(来自髂内动脉),3 根动脉在远侧端均有相互吻合支,但这种分布使睾丸对精索内血运减少极为敏感,一旦精索扭转,睾丸缺血很快发生坏死、萎缩。

(2)睾丸和精索完全为鞘膜所包绕,如患有"铃锤"样畸形的患者,睾丸失去正常的附着阴囊壁,睾丸悬在精索上能自由活动,可在精索上旋转一到数圈,故大多数睾丸扭转是自发的。亦可有外伤、异常活动或鞘膜外翻术中还纳睾丸致精索扭转等诱因所致。

(3)睾丸系膜过长、活动度增加、睾丸下降不全和左侧精索过长等均易扭转。

(4)提睾肌附着于精索上呈螺旋状,在剧烈收缩时即可发生扭转。

(三)睾丸附件扭转

睾丸附件扭转是因连接睾丸与附睾间的系膜异常松弛或较长。

二、临床表现

（1）睾丸扭转多发生在青少年，大多数在 12～18 岁。并常有剧烈运动及阴囊部损伤史。任何发生在儿童的阴囊部剧烈疼痛都应该怀疑有睾丸扭转的可能。

（2）鞘膜内型睾丸扭转的典型临床表现为突然发生的睾丸疼痛，呈持续性，疼痛剧烈并放射到腹股沟及下腹部，伴恶心、呕吐、阴囊反应性水肿、睾丸向上移位或在横位。透光试验阴性。

（3）鞘膜外型睾丸扭转是鞘膜及其内容物全部扭转，表现为患儿哭闹、半侧阴囊红肿、阴囊内的肿物可比正常睾丸大数倍，但不能触及睾丸。透光试验阴性。

（4）体格检查：①阴囊肿大、皮肤红肿；睾丸位置上移，触痛明显。精索呈麻绳状扭曲并缩短。偶伴有反应性鞘膜积液。提睾肌反射消失。②普雷恩征（Prehnssign）阳性，托起阴囊或移动睾丸时，扭转程度加重，疼痛明显加剧。③罗希征（Rochessign）阳性，因精索扭转而缺血，使睾丸及附睾均肿大，界限不清，难辨别。

三、辅助检查

（一）B 超及彩色多普勒超声检查

B 超及彩色多普勒超声检查可见阴囊内实质性占位，且血供受影响。对与阴囊内其他疾病的鉴别也有帮助。

（二）放射性核素扫描

放射性核素扫描可估计睾丸的血流。

四、诊断和鉴别诊断

（一）诊断

（1）多见于睾丸下降不全、睾丸与附睾结合不佳，或提睾肌收缩活跃的儿童及青少年。

（2）突发睾丸剧痛，睾丸迅速肿大，常伴有恶心、呕吐。

（3）睾丸明显肿大、紧缩至阴囊上部或外环处，触痛十分明显。如为腹股沟管内睾丸，则见腹股沟区有肿胀疼痛的肿块。

（4）B 型超声检查，有助于诊断及鉴别诊断。

（二）鉴别诊断

1.急性睾丸炎及附睾炎

急性睾丸炎及附睾炎可有睾丸疼痛等症状，伴发热、白细胞增高。多见于成人，发病较慢，疼痛症状较轻。

2.嵌顿疝

嵌顿疝患者既往有腹股沟斜疝的病史。腹股沟斜疝嵌顿时，阴囊部可有剧烈的疼痛，并伴有明显的压痛。腹部也有压痛，且伴有恶心、呕吐、停止肛门排便及排气等症状。听诊可闻及肠鸣音亢进、有气过水声。睾丸及附睾检查无异常。

3.输尿管结石

输尿管结石表现为突发性腰腹部绞痛,并可放射至股部、会阴部、阴囊,伴恶心、呕吐,但阴囊及其内容物均正常。

4.睾丸附件扭转

睾丸附件扭转的临床症状与睾丸扭转相似,也可发生恶心、呕吐、腹部不适的症状。发病一般较缓和,在1~2天逐渐加重,但也有疼痛剧烈、急性发作的。体格检查可在睾丸的上极触及肿块。卧床休息、应用非激素类抗炎药物、托起阴囊可使症状得到缓解。

还应与精索静脉曲张、特发性阴囊水肿、脂肪坏死、病毒感染相鉴别。

五、治疗

睾丸扭转的治疗目的是挽救睾丸。挽救睾丸的关键在于患儿从发病到就诊的时间。一般睾丸扭转在10小时以内复位者,睾丸可以存活,无严重不良后果;24小时内复位者约半数可恢复睾丸功能,超过24小时多不可避免发生睾丸坏死和萎缩。

(一)手法复位

发病未超过6小时,阴囊内无渗液和阴囊皮肤无水肿者,可试用手法复位;精索近外环外,以1%利多卡因10 mL做精索周围和精索内(勿刺入血管)局部浸润。用轻柔的双合诊摸清睾丸上升程度和附睾位置之后,一般先试将睾丸向外侧(顺时针)转动,如该方向使疼痛加重,可以试反方向复位。若疼痛立即缓解或不加重,即可慢慢转动睾丸360°,其睾丸位置下移并可直腰行走,次日复查睾丸肿胀较前缩小,无触痛,说明手法复位成功。为防止复发仍需择期行睾丸手术固定。

(二)手术复位及睾丸精索固定

据报道,睾丸扭转手术前有半数被误诊,导致睾丸坏死。故近年主张一旦确诊或高度怀疑有睾丸扭转时,强调早期手术探查,不宜拖延。未超过6小时者,睾丸可100%手术复位成功,并将睾丸固定于壁层鞘膜或阴囊的肉膜上。扭转6~12小时者,70%可复位。超过12小时仅20%复位率。有关复位后睾丸功能的恢复,一般统计认为扭转未超过10小时复位后睾丸均可存活,功能影响少,24小时内半数睾丸恢复功能,超过24小时均不可能恢复其功能。在无法恢复血液循环时,扭转的睾丸发黑坏死者应予以切除,否则会影响对侧睾丸生精功能。亦有人认为,睾丸的基本缺陷是双侧性,故对侧睾丸虽未发生扭转亦主张同时或择期做预防性睾丸固定术。

睾丸附件扭转的诊治,由于疼痛或难以区分睾丸扭转时亦应行手术探查。

(王贵波)

第七章 血液系统疾病

第一节 概　述

一、造血特点

小儿造血通常分为胚胎期造血和出生后造血。

(一)胚胎期造血

胚胎期造血开始于卵黄囊,然后肝脏、脾脏、胸腺、淋巴结,最后在骨髓,从而形成三个不同的造血期。

1.中胚叶造血期

在胚胎第3周,于卵黄囊壁上形成许多血岛。血岛中间的细胞分化成原始血细胞,然后进一步分化形成含血红蛋白的初级原始红细胞。自胚胎第8周后,血岛开始退化,初级原始红细胞逐渐减少,至12~15周时消失。

2.肝造血期

在胚胎第6~8周时,肝脏出现活动的造血组织,并成为胎儿中期的主要造血部位,4~5月时达高峰,6个月后逐渐减退,约于初生时停止。肝造血主要是产生有核红细胞,也产生少量粒细胞和巨核细胞。

于胚胎第6~7周开始出现胸腺,于第8周开始生成淋巴细胞。约于胚胎第8周脾脏开始造血,胎儿5个月之后,脾脏造红细胞和粒细胞功能减退至消失,而造淋巴细胞功能可维持终生。自胚胎11周淋巴结开始生成淋巴细胞,从此淋巴结成为终生造淋巴细胞和浆细胞的器官。

3.骨髓造血期

胚胎第6周开始出现骨髓,但至胎儿4个月才开始造血活动,并迅速成为主要的造血器官。

(二)出生后造血

1.骨髓造血

出生后主要是骨髓造血。婴幼儿期所有骨髓均为红髓,全部参与造血;5~7岁开始,长骨干中出现脂肪细胞(黄髓),随着年龄的增长,黄髓逐渐增多,红髓相应减少,至18岁时红髓仅分布于脊柱、胸骨、肋骨、颅骨、锁骨、肩胛骨、骨盆及长骨近端。黄髓仍有潜在的造血功能,当造血需要增加时,它可转变为红髓而恢复造血功能。由于小儿在出生后头几年缺少黄髓,故造血的代偿潜力甚少,如造血需要增加时,会出现骨髓外造血。

2.骨髓外造血

正常情况下,骨髓外造血极少。在婴儿期,当发生感染性贫血或溶血性贫血等造血需要增加时,肝、脾和淋巴结可随时适应需要,恢复到胎儿时的造血状态,称为骨髓外造血。

当感染及贫血纠正后恢复正常。

二、血常规特点

不同年龄小儿的血常规有所不同。

（一）红细胞

由于胎儿处于相对缺氧状态，红细胞数较多，出生时为 $(5\sim7)\times10^{12}$/L，红细胞比容也较高，45% ~ 65% 的胎儿，其红细胞较大、寿命较短。出生后血氧含量增高，过多的红细胞自行破坏而数量减少，生后 2 周即为 4.2×10^{12}/L。生后 3 个月由于生长发育快、需要量超过了生长能力，3 个月时红细胞数只有 3.9×10^{12}/L，以后又逐渐上升，一般升至 4.5×10^{12}/L，略低于成人。红细胞寿命一般认为是 120 日。网织红细胞在胎儿 3 个月时占 90%，以后逐渐下降，生后 1 周降至 0.5% ~ 1.5%，4~6 周回升为 2% ~ 8%，5 个月时已达成人水平，为 0.5% ~ 1.5%。

（二）血红蛋白

胎儿期主要为胎儿型血红蛋白（HbF），出生时 HbF 占 70%，成人型血红蛋白（HbA）占 30%。正常情况下，出生后 HbF 很快被 HbA 所替代，1 岁时 HbF 应不超过 5%，2 岁时不超过 2%。HbF 增高提示患血红蛋白病的可能性。

新生儿的血红蛋白浓度为 150 ~ 220 g/L，生后 10 日左右因红细胞破坏，可下降约 20%，以后随着生长发育，血容量逐渐增长。由于骨髓造血功能暂时降低和红细胞生长素不足而出现"生理性贫血"，3 个月时血红蛋白可降至 100 ~ 110 g/L。在未成熟儿，这种贫血常更严重。

（三）白细胞

出生时白细胞总数可为 $(10\sim30)\times10^{9}$/L，然后逐渐下降，1 岁约为 10×10^{9}/L。白细胞总数随不同性质的感染而增高或降低，但在婴儿期可因情绪改变，如哭闹、疼痛、气温升高等因素而引起细胞总数增高。

出生时中性粒细胞约占 60%，淋巴细胞占 35%，出生 4 ~ 6 日后两者相等，形成第一次交叉。随后淋巴细胞上升占 60%，中性粒细胞占 35%，至 4 ~ 6 岁时两者又相等，形成第二次交叉。7 岁以后白细胞分类与成人相似。

（四）血小板

与成人相似，约为 150×10^{9}/L。

（五）其他

血浆 90% 为水分，6% ~ 10% 为蛋白质（白蛋白、γ 球蛋白、纤维蛋白原和凝血酶原）。小儿血容量相对成人多，新生儿血容量占体重 10%，平均为 300 mL。10 岁时血容量约为体重的 8%，而成人占体重的 6% ~ 8%。

（杜长虹）

第二节　小儿贫血

贫血是指外周血中单位容积内的红细胞数、血红蛋白量或红细胞比容低于正常值。婴儿和儿童的红细胞数和血红蛋白量随年龄不同而有差异，根据世界卫生组织的资料，血红蛋白的低限值在 6 个月至 6 岁者为 110 g/L，6 ~ 14 岁为 120 g/L，海拔每升高 1 000 m，血红蛋白上升 4%，低于此值者为贫血。6 个月以下的婴儿由于生理性贫血等因素，血红蛋白值变化较大，目前尚无统一标准。我国小儿血液学组(1989)暂定：血红蛋白在新生儿期 <145 g/L，1~4 个月时 <90 g/L，4 ~ 6 个月时 <100 g/L 者为贫血。

一、分类

一般根据外周血血红蛋白或红细胞数将贫血分为轻、中、重、极重 4 度，如 Hb110 ~ 90 g/L 为轻度，90 ~ 60 g/L 为中度，60 ~ 30 g/L 为重度，<30 g/L 为极重度；新生儿 Hb145 ~ 120 g/L 为轻度，120 ~ 90 g/L 为中度，90 ~ 60 g/L 为重度，<60 g/L 为极重度。临床上对贫血一般采用病因分类和形态学分类两种方法。

（一）病因分类

根据贫血发生的原因将其分为红细胞和血红蛋白生成不足性贫血和溶血性贫血及失血性贫血三大类。

1.红细胞和血红蛋白生成不足性贫血

1)特异造血因子的缺乏

(1)巨幼红细胞性贫血：包括①叶酸缺乏或吸收障碍；②维生素 B_{12} 缺乏，吸收障碍或转运障碍。

(2)小细胞性贫血：包括①缺铁性贫血；②维生素 B_{12} 反应性及 X– 连锁的低色素性贫血；③铅中毒所致贫血。

2)再生障碍性贫血(原发性及继发性)和纯红细胞再生障碍性贫血

(1)先天性纯红细胞再生障碍性贫血。

(2)获得性纯红细胞再生障碍性贫血。

3)感染性、炎症性及癌症性贫血

如慢性肾脏病所致的贫血等。

2.溶血性贫血

1)红细胞内在异常所致的溶血性贫血

(1)红细胞膜结构缺陷：如遗传性球形红细胞增多症、椭圆形细胞增多症、阵发性睡眠性血红蛋白尿、皱缩性细胞增多症。

(2)红细胞酶缺陷：如葡萄糖 –6– 磷酸脱氢酶缺乏症、丙酮酸激酶缺乏症、己糖激酶缺乏症。

（3）血红蛋白合成缺陷：如地中海贫血、血红蛋白病等。

2）红细胞外在因素异常所致的溶血性贫血

（1）免疫性疾病：包括①被动获得性抗体，如 Rh 同种免疫性溶血，A 或 B 同种免疫性溶血等；②主动抗体，如自身免疫性溶血性贫血，药物所致的免疫性溶血性贫血等。

（2）非免疫性因素：如药物、化学物质、毒素或物理感染因素引起的溶血。

3.失血性贫血

1）急性失血性贫血。

2）慢性失血性贫血。

（二）形态学分类

这种分类的基础是根据红细胞数、血红蛋白量和红细胞比容计算红细胞平均容积（MCV）、红细胞平均血红蛋白量（MCH）和红细胞平均血红蛋白浓度（MCHC）的结果将贫血分为 4 类（表 7-1）。

表7-1　贫血的细胞形态学分类

	MCV/fl	MCH/pg	MCHC/%
正常	80～94	28～32	32～38
大细胞性	>94	32～38	32～38
正细胞性	80~94	28~32	32～38
单纯小细胞性	<80	<28	32～38
小细胞低色素性	<80	<28	<32

以上两种分类法各有优点。由于病因学分类法对诊断和治疗都有一定的指导意义，故多用，但形态学分类有助于推断病因，可作为补充。

二、临床表现

贫血的临床表现与其病因、轻重程度、发生缓急等因素有关。

（一）一般表现

皮肤、黏膜苍白为突出表现，但伴有黄疸、发绀或其他皮肤色素沉着改变时，可掩盖贫血导致的苍白表现。病程较长的常有易疲倦、毛发干枯、营养低下、体格发育迟缓等症状。

（二）造血器官反应

当小儿发生贫血时，尤其是婴儿期，往往出现骨髓外造血，导致肝、脾和淋巴结肿大（再生障碍性贫血一般很少引起骨髓外造血），末梢血中可出现有核红细胞、幼稚粒细胞。

（三）各系统症状

1.循环和呼吸系统

贫血时可出现呼吸加速、心率加快、脉搏加强、动脉压增高，有时可见毛细血管搏动。在重度贫血代偿功能失调时，则出现心脏扩大、心前区收缩期杂音，甚至发生充血性心衰。

2.消化系统

胃肠蠕动及消化酶分泌功能均受影响,出现食欲减退、恶心、腹胀或便秘等,偶有舌炎、舌乳头萎缩等。

3.神经系统

常表现精神不振、注意力不集中、情绪易激动等。年长儿可有头痛、昏眩、眼前有黑点或耳鸣等。

三、诊断

对于任何贫血患儿,须寻找出其贫血的原因,才能进行合理和有效的治疗。因此,详细询问病史、全面的体格检查和必要的实验室检查是贫血病因诊断的重要依据。

(一)病史

询问病史时注意下列各项。

1.发病年龄

发病年龄可提供诊断线索。对出生后即有严重贫血者要考虑产前或产时失血;生后48小时内出现贫血伴有黄疸者,以新生儿溶血症可能性大;婴儿期发病者多考虑营养缺乏性贫血、遗传性溶血性贫血;儿童期发病者多考虑慢性失血性贫血、再生障碍性贫血、其他造血系统疾病、全身性疾病引起的贫血。

2.病程经过和伴随症状

起病急、发展快者提示急性溶血;起病缓慢者提示慢性溶血、营养性贫血、肿瘤引起的贫血等。伴有黄疸和血红蛋白尿提示溶血;伴有骨骼疼痛提示骨髓浸润性改变;伴有神经精神症状,如嗜睡、震颤等提示维生素 B_{12} 缺乏;肿瘤性疾病,如白血病等引起的贫血呈进行性加重,且多伴发热、肝脾、淋巴结肿大。

3.喂养史

详细了解婴幼儿的喂养方法及质量对诊断和分析病因有重要意义,如2岁以内单纯母乳喂养未加辅食者,多为营养性巨幼红细胞贫血;饮食质量差或搭配不合理者可能为缺铁性贫血。

4.过去史

询问有无其他系统疾病,如消化系统疾病、慢性肾病等。此外,还要询问有无服用对造血系统有不良反应的药物,如氯霉素和磺胺类等。

5.家族史

与遗传有关的贫血,如球形细胞增多症、地中海贫血等患儿的家庭中常有同样患者。

(二)体格检查

注意下列各项:

1.生长发育

慢性贫血患儿往往有生长发育障碍。某些遗传性溶血性贫血,特别是重型 β 地中海贫血,除发育障碍外还表现有特殊面貌,如颧、额突出,眼距宽,鼻梁低,下颌骨较大等。

2.营养状况

营养不良常伴有慢性贫血。

3.皮肤、黏膜

皮肤和黏膜苍白的程度一般与贫血程度成正比。小儿因自主神经功能不稳定,故面颊的潮红与苍白有时不一定能正确反映有无贫血,观察甲床、结合膜及唇黏膜的颜色比较可靠。长期慢性贫血者皮肤呈苍黄,甚至呈古铜色;反复输血者皮肤常有色素沉着。如贫血伴有皮肤、黏膜出血点或瘀斑,要注意排除出血性疾病和白血病。伴有黄疸时提示溶血性贫血。

4.指甲和毛发

缺铁性贫血者指甲菲薄、脆弱,严重者扁平,甚至呈匙状甲。巨幼红细胞性贫血者的头发黄、稀而无光泽。

5.肝脾和淋巴结肿大

肝脾和淋巴结肿大是婴幼儿贫血常见的体征。肝脾轻度肿大提示髓外造血;肝脾明显肿大且以脾大为主者,多提示遗传性溶血性贫血;贫血伴有明显淋巴结肿大者,应考虑造血系统恶性疾病(如白血病、恶性淋巴瘤)。

四、实验室及其他检查

血液检查是对贫血进行鉴别诊断不可缺少的措施,临床上应由简而繁。一般根据病史、体征及初步的实验室检查资料,通过综合分析,对大多数贫血可做出初步诊断或确诊。对一些病情复杂者,可根据初步线索进一步选择必要的检查。

(一)红细胞形态

红细胞形态检查是一项简单而又重要的方法。仔细观察血涂片中细胞大小、形态及染色情况,对贫血诊断有较大启示。如红细胞较小、染色浅、中央淡染区扩大,多提示缺铁性贫血;红细胞呈球形、染色深,提示遗传性球形红细胞增多症;红细胞大小不等,呈小细胞低色素表现并有异形、靶形和碎片者,多提示地中海贫血;红细胞形态正常见于急性溶血或骨髓造血功能障碍。还可同时观察血涂片中白细胞和血小板的质和量的改变,这对判断贫血的原因也有帮助。

(二)网织红细胞计数

网织红细胞计数增多提示骨髓造血功能活跃,可见于急、慢性溶血或失血性贫血;减少提示造血功能低下,可见于再生障碍性贫血、营养性贫血等。此外,在治疗过程中定期检查网织红细胞计数,有助于判断疗效。如缺铁性贫血在合理治疗后,网织红细胞在1周左右开始增加。

(三)白细胞和血小板

白细胞和血小板计数可协助诊断或初步排除造血系统其他疾病(如白血病)以及感染性疾病所致的贫血。

(四)骨髓检查

骨髓检查可直接了解骨髓造血细胞生成的质和量的变化。在某些贫血的诊断中具有决定性意义(如白血病、再生障碍性贫血、营养性巨幼红细胞性贫血)。同时做骨髓活检,对白血病、转移瘤等骨髓病变更具诊断价值。

（五）血红蛋白分析检查

血红蛋白分析检查如血红蛋白碱变性试验、血红蛋白电泳、包涵体生成试验等对地中海贫血和异常血红蛋白病的诊断有重要意义。

（六）红细胞脆性试验

红细胞脆性试验增高见于遗传性球形红细胞增多症；减低见于地中海贫血。

（七）特殊检查

如红细胞酶活力测定，以诊断先天性红细胞酶缺陷所致的溶血性贫血；抗人球蛋白试验，以诊断自身免疫性溶血等症；血清铁、铁蛋白检查可以了解体内铁代谢情况；用放射性核素可测定红细胞寿命。

五、治疗原则

贫血的治疗应注意以下几条原则：

（一）去除病因

这是治疗贫血的关键。对病因尚未明了的贫血应积极加以研究。

（二）一般治疗

适当护理，预防感染，注意饮食质量和搭配等。

（三）药物治疗

针对贫血的病因选择有效的药物。如铁剂治疗缺铁性贫血，维生素 B_{12} 和叶酸治疗营养性巨幼红细胞性贫血。肾上腺皮质激素可用于治疗自身免疫性溶血性贫血和先天性纯红细胞再生障碍性贫血。

（四）输血疗法

当贫血引起心功能不全时，输血是抢救措施。长期慢性贫血者，若代偿功能良好，可不必输血。输血时应注意输血量和速度，一般应用浓缩红细胞，按每次 100 mL/kg 计算，速度不应过快，以免引起心衰和肺水肿。对于贫血合并肺炎的患儿，每次输血量以 5 ~ 7 mL/kg 为宜，速度更应减慢。

（五）治疗并发症

婴幼儿贫血易合并急、慢性感染，营养不良，消化功能紊乱等，应积极治疗，并在治疗时对贫血患儿的特点加以考虑，如贫血患儿合并消化紊乱时，对体液失衡的调节能力较一般患儿差，在输液治疗时予以注意。

六、护理与康复

（一）护理

1.一般护理

可按贫血的程度决定休息的方式。严重贫血患儿活动后易心悸、气促，应卧床休息，以防发生晕厥和心功能不全，必要时给予氧气吸入。由于贫血患儿多有营养物质缺乏或不足，适当增加蛋白质、维生素、微量元素丰富的食物，如瘦肉、鱼肉、蛋、新鲜水果和蔬菜等。要耐心、合理喂养，纠正不良饮食习惯。

2.病情观察

注意患儿面色、眼结膜、口唇及甲床部位的颜色变化。观察精神状态、饮食情况及活动耐受力。对中度以上的贫血，还应注意其呼吸和心率改变，有无黑便或血便，有无血尿和皮肤黏膜出血现象。注意患儿有无感染、心功能不全或脑缺氧等并发症的发生，一旦发生，应立即通知医生处理。

3.对症护理

贫血患儿有呼吸困难时可给予吸氧。心功能不全的护理参见心衰患儿的护理。脑缺氧时要保持呼吸道通畅，及时吸痰，并给予氧气吸入。保持静脉输液通畅，备好急救用药。

严重贫血时，需输血治疗，输血时应根据病情掌握速度，急性失血时需补充血容量应快速输入，慢性重度贫血时应少量多次输血，以免加重心脏负担。输血过程中严密观察，疑有输血反应时立即停止输注，并给予及时处理。营养性贫血时按医嘱给予铁剂、维生素B_{12}或叶酸治疗。

(二)康复

经治疗贫血纠正后，应注意全面营养，多吃含铁质丰富的食物，注意饮食卫生。慢性腹泻或有消化道寄生虫病患儿，应及时治疗。

（黄艳梅）

第三节 营养性缺铁性贫血

营养性缺铁性贫血是体内铁缺乏所导致血红蛋白合成减少的一种贫血，临床上以小细胞低色素性贫血、血清铁蛋白减少和铁剂治疗有效为特点。营养性缺铁性贫血是小儿常见的一种贫血，以 6 ~ 24 个月婴儿发病率最高，严重危害小儿健康，是我国重点防治的小儿常见病之一。

一、铁的代谢

(一)人体总铁量及其分布

正常成年人男性约为 50 mg/kg，女性约为 35 mg/kg，而新生儿约为 75 mg/kg。总铁量的 60% ~ 70% 存在于血红蛋白和肌红蛋白中，30% 以铁蛋白及含铁血黄素形式贮存于肝、脾及骨髓中。极少量存在于含铁酶(如各种细胞色素酶、琥珀酸脱氢酶及黄嘌呤氧化酶等)及血中。

(二)铁的来源

1.人体内外源性的铁

人主要自食物中摄取铁，每天 1 ~ 1.5 mg。食品中含铁最高的食物首推黑木耳、海带、猪肝等，其次为肉类、豆类、蛋类等。

2.人体内内源性的铁

人体内内源性的铁主要是衰老的红细胞破坏释放的铁,几乎全部被再利用。

(三)铁的吸收和转运

食物中的铁主要在十二指肠及空肠上部被吸收。铁进入肠黏膜细胞后一部分与细胞内的去铁铁蛋白结合成铁蛋白,另一部分通过肠黏膜细胞入血,与血浆中的转铁蛋白结合,随血液循环运送到骨髓等需铁及贮铁组织。

一般认为肠黏膜细胞对铁的吸收有调节作用,当体内贮铁充足或造血功能减退时铁吸收减少,肠黏膜铁蛋白随肠黏膜细胞脱落排出体外(肠黏膜细胞生存期 2~3 天);在缺铁和造血功能增强时,铁通过肠黏膜细胞进入血液的量增多。

食物中铁吸收率的高低与铁的摄入量密切相关。肉类、鱼类、肝脏等动物性食物中的铁属于血红素铁,吸收率高($10\% \sim 25\%$)。人乳中 50%的铁可被吸收,而牛乳中铁的吸收率约为 10%。植物性食物中的铁属非血红素铁,吸收率甚低(约 1%),且易受肠腔内其他因素的影响。维生素 C、果糖、氨基酸等还原物质能使 Fe^{3+} 变成 Fe^{2+},有利于吸收;而磷酸、草酸等可与铁形成不溶性的铁盐,难以吸收。近年有报道植物纤维、茶、咖啡、蛋、牛奶可抑制铁吸收。无论是从肠道吸收的铁或是红细胞破坏释放的铁均通过转铁蛋白进行转运。正常情况下,血浆中的转铁蛋白仅以其总量的 1/3 与铁结合,此结合的铁称为血清铁。其余 2/3 具有与铁结合的能力,在体外加入一定量的铁可使其呈饱和状态,其所加的铁量即为未饱和铁结合力。血清铁与未饱和铁结合力之和称为血清总铁结合力。

(四)铁的贮存与利用

铁在体内以铁蛋白及含铁血黄素形式贮存。当机体需要铁时通过还原酶的作用,使用铁蛋白中的 Fe^{2+} 释出,然后以氧化酶作用氧化成 Fe^{3+} 再与转铁蛋白结合,转运至需铁组织,如到达骨髓造血组织时,铁即进入幼红细胞,在线粒体中与原卟啉结合形成血红素,后者再与珠蛋白结合形成血红蛋白。

(五)铁的排泄和需要量

正常人每日铁的排泄相对恒定,约为 1 mg,主要由胆汁、尿、汗和脱落的黏膜细胞排出。小儿由于不断生长发育,每日需自饮食中摄入较多的铁量,以补充排泄量及满足生长发育的需要。成熟儿自生后 4 个月到 3 岁每天约需铁 1 mg/kg,早产儿需铁量较多,约为 2 mg/kg。各年龄小儿每天摄入总量不宜超过 15 mg。

(六)胎儿和儿童期铁代谢的特点

1.胎儿期铁代谢的特点

此期胎儿主要通过胎盘从母体获取铁,以孕期后 3 个月获铁量最多,平均每日可从母体获铁 4 mg,足月新生儿从母体获铁足够生后 4 ~ 5 个月用, 故未成熟儿更易发生缺铁。传统观念认为,人类胎儿能从母体主动获取铁,且不论母亲铁营养状况如何,母亲总是"无私"地将铁自胎盘运送给胎儿,保持胎儿体内含铁量恒定为 75 mg/kg。无论有无缺铁的婴儿,生后至 1 岁内血红蛋白及新生儿期铁蛋白量均无差异。孕期特别是怀孕后期母亲常缺铁,补铁对母体的好处大于对胎儿或婴儿的好处。

近年来的研究结果对上述传统观念提出了挑战。胎盘滋养层合体细胞微绒毛膜上有转铁蛋白受体(TR),孕母血浆中铁饱和转铁蛋白与 TR 结合后,经受体介导的作用进入合体细胞内,在细胞内释出铁以后,来自母亲的转铁蛋白再回到细胞顶端微绒毛膜上,而后回到母亲血液循环。因此,胎盘 TR 在调节母体铁逆浓度梯单向转运给胎儿的过程中起着重要的调节作用。缺铁性贫血到一定严重程度后,母亲不再"无私"地将铁转运胎儿,而是通过骨髓幼红细胞膜上 TR 数目的增加与胎儿竞争可利用铁,同时胎儿的摄铁能力则相应减弱,以缓解母亲—胎儿间铁竞争,结果对胎儿的铁供应造成一定影响。因此,孕母营养性缺铁性贫血的防治不论对母亲还是胎儿均是有益的。

2.儿童期铁代谢的特点

足月新生儿体内总铁平均为 75 mg/kg,其中 25% 为贮存铁。出生后 1 周内由于"生理性溶血"释放的铁较多,故"节余铁"较多,暂时用于贮存。从食物中吸收的铁较低。出生后 6~8 周时,血红蛋白降至最低点(平均约为 110 g/L)。第二阶段(约 2 月龄)时,造血又恢复活跃。骨髓幼红细胞增加,网织红细胞上升至成人水平以上。血红蛋白上升并维持在 125 g/L 水平,肝脏黄嘌呤氧化酶活化而动用贮存铁,加之适量吸收外源铁。故此期不易出现缺铁。第三阶段(约 4 月龄以后)的特点是,由于生长发育快,对膳食铁的需要量增加,而婴儿的主食人乳和牛乳含铁量均很低,难以满足需要,贮存铁耗竭后即发生营养性缺铁性贫血,故 6 个月至 2 岁或 3 岁小儿缺铁的发病率高。早产儿生长发育快,贮存铁耗竭更早,需外源铁量更大,更易且更早发生营养性缺铁性贫血。儿童期缺铁主要原因为:食物搭配不合理,抑制铁吸收,钩虫、蛲虫感染的隐性失血及性成熟期生长发育加快对铁的需要增多而未及时补充。此外,15 岁的少女每年月经净失铁量为 175 mg,这也可成为缺铁的原因。

二、病因与发病机制

缺铁的原因有几个方面:

(1)体内铁贮存不足,如早产儿、双胞胎、生后脐带结扎过早、孕母患缺铁性贫血等。

(2)饮食中含铁量少,如长期以乳类喂养,未及时添加肉类、肝、青菜、水果等含铁丰富的动、植物辅食。

(3)小儿生长发育过快。

(4)铁的丢失或消耗过多,如长期消化功能紊乱、感染、钩虫病、各种原因的慢性失血。

铁是合成红细胞血红蛋白的原料,缺铁时血红素合成不足,血红蛋白相应减少,因此,新生儿的红细胞血红蛋白不足,细胞质减少,形成小细胞低色素性贫血。但由于缺铁对细胞的分裂、增生影响较小,故红细胞的数量减少程度远不如血红蛋白减少明显。

三、临床表现

任何年龄均可发病,以 6 个月到 2 岁最多见。起病缓慢,多不能确定发病时间,就诊时贫血已较重,不少患儿因其他疾病就诊时才发现患有本病。

(一)一般表现

皮肤黏膜逐渐苍白,以唇、口腔黏膜及甲床较明显。易疲乏,不爱活动。年长儿可诉头晕、眼前发黑、耳鸣等。

（二）髓外造血表现

由于骨髓外造血反应，肝、脾可轻度肿大；年龄愈小、病程愈久、贫血愈重，肝脾肿大愈明显。

（三）非造血系统症状

1.消化系统症状

食欲减退，少数有异食癖（如嗜食泥土、墙皮、煤渣等），可有呕吐、腹泻，可出现口腔炎、舌炎或舌乳头萎缩；重者可出现萎缩性胃炎或吸收不良综合征。

2.神经系统症状

表现为烦躁不安或萎靡不振，精神不集中、记忆力减退，智力多数低于同龄儿，由此影响到儿童之间的交往，以及模仿和学习成人的语言和思维活动的能力，以至影响心理的正常发育。

3.心血管系统症状

明显贫血时心率增快，心脏扩大，重者可发生心衰。

4.其他

因细胞免疫功能降低，常合并感染。可因上皮组织异常而出现反甲。

四、实验室检查

（一）血常规

血红蛋白和红细胞减低，以血红蛋白降低为主，呈小细胞低色素性贫血。红细胞平均容积（MCV）<80 fl，平均血红蛋白量（MCH）<27 pg，平均血红蛋白浓度（MCHC）<0.31。血涂片检查，可见红细胞大小不等，小者居多，染色浅淡，中央苍白区扩大，白细胞和血小板一般无变异，网织红细胞正常或轻度减少。

（二）血清铁蛋白

血清铁蛋白是诊断缺铁最灵敏的指标，放射免疫法测定 <16 μg/L 提示缺铁（正常值3个月以后为 18 ~ 91 μg/L）。

（三）血清铁

血清铁降低，<10.7 μmol/L（正常值 14.3 ~ 28.7 μmol/L）。

（四）总铁结合力

总铁结合力增高，>62.7 μmol/L。

（五）红细胞游离原卟啉测定

原卟啉增高，>0.9 μmol/L（正常值 0.09 ~ 0.9 μmol/L）。因缺铁红细胞内原卟啉不能完全与铁结合成血红素，故游离原卟啉值增高。

（六）骨髓象

骨髓细胞总数增加，幼红细胞增生活跃，以中、晚幼红细胞增生明显，各期红细胞均较正常小，胞浆少，染色偏蓝，白细胞系和巨核细胞一般正常。

五、治疗

主要原则为去除病因及给予铁制剂，治疗方法如下所示。

（一）一般治疗

应加强护理，避免感染，注意休息，重症患者注意保护心脏功能。

（二）病因治疗

对饮食不当患儿应合理安排饮食，纠正不合理的饮食习惯和食物组成。此外，病因治疗还包括驱除钩虫、手术治疗肠道畸形、控制慢性失血等。

（三）铁制剂治疗

1.口服铁制剂

选用二价铁盐，因其易吸收。常用制剂有硫酸亚铁（含铁 20%）、富马酸亚铁（含铁 30%）、葡萄糖酸亚铁（含铁 11%）等。口服剂量以元素铁计算，每天 4 ~ 6 mg/kg，一般每次 1~2 mg/kg，分 2~3 次服用。最好于两餐之间服药，以减少对胃黏膜的刺激，有利于吸收。同时口服维生素 C 能促进铁的吸收。铁制剂服用至血红蛋白达正常水平后应继续服用 2 个月左右再停药，以补足铁的贮存量。如口服 3 周仍无效，应考虑是否有诊断错误或其他影响疗效的原因。

2.注射铁制剂

因注射铁制剂较易出现不良反应，故应少用。一般在以下情况时可考虑应用：①诊断肯定，但口服铁制剂治疗无效；②口服后胃肠反应严重，虽改变制剂种类、剂量及给药时间仍无效者；③因患胃肠道疾病不能口服或口服后吸收不良者。常用注射用铁剂有右旋糖酐铁、山梨醇枸橼酸铁复合物（均含铁 50 mg/mL，均可用于肌内注射，前者还可做静脉注射）。如能用于肌内注射，则尽量不用静脉注射。深部肌内注射吸收较快，85%以上可于 24 小时内被吸收。总剂量的简便算法：大约元素铁 2.5 mg/kg 可增加血红蛋白 10 g/L，另外再加 10 mg/kg 以补充贮存铁量及补充注射部位不能完全吸收的铁量。将总剂量分次肌内注射，首次量宜小，以后每次亦不超过 5 mg/kg（儿童每次最大量不超过 100 mg），每 1~3 日注射 1 次，于 2 ~ 3 周注射完毕。

给予铁制剂治疗后如有效，则于 3 天后网织红细胞升高，7 ~ 10 天达高峰，2 ~ 3 周下降至正常。治疗 2 周后，血红蛋白相应增加，血红蛋白应每周增加 10 g/L，临床症状随之好转。

（四）输血治疗

一般患儿无须输血。重症贫血并发心功能不全或明显感染者可输浓缩红细胞，以尽快改善贫血状态。贫血愈重，一次输血量应越小，速度应越慢，以免加重心功能不全，血红蛋白低于 30 g/L 者，每次输血 5 ~ 10 mL/kg，可同时用快速利尿剂；较重者可输注浓缩红细胞。

六、护理与康复

（一）护理

1.休息与活动

根据患儿日常生活和活动的耐受程度来确定休息方式、活动强度和时间，以不感到疲乏为度。一般不需卧床，但应避免剧烈运动；严重贫血者应注意卧床休息，以减轻心脏负担。

2.合理安排饮食

(1)纠正不良的饮食习惯,解释不良的饮食习惯对贫血的影响,使患儿形成良好的饮食习惯。

(2)适量增加含铁丰富的食物,如瘦肉、鱼、蛋、肝、动物血等,富含铁的动物性食物与维生素 C、氨基酸、果糖搭配可促进铁的吸收。茶、咖啡、牛奶、植物纤维可抑制铁的吸收,应避免与含铁的食品同食。鲜牛奶必须加热处理后才能喂养婴儿,以减少过敏性肠出血。

(3)提倡母乳喂养,按时添加含铁辅食,指导早产儿或低出生体重儿的家长尽早给患儿补充铁剂(约 2 个月时)。

3.用药的护理

(1)口服铁剂应注意:口服铁剂应在两餐之间,以减少铁剂对胃肠黏膜的刺激。铁剂与维生素 C 同服,能促进铁剂的吸收。铁剂不宜与牛奶、钙片、茶水等同服。服药后牙齿发黑,大便发黑,停药后可恢复,属正常现象,可继续用药。

(2)肌内注射铁剂时要深部肌内注射。

(3)注意观察药物的不良反应,如胃肠道不适、恶心、呕吐、腹泻等,可根据医嘱减药量或停药几日,待症状好转再从小剂量开始重新补铁。

(4)观察疗效:一般情况下如果铁剂有效,患儿的网织红细胞在用药 3~4 天升高,7~10 天达高峰,2~3 周逐渐至正常,当血红蛋白逐渐增加时,症状逐渐好转。若用药 3 周仍无效须重新就医。

4.防治感染

缺铁会造成患儿细胞免疫功能缺陷,对感染的易感性增加。同时,感染也可影响铁的吸收,从而加重贫血。应注意观察感染的征象,保护患儿,避免感染。

(二)康复

(1)应向家长宣传合理喂养和及时添加辅食的重要性,提倡母乳喂养,加强孕妇及哺乳期母亲的营养。

(2)对早产儿及双胎儿宜自 2 个月左右即给予铁剂预防。

(3)羊奶喂养者及时添加叶酸及维生素 B_{12},以防发生营养性巨幼细胞贫血。

(4)指导家长培养小儿合理的饮食习惯,养成规律进食习惯,给予含铁丰富且吸收率高的食物如肉类、鱼类、肝脏等动物食品,给其讲解贫血常用药物作用、不良反应、服药的剂量及时间,合理用药。

(5)铁剂应用至血红蛋白达正常水平后 2 个月左右再停药,以补足铁的贮存量。

(6)积极预防和治疗消化道功能紊乱及感染性疾病。

(7)对恢复期患儿要加强教育、训练,促进其智力及动作发育。

(黄艳梅)

第四节　再生障碍性贫血

再生障碍性贫血(简称再障)是一组由多种病因或不明原因所引起的造血功能衰竭,以造血干细胞和造血微环境损伤、外周血全血细胞减少为主要表现的综合征,临床以贫血、出血和感染为其三大特点。

再障是儿童期较为严重的血液病之一,尤其是重型再障(SAA),因其造血功能极度衰竭,且发病机制不甚明确而使临床治疗困难,预后很差。因此SAA,尤其是急性再障(重型再障－Ⅰ型,SAA－Ⅰ)的严重程度绝不亚于白血病。近年来,随着对再障病因和发病机制研究的逐步深入,以及骨髓移植和一些有效药物治疗方法的推广使用,小儿再障,尤其是SAA的临床疗效和长期生存率有了显著的提高。

一、病因

获得性再障中大多数为原因不明的特发性再障(占60%～75%),其余为继发性再障,由各种理化因素、生物因素或其他综合因素所致。虽然多数患者原因不明,但临床在诊断时应尽量仔细收集各种病史资料,以争取找到有关病因线索,对明确诊断、指导治疗和判断预后均有非常重要的意义。现将目前已知的主要病因分述如下。

(一)化学因素

1.苯及其衍生物

苯及其衍生物如三硝基甲苯、六氯化苯对骨髓具有明显的毒性作用,可导致造血干细胞的核酸代谢异常和染色体的畸变,进而导致骨髓造血功能抑制和衰竭。苯具有挥发性,在多种工业生产中广泛使用,尤其是工作环境较差的企业员工可发生严重苯中毒而致再障;或因企业造成环境污染而累及儿童。此外,随着生活水平的提高,某些挥发性物品如汽油、油漆和房屋涂料等大量使用,也增加了人们在日常生活中与苯及其衍生物的接触机会。苯中毒的个体敏感性差异较大,再障发病与接触苯的时间长短和中毒剂量个体间有较大差异。

2.药物

一般认为,凡发病6个月内有相关药物史,均应考虑药物因素。可能导致再障的药物种类较多,范围也较广。可导致再障的常用药物大致归纳如下。

(1)抗生素类:氯霉素、β－内酰胺类、链霉素等。

(2)磺胺类:磺胺异噁唑(SMZ)等各种磺胺类药。

(3)解热镇痛药:阿司匹林、非那西汀、保泰松等。

(4)抗寄生虫药:米帕林、氯喹、乙胺嘧啶等。

(5)抗高血压药:卡托普利、甲基多巴等。

（6）抗组胺药：异丙嗪。

（7）镇静药类：甲丙氨酯。

（8）利尿剂：乙酰唑胺。

（9）抗癫痫类药：苯妥英钠。

（10）抗甲状腺药：甲巯咪唑。

上述药物引起再障可能与患者的特异性体质有关，如过敏反应或先天性解毒功能异常。其中以氯霉素导致再障最为肯定，发生率也最高。

此外，抗肿瘤药物，如各种烷化剂、抗代谢药、细胞毒抗生素也可导致再障，均与剂量有明显相关，且在常规剂量情况下均可逆。

（二）物理因素

物理因素主要是电离辐射，包括 X 线和各种放射性核素。电离辐射所致再障具有明显的累积剂量相关性，即接触电离辐射达到一定累积剂量即可直接导致骨髓造血干细胞和造血微环境损伤而发生再障。骨髓造血组织对放射线非常敏感，短期内接触高剂量射线可导致急性再障；长期接触小剂量外部照射可发生慢性再障。

（三）生物因素

1.感染

多种病原体感染均可导致再障，其中尤以病毒感染为主，如肝炎病毒，人类微小病毒 B19（HPV-B19），巨细胞病毒（CMV）和 EB 病毒等。其他病原体有各类细菌感染如败血症、白喉、伤寒和结核等，其他还有某些寄生虫感染如血吸虫病后发生再障的报道。

近年来，关于 HPV-B19 感染所致再障的研究有较大进展。HPV-B19 具有嗜红系祖细胞特性，对红系造血有明显选择性抑制作用，而对于粒系和巨核系祖细胞的致病性不如红系。因此，HPV-B19 感染后可致急性溶血或急性造血功能停滞，对于易感人群（如先天性溶血性贫血患者）可致再障危象，对于免疫缺陷者可致慢性纯红再障。应用聚合酶链反应（PCR）技术可以在患者骨髓细胞中监测到病毒 DNA。

2.其他

机体在某些疾病状态时也可继发再障。如自身免疫性疾病（SLE）、严重联合免疫缺陷（SCID）、阵发性睡眠性血红蛋白尿（PNH）等。少数妇女于妊娠期可因体内性激素水平提高而发生一过性再障，分娩后可自行恢复。

二、发病机制

再障的发病机制甚为复杂，涉及多种病理生理因素。随着实验研究的进展，对于再障的造血功能衰竭的本质有了进一步的认识。近年来的研究提示，再障的发病机制主要与下列几方面有关。

（一）造血干细胞内在缺陷

再障患者具有明显的造血干细胞异常，如骨髓中造血干细胞数量减少，全外造血干细胞培养集落产率明显低下。干细胞内在缺陷主要表现为：

1.原发性干细胞功能不全

虽然已知某些病因可致造血干细胞直接损伤，但是患者的原有造血干细胞内在缺陷在发病中具有相当重要的意义。研究表明,除非进行成功的骨髓移植,否则在去除某些致病因素获得造血功能重建之后,这种造血重建仍是不完全的。绝大多数药物治疗有效患儿的骨髓造血程度仍低于正常人水平,其造血干细胞体外培养的集落形成能力仍较低,且仍处于单克隆造血状态。在接受免疫抑制治疗获得显效的患儿中,部分患儿于日后有可能会转变为一些克隆性疾病,如骨髓异常增生综合征(MDS)、急性髓系白血病(AML)和阵发性睡眠性血红蛋白尿(PNH)等。可见,某些治疗即使获得临床显效,但因未能纠正干细胞内在缺陷,故疾病并未能得到治愈。

2.干细胞易损性增高

实验研究也证实,再障患者染色体上的脆性位点增多,有与白血病相似的各种脆性位点表达,如染色体断裂和畸变等现象。此外,还发现再障患者的骨髓造血细胞对外界致病因素所造成 DNA 损伤的修复能力下降,这些很可能是导致再障患者造血干细胞对于有害理化因素、病毒感染等病因存在内在易损性的基础。因此,在接触某些药物(如氯霉素)、化学毒物(如苯及其衍生物)、电离辐射和病毒感染后发病,而导致造血干细胞生长进一步受抑制。

(二)造血微环境缺陷

骨髓基质细胞及其分泌的各种造血生长因子构成骨髓造血微环境,以支持造血细胞生长,并促进造血干细胞向各个血细胞系统增殖分化。此外,由骨髓骨滋养动脉及其分支和窦状隙、微静脉等结构所组成的骨髓微循环,保证了对骨髓的血液与造血物质的供应,再障患者的骨髓基质均有不同程度受累。表现为骨髓基质细胞萎缩,脂肪化,甚至无基质细胞生长;骨髓成纤维细胞集落形成单位(CFU-F)降低。病毒感染等病因也可致造血微环境损害,如在 CMV、EB 病毒相关性再障的研究中发现,病毒感染促发的免疫反应可造成骨髓微血管性坏死,导致造血组织萎缩。

大量实验研究表明,再障的造血功能衰竭主要发生于造血干细胞或祖细胞水平,因造血干细胞缺乏向定向干细胞分化能力,或定向干细胞本身缺乏分化增生能力,而促发反馈性代偿调节机制使各种造血生长因子活性升高。但是,造血微环境缺陷或损伤不是导致再障的唯一原因,否则骨髓移植(BMT)就难以成功。

(三)免疫介导致病机制

近年来有关再障的免疫介导致病机制研究进展较快。因免疫功能紊乱而出现的造血负调控因子活力增强,进而导致再障的发生已有定论。目前认为,再障患者的 T 淋巴细胞亚群比例和功能异常,以及多种淋巴因子活性异常,均可由病毒感染所致。免疫功能异常状态均可使免疫系统出现免疫负调控,造成血祖细胞和造血微环境损伤,导致造血功能抑制。如病毒感染可激活抑制性 T 淋巴细胞(CD8+ 细胞),后者合成并释放大量 γ - 干扰素(γ-IFN)和肿瘤坏死因子。

三、临床表现

临床大多数为慢性再障,起病隐匿,进展缓慢,直到症状明显时才被发现,此时常难以肯定确切的起病时间。急性再障起病急骤,进展迅速,病情呈进行性加重。某些继发性再障可与致病因素有关,如病毒性肝炎、药物、化学毒品或放射线接触史。

（一）症状

再障的主要临床症状为外周血三系下降所致的贫血、出血和感染，其严重程度则主要取决于血红蛋白、血小板和粒细胞下降的程度，与再障的类型也有一定关系。

1.急性再障

SAA-Ⅰ起病急骤，进展快，病情凶险。贫血呈进行性加重，输血频度高，且常出现即使大量输血仍难以纠正的重度贫血。感染和出血又加重贫血。由于贫血难以纠正，临床多有面色苍白、头晕、心悸等明显缺血缺氧和心功能不全的表现。由于免疫功能紊乱和粒细胞减少，常伴有严重感染。感染原发部位多见于口腔、呼吸道、消化道、皮下软组织以及肛周组织等。由于粒细胞缺乏（<0.5×10⁹/L 常致感染扩散），易并发败血症。也常因反复应用广谱抗生素而继发真菌感染。由于血小板明显减少（<20×10⁹/L）致出血倾向严重，除有皮肤紫癜、瘀斑外，儿童常见鼻黏膜大量出血，或因换牙和损伤致口腔黏膜渗血不止。此外，又易并发内脏出血，如便血和血尿，尤其是颅内出血危及生命。常需输注大量血小板。严重感染和颅内出血多为急性再障致死原因。

2.慢性再障

慢性再障（CAA）指非重型再障（NSAA），即一般慢性再障。起病隐匿，进展缓慢。外周血常规下降未达到重型再障程度。因此，贫血出血和感染程度不及重型再障严重。但由于血常规下降程度不一，因此临床表现差异很大。部分轻症者血常规中可仅有一系或二系较轻，不必依赖输血，可以维持基本生活，也无明显感染和出血倾向。部分慢性再障者可于病程中出现病情加重，达到重型再障的程度而转化为慢性重型再障。

3.慢性重型再障（重型再障-Ⅱ型，SAA-Ⅱ）

慢性再障如病情恶化，随着病情进展，外周血常规下降到一定程度达到重型再障的标准即为慢性重型再障，临床表现不如急性再障凶险。如血红蛋白下降虽较明显，常达重度贫血程度（血红蛋白<60 g/L），但由于进展缓慢，且病程较长，患者耐受性提高，因此输血频度一般低于急性再障。感染和出血的频度和程度也常不如急性再障严重，一般也较易控制。但如果临床疗效不佳，病情长期未见转机，则危险性逐年增高。如长期处于重度贫血，反复输血会致含铁血黄素沉积，可导致重要脏器功能损害，对感染和贫血的耐受性下降。如经常反复输注血小板可诱导产生血小板抗体，使输注血小板寿命缩短甚至输注无效。因此，SAA-Ⅱ如病情不能控制或长期无好转，最终死亡率仍很高。

（二）体征

1.一般情况

精神萎靡，倦怠乏力。有感染存在则可有不同程度发热。患儿因长期营养不良可致消瘦，体格发育落后。

2.皮肤、黏膜

由于贫血呈不同程度贫血貌。皮肤黏膜可见紫癜，出血倾向严重者可见大片瘀斑或皮下血肿，以及齿龈和鼻黏膜渗血。贫血与出血同时存在，但无黄疸。长期依赖输血者，可出现因含铁血黄素沉着所致的面色青灰等血色病表现。

3.肝脾淋巴结

一般再障患者的浅表淋巴结较少被触及和肿大，咽部常无扁桃体，也无肝脾肿大，尤其是无脾肿大。

4.感染

当外周血粒细胞明显低下时,感染难以触发局部炎症反应,找不到明显感染灶,软组织感染无脓肿形成,界限不清。故对高热而无明显感染灶者须考虑败血症的可能性。

5.其他

贫血可致心率增快,心前区收缩期杂音,严重者出现心功能不全体征。长期贫血可导致心脏扩大。有内脏出血者,如颅内出血可有相应的颅内高压和神经系统体征。

四、实验室及其他检查

(一)血常规

典型再障具有三系下降。贫血一般呈正细胞正色素性。网织红细胞比例下降,尤其是网织红细胞绝对计数下降。白细胞计数下降,尤以中性粒细胞比例下降为主,常伴有血小板体积缩小。病情的严重程度则取决于三系下降的程度,重型再障各项指标均降低比较明显,多为重度或极重度贫血,网织红细胞 <1%,血小板计数 <20×10⁹/L,中性粒细胞绝对数 <0.5×10⁹/L,而少数轻症者可仅一系或二系下降,但须有血小板计数下降。

(二)其他常规检查

因血小板减少致出血时间延长,严重时可因血小板Ⅲ因子缺乏致凝血时间延长。重型再障常有大便隐血阳性。

(三)骨髓象

骨髓的典型改变为有核细胞增生低下或极度低下,三系造血细胞明显减少,红系和粒系比例明显降低。红系和粒系原始和早期幼稚细胞缺如,巨核细胞明显减少,多数患者全片见不到巨核细胞。淋巴细胞比例明显增高,甚至为80%～90%,但均为成熟淋巴细胞。其他非造血细胞增多,如网状细胞、浆细胞、嗜碱性粒细胞、肥大细胞等非造血细胞甚可 >50%。骨髓液外观稀如外周血,脂肪滴增多。重型再障多数符合上述典型表现,一般慢性再障表现轻重不一。部分慢性再障可有局部增生灶,可见有核细胞增生活跃,甚至粒系和红系比例下降不明显。但往往原始和早期幼稚细胞极少,而且巨核细胞明显减少或缺乏。必要时需做多部位骨髓检查。

(四)骨髓活检

骨髓活检能够较为全面反映骨髓造血组织病变实际情况,尤其是对于不典型再障有重要鉴别诊断意义,故有条件者在诊断时应同时做骨髓活检。急慢性再障均呈造血细胞明显减少,一般多低于30%,急性再障常低于10%,而非造血细胞比例增高,尤以淋巴细胞增高为主。一般见不到巨核细胞,骨髓间质水肿和出血,示骨髓造血功能低下。

(五)造血祖细胞体外培养

粒单核系祖细胞、红系祖细胞、多向祖细胞和巨核系祖细胞体外培养的集落产率明显减少,且多数呈无集落形成,提示造血干细胞增生功能缺乏。

(六)骨髓核素扫描

采用放射性核素⁹⁹锝和⁶⁰铁行骨髓扫描,可估计残余骨髓造血组织量及其分布情况,以判断骨髓病变程度。急性再障骨髓造血部位减少比较明显,慢性再障常可见局部代偿性增生灶。

（七）免疫功能指标

多数患者可见下列免疫指标异常，如 T 淋巴细胞亚群比例异常，CD_3 和 CD_4 降低，CD_8 增高，CD_4/CD_8 下降甚至倒置；白细胞介素 – Ⅱ（IL-2）、γ – 干扰素和肿瘤坏死因子等淋巴因子活性增高。

五、诊断

对于典型的再障。可根据病史、临床表现、外周全血细胞减少、无肝脾淋巴结肿大、骨髓有核细胞增生不良，排除其他可引起全血细胞减少的疾病进行诊断。

（一）诊断标准

具备下列 5 项者可确诊。

（1）全血细胞减少，网织红细胞绝对值减少。

（2）一般无脾肿大。

（3）骨髓至少一个部位增生减低或重度减低（如增生活跃，须有巨核细胞明显减少），骨髓小粒非造血细胞增多（有条件者应做骨髓活检等检查）。

（4）能排除全血细胞减少的其他疾病，如骨髓异常增生综合征中的难治性贫血、阵发性睡眠性血红蛋白尿、急性造血功能停滞、骨髓纤维化、急性白血病等。

（5）一般抗贫血和补血药物治疗无效。

（二）分型标准

明确再障诊断之后须根据病情进行分型。具体分型标准如下。

1.急性再障（重型再障 – Ⅰ型，SAA – Ⅰ）

1）临床：起病急，贫血呈进行性加剧，常伴严重感染和内脏出血。

2）血常规：除血红蛋白下降较快外，须具备下列 3 项中的 2 项。

（1）网织红细胞 <1%，网织红细胞绝对值 $<15 \times 10^9/L$。

（2）白细胞明显减少，中性粒细胞绝对值 $<0.5 \times 10^9/L$。

（3）血小板计数 $<20 \times 10^9/L$。

3）骨髓象

①多部位增生减低，三系造血细胞明显减少，非造血细胞增多（如脂肪细胞增多），如增生活跃，须有淋巴细胞增多；②骨髓小粒中非造血细胞及脂肪细胞增多。

2.慢性再障

1）临床：起病慢，贫血、感染和出血均较轻。

2）血常规：血红蛋白下降速度较慢，网织红细胞、白细胞、中性粒细胞和血小板值常较急性再障高。

3）骨髓象

（1）三系或二系减少，至少一个部位增生不良，如增生良好，红系中常有晚幼红细胞（炭核）比例增多，巨核细胞明显减少。

（2）骨髓小粒中非造血细胞及脂肪细胞增多。

4）病程中如有病情恶化，临床、血常规及骨髓象与急性再障相同，称为慢性重型再障。

国内分型标准将再障分为 3 种类型,即急性重型再障、慢性重型再障、一般性再障。重型再障分为急性重型再障和慢性重型再障。急性重型再障起病快、病程短;而慢性重型再障有从慢性再障恶化为重型再障的过程。可见,病程的长短在区分 SAA–Ⅰ和 SAA–Ⅱ中有重要意义。在分型标准中,虽未作明确规定,但一般认为病程在半年之内达到重型再障标准者,应考虑 SAA–Ⅰ的诊断。

六、鉴别诊断

1.恶性组织细胞增生症

恶性组织细胞增生症(MH)起病急骤,病势凶险进展迅速,常出现全血细胞下降。MH伴有明显的肝脾肿大和淋巴结肿大,全身进行性衰竭。外周血常规可见异常组织细胞,骨髓检查可见恶性组织细胞浸润,典型者可有吞噬现象。有时需反复多部位行骨髓穿刺检查才能发现典型病变。

2.急性白血病

急性白血病鉴别对象为发病时外周血白细胞并不增高甚至降低的急性白血病,呈低增生型。相当一部分儿童急性白血病外周血白细胞并不增高甚至降低,常伴有贫血或血小板减少。因此,临床症状和外周血常规类似于急性再障。但急性白血病常伴肝脾淋巴结肿大,骨髓涂片检查即可明确诊断。

3.急性特发性血小板减少性紫癜

急性特发性血小板减少性紫癜(ITP)因血小板极度降低,出血倾向严重,常伴严重贫血。但是,①急性 ITP 以 2 岁内婴幼儿多见;②外周血中常见白细胞计数和中性粒细胞比例明显增高,有时有核左移现象,网织红细胞计数正常或增高;③血小板抗体检测阳性;④骨髓增生活跃,巨核细胞增生明显。活跃伴有成熟障碍是重要的鉴别依据。

4.骨髓异常增生综合征

骨髓异常增生综合征(MDS)也可呈三系下降,尤需与不典型再障鉴别。但 MDS 常呈增生性骨髓象,至少两系有病态造血,如成熟细胞大小不一,易见巨幼红细胞和有核细胞,粒系幼稚细胞可有核浆发育不平衡,常见分叶过多现象,巨核细胞可无明显减少,多见特殊性淋巴样小巨核细胞。部分患儿可见原始细胞和环状铁粒幼红细胞增多。必要时可行骨髓活检和染色体检查。病程长者可出现肝脾淋巴结肿大。

5.阵发性夜间血红蛋白尿

阵发性夜间血红蛋白尿(PNH)与再障常互为转化或并存,称为"再障 –PNH 综合征"。无明显血红蛋白尿的 PNH 易被误诊为再障。因此临床上在诊断再障时应注意排除PNH,但 PNH 临床上感染和出血相对轻微。骨髓常增生活跃,幼红细胞增多,外周血网织红细胞不减少,含铁血黄素尿检测阳性。特异性的酸化血清溶血试验和糖水试验阳性等可资鉴别。

七、治疗

由于再障的发病原因与发病机制复杂,每种类型又无特异性实验指标可用于指导临床选药,因此,再障的治疗目前仍然主要依据临床经验进行选药,给治疗带来一定的盲目性。近年来,有关再障的新技术不断涌现,如 T 淋巴细胞亚群(包括 T 辅助 / 抑制细胞、自然杀伤细胞、细胞毒 T 细胞、树突状细胞、B 细胞等)、单核 / 巨噬细胞、CD34+ 造血干 / 祖细胞及其亚群的流式细胞仪(FCM)分析,造血祖细胞集落培养等,有望使再障的治疗更具实验依据。

(一)一般治疗

1.病因

病因明确者,应及时去除病因,严格防止再接触对骨髓造血功能有毒性损害的各种药物、化学毒物和物理射线,以免病变的骨髓进一步受到损害。

2.积极防治严重感染

感染可进一步抑制骨髓造血功能,严重感染将危及生命。再障合并感染的机会与中性粒细胞减少的程度密切相关,故 SAA 常发生革兰阴性杆菌感染。当外周血粒细胞低于 1.0×10^9/L 时,感染机会明显上升,须加强隔离,以防交叉感染。一旦出现急性感染须及时发现与治疗,应早期联合应用广谱强效抗生素,并及时进行病原学检测以指导治疗。可酌情适当短期应用粒系集落刺激因子和输注免疫球蛋白以提高免疫力。此外,应注意控制病毒、真菌及其他病原体的感染。

3.积极防治严重出血

血小板明显减少者易出现严重出血,一般止血药多不能奏效,是导致再障死亡的主要原因之一。常用药物如酚磺乙胺、卡巴克洛。局部出血如鼻腔和齿龈出血可局部加用止血药物及压迫止血。糖皮质激素能降低毛细血管脆性,有助于控制浅表出血,但只能短期足量使用,一般不应超过 7 天。外周血小板计数低于 20×10^9/L 伴明显出血倾向是输注浓缩血小板的指征。目前提倡输注单采血小板,血小板获得率明显提高,既能有效控制严重出血,又能有助于避免血小板抗体的产生。

4.输血

一般血红蛋白低于 60 g/L 时应考虑输血,以纠正严重贫血,提高机体耐受性,改善和全身一般情况。但临床须严格掌握输血指征,除参考外周血红蛋白值之外,还须根据患儿对贫血的耐受程度,来选择输血时机与输血量。一般每次每千克体重输血 6 mL 可提高血红蛋白值 10 g/L。

(二)免疫抑制治疗

20 多年来,先后有多种免疫抑制剂治疗再障获得较为满意的疗效,分别介绍如下。

1.腺细胞球蛋白 / 抗淋巴细胞球蛋白

腺细胞球蛋白 / 抗淋巴细胞球蛋白(ATF/ALG)是用提取的人类胸腺细胞或淋巴细胞导管中 T 淋巴细胞免疫动物(如马、兔、猪等),使其体内产生针对人胸腺细胞(T 淋巴细胞)的特异性抗体,将其精制和提纯后所得到的生物蛋白制品。应用胸腺细胞和淋巴导管中 T 淋巴细胞免疫动物所得制品分别为 ATG 和 ALG。ATG/ALG 是目前治疗再障所应用的各类免疫抑制剂中历史最长,治疗例数最多,疗效最为满意的免疫抑制疗法。

1）剂量与用法:目前常用的 ATG/ALG 制剂及其应用剂量为, 国产, 猪 –ATG (P-ATG), 20 ~ 25 mg/(kg·d);法国 Merieux 公司,兔 –(R-ATG), 2.5~5 mg/(kg·d); 马 –ATG(H-ATG), 10 ~ 20 mg/(kg·d)。上述剂量 ATG/ALG 应用生理盐水 250 ~ 500 mL

稀释后,缓慢静脉点滴,适量加用糖皮质激素,连用 5 天为 1 个疗程。

因为 ATG/ALG 是异种动物蛋白类免疫抑制剂,应用前应做皮肤过敏试验。其主要不良反应为过敏反应、血清病、免疫损伤血小板和免疫功能抑制等。

2)作用机制:多年来研究发现,ATG/ALG 作用机制有如下 3 个方面。

(1)免疫抑制:通过杀伤 T 淋巴细胞,达到清除功能异常的 T 抑制细胞,并抑制其产生 γ–IFN、TNF、IL–2 等造血负调控因子,以去除免疫介导致病因素。

(2)免疫刺激:ATG/ALG 具有类似于植物血清素(PHA)的致丝裂作用,但作用较 PHA 更强,可促进某些淋巴细胞增生,从而增加 GM–CSF、G–CSD、IL–3 等造血生长因子的合成与释放。

(3)直接刺激:可直接作用于造血干细胞表面受体等,直接刺激造血干细胞生长,或增强干细胞对各类造血生长因子的敏感性。

2.环孢素 A

环孢素 A(CSA)具有较强的免疫抑制作用,常用于器官移植。目前已被广泛应用于治疗再障。

(1)剂量与方法:目前常用制剂为 CSA 溶液(50 mg/mL)或胶囊(25 mg),剂量为 5~8 mg/(kg·d),一日剂量分早晚两次口服。连用 6 ~ 12 周逐渐减量,疗程一般至少 3 个月。治疗中需监测血药浓度。

(2)疗效:国外有人总结历年来 CSA 治疗总有效率为 50%~60%,天津医科院血研所汇总国内外 368 例资料的结果,总有效率为 57%,其中 SAA 为 59%,纯红再障(PRCA)为 48%。CSA 治疗 SAA(尤其是 SAA–Ⅰ)的疗效,包括有效率、起效时间与显效质量等均不及 ATG/ALG。

(3)主要副反应与防治:CSA 的常见副反应为肝肾损害、高血压、多毛症、齿龈肿胀等,但均为可逆性。其中最为严重的是肾脏损害和高血压,两者常同时出现,多与剂量过大、血药浓度过高有关,降低药物剂量可以恢复正常。严重齿龈肿胀者常导致局部渗血不止和继发感染。肝脏毒性一般不严重,但须同时适量应用护肝药物以避免肝功能损害。多毛症等不良反应并不影响治疗,治疗结束后也能逐渐消失。CSA 虽为免疫抑制剂,但并无明显增加感染机会的倾向。

3.甲泼尼龙

大剂量甲泼尼龙(HDMP)治疗再障有近 20 年历史,应用虽不及 ATG/ALG 和 CSA 广泛,但疗效也属确切。

1)方法与疗效:目前采用大剂量冲击疗法:20 ~ 30 mg/(kg·d),静脉输注,每连用 3 天减量一半,直至 1 mg/kg 逐渐停药,疗程约为 30 天。多与 ATG/ALG 联合使用。

2)作用机制:HDMP 具体作用机制尚未明确,可能为:①抑制性 T 细胞(Ts 细胞)分化与增生,曾发现治疗后有效患者体内的 Ts 细胞比例下降;②抑制自然杀伤细胞(NK)对造血干细胞的抑制作用。

3)主要副反应及其防治:HDMP 的副反应类似于各种糖皮质激素治疗的副反应。剂量大、疗程长,因此副反应可较明显。主要副反应及其防治方法归纳如下。

(1)感染倾向加重:常规做肠道消毒,加强隔离,最好同时应用静脉滴注免疫球蛋白以提高免疫力。

（2）水钠潴留和高血压：出现频率较高，须监测血压，可酌情应用抗高血压药和利尿剂予以控制，待剂量逐渐降低后血压可逐渐恢复正常。

（3）胃黏膜损伤：严重者可出现消化道出血，应同时预防性应用 H_2 受体阻滞剂（雷尼替丁）和胃黏膜保护剂（硫糖铝）等。

（4）钙磷代谢异常骨质胶钙。需预防性应用维生素 D_3 和钙。

4.大剂量免疫球蛋白

1）方法与疗效：治疗方法有两种。一种为 0.4 g/(kg·d)，静脉点滴，连续 5 天。另一种为 1.0 g/(kg·d)，静脉点滴，每 4 周一次，共 6 次。

2）作用机制：HDIG 治疗再障的作用机制可能如下所示。

（1）杀伤某些抑制骨髓造血的淋巴细胞克隆。

（2）与 γ–IFN 等一类因子结合，去除其对造血干细胞的抑制作用。

（3）根除骨髓中可能导致再障的病毒感染，如 CMV、EBV、HPV–B19、HBV 和 HCV 等。

（三）传统药物治疗

1.雄性激素

1）性质：雄性激素是一组甾体类化合物，为睾酮及其衍生物。雄性激素可促进肾脏产生促红细胞生长素以刺激红系造血，也能刺激提高体内单粒集落刺激因子的产生以促进粒单系造血。体外实验发现，造血干细胞表面有雄性激素受体，可直接促进红系和粒祖细胞分化和增殖。雄性激素可以在干细胞水平和激素水平刺激红系与粒系造血，但对红系的促进作用优于粒系，而对巨核细胞系的刺激作用较差。

2）疗效：雄性激素对一般 CAA 的疗效已被充分肯定，目前已被定为 CAA 的首选药物，但雄性激素治疗重型再障疗效极差。雄性激素可以作为免疫抑制治疗的有效辅助用药，以提高免疫抑制剂治疗的疗效。

3）种类

（1）美雄酮：0.25～0.5 mg/(kg·d)，每日分 2～3 次口服，疗效最佳，服用方便，但对肝脏的毒性作用较大。

（2）司坦唑醇：0.1～0.2 mg/(kg·d)，每日分 2~3 次口服，服用方便，疗效稍逊于美雄酮，对肝脏的毒性作用也较明显。

（3）丙酸睾酮：25～50 mg/次，每周 2 次肌内注射。男性化作用强，需肌内注射不利于长期治疗。疗效也不及美雄酮和司坦唑醇，但对肝脏无明显毒性作用。

（4）长效丙酸睾酮：250 mg/次，每 1～2 周 1 次，肌内注射。性质同丙酸睾酮，注射时间可明显延长，疗效也优于丙酸睾酮。

4）推荐治疗原则

（1）首选药物：美雄酮疗效最佳，口服方便，当为 CAA 首选用药，也为免疫抑制治疗的有效辅助用药。

（2）保护肝脏：美雄酮、司坦唑醇等口服制剂经门静脉吸收易致肝功能损伤，治疗期间需服护肝药物，如联苯双酯等。

（3）个体化治疗：美雄酮和司坦唑醇等剂量范围大，个体间肝脏耐受性差异也较大，故宜从小剂量开始,探索疗效反应和患儿肝脏耐受性,再酌情调整剂量。药物剂型和剂量选择尽量做个体化。

(4)长期治疗:明显起效至少需 2 个月,且一般血常规恢复缓慢,故疗程至少半年,切忌轻易改变或放弃治疗,一旦起效后,则须进行长期巩固治疗至少一年。

(5)联合治疗:雄性激素与其他药物合用有协同作用,一般多主张与补肾中药联合治疗,也可再加用一叶萩碱、左旋咪唑等。

2.中医中药

中医中药为补肾养血中药经辨证后酌情加减。应用有效中药与雄性激素配体长期治疗 CAA,疗效为 60% ~ 80%。坚持长期治疗,定期随访观察疗效,酌情调整治疗。近年来试用的中成药"复方皂矾丸"有一定疗效,口服方便,值得采用。

3.其他

经过国内外专家多年研究和探索,陆续发现并被证实对再障有一定疗效的药物,可以作为再障(尤其是慢性再障)长期治疗的辅助用药,归纳如下。

(1)神经兴奋剂:刺激自主神经,增加骨髓血流量,改善骨髓微循环,如一叶萩碱、莨菪类、硝酸士的宁等。

(2)免疫调节剂:调节免疫功能,但不同于免疫抑制剂,如左旋咪唑、多抗甲素、胸腺素(肽)等。

八、护理和康复

(1)轻度贫血可以下床活动,重者须严格卧床休息,执行一级护理。

(2)给予高蛋白、高维生素、易消化的食物,对带刺、骨的食物要小心用餐,以免引起出血和感染,并主动向患儿及家属说明饮食治疗的重要性,取得患儿的配合。

(3)患者抵抗力较低,治疗中有合用糖皮质激素者,易发生呼吸道、皮肤、会阴、肛门周围感染,故应保持室内空气新鲜,注意保暖,防止受凉;保持大便通畅,便后清洗会阴部。对粒细胞显著下降的患儿,应采取保护性隔离,每日用 0.1%有效氯洗涤液擦拭床、床头柜、窗台,地面用 0.1%有效氯洗消液拖擦,冬季每月用 0.2%过氧乙酸空气喷雾消毒 2 次。

(4)有的患儿皮肤干燥,应以温水擦浴,涂油,以保持皮肤清洁润滑,防止出血感染。对受压部位经常按摩,促进血液循环。对卧床患者每日冲洗会阴一次。

(5)对高热患儿应及时采取物理降温,并观察体温变化,出汗时用干毛巾擦汗更衣,防止受凉,保持皮肤清洁。

(6)患儿易发生口腔炎及口腔溃疡,应经常保持口腔清洁,嘱其晨起、饭前、饭后、睡前用 1:5 000 呋喃西林液漱口。口腔溃疡时,做完口腔护理后在溃疡处涂以 1%碘甘油。

(7)患儿血小板减少易并发鼻出血,尤其在冬季室内空气干燥时更易发生,故应每日向鼻腔内滴入氯己定鱼肝油 3 ~ 4 次,以预防鼻出血。

(8)肌内注射或静脉穿刺应严格执行无菌技术操作,注射毕进针处延长压迫时间,以防出血和注射部位感染。

(9)急性再障患者症状重、预后差,应特别注意有无感染和出血倾向,尤其是消化道和颅内出血。注意观察患者的口腔黏膜、牙龈、鼻黏膜及皮肤等处有无出血情况。如发生消化道或颅内出血,应立即通知医生,并做好各种抢救准备。

(10)注意观察药物的不良反应,长期用雄性激素可出现痤疮、水肿、体重增加、毛发增多等不良反应,应向患儿及家属解释,消除顾虑。

(郭玲)

第五节　血友病

血友病是一组遗传性凝血功能障碍的出血性疾病,包括:①血友病甲,即因子Ⅷ缺乏症,也称 AHG 缺乏症;②血友病乙,即因子Ⅸ缺乏症,又称 PTC 缺乏症、凝血活酶成分缺乏症;③血友病丙,即Ⅺ因子缺乏症,又称 PTA 缺乏症、凝血活酶前质缺乏症。本病以欧美地区发病居多,在我国和日本发病率较低,占男子出生人口的(1~2)/万。三种血友病的发病率中以血友病甲最高,约十倍高于血友病乙,血友病丙发病率较低。血友病甲及乙,或血友病乙及丙,可同时存在,也可同时合并有抗凝物质。

一、病因和发病机制

血友病甲是一种伴性连隐性遗传性疾病。其病理基因在 X 染色体上,所以女性为血友病基因传递者,一般不发病,而将此基因遗传给下一代的男性而发病。血浆内缺乏抗血友病球蛋白(AHG)是本病的主要原因。血友病丙为常染色体显性或不完全隐性遗传。

因子Ⅷ、Ⅸ、Ⅺ缺乏均可使凝血过程第一阶段中的凝血活酶生成减少,而引起血液凝固障碍,导致出血倾向。因子Ⅷ是一大分子量糖蛋白,主要由因子Ⅷ活性部分(Ⅷ:C)和因子Ⅷ抗原部分(ⅧR:Ag)组成。Ⅷ:C 缺乏或功能不良引起血友病,而ⅧR:Ag 不缺乏。Ⅷ:C 活性易被破坏,在 37℃储存 24 小时后可丧失 50%。

二、临床表现

一般有家族遗传史,几乎全部为男性发病。

出血症状为本病的主要表现,终身有轻微损伤或手术后长时间有出血的倾向。关节积血在本病症状中最具特征性。重症患儿血液中的因子Ⅷ不足正常量的 1%,常在 2 岁以前就有出血。患儿出血部位多且严重,常有皮下、肌肉及关节等部位的反复出血,关节畸形多见。中度型血液中Ⅷ的量为正常的 1%~5%,起病年龄在童年时期后,以皮下及肌肉出血居多,但反复发作次数减少。轻型患儿,因子Ⅷ的含量为正常的 6%~30%,出血多在青年期,出血轻微,可正常生活。亚临床患儿,只有在大手术后才发生出血,因子Ⅷ的量为正常的 30%~50%,实验室检查可证实为本病。

三、实验室及其他检查

（一）凝血时间

凝血时间延长为本病的特征，但仅在Ⅷ∶C浓度低于1%时才延长，轻病型患儿可正常。出血时间及凝血酶原时间皆正常。

（二）凝血酶原消耗试验

该试验较凝血时间敏感，但敏感度不如部分凝血活酶时间。部分轻型病例可正常。

（三）白陶土部分凝血活酶时间测定

白陶土部分凝血活酶时间测定敏感度较高，是目前本病最简便实用的过筛试验。当因子Ⅷ、Ⅸ的活性减少至正常的30%时，即可延长，可检测轻型患儿。

（四）凝血活酶生成试验

凝血活酶生成试验是一项敏感的检查方法，有助于诊断轻型患儿，但操作方法较复杂，目前已少用。

（五）纠正试验

纠正试验用于鉴别各类血友病。如凝血酶原消耗及凝血活酶生成试验不正常时，可做纠正试验。正常血浆经硫酸钡吸附后，尚含有Ⅷ及Ⅸ因子；正常血清中含有因子Ⅸ、Ⅺ。因此如果患者血浆的部分凝血活酶时间仅被正常硫酸钡吸附血浆纠正时，为因子Ⅷ缺乏症；仅被正常血清纠正时，为因子Ⅸ缺乏症；如二者皆可纠正，则为因子Ⅺ缺乏症。可将三者加以鉴别。

（六）因子Ⅷ、Ⅸ、Ⅺ活性测定

采用凝血酶原时间一期法，将已知有关因子缺乏的血浆作为基质血浆，加入兔脑浸出液、白陶土悬液、氯化钙及不同稀释度血浆或血清后，按凝固时间制成有关因子活性曲线后，对受检标本进行换算。

（七）ⅧR∶Ag的测定

采用不同的免疫学方法测定，血友病甲患者血浆中含量正常或增高。

（八）Ⅷ∶CAg的测定

在血友病甲患者中，血浆Ⅷ∶CAg与ⅧRC平行减少。

四、诊断和鉴别诊断

根据病史及上述症状、体征和实验室检查可做诊断。

（一）血友病甲

1.临床表现

（1）男性患者，有或无家族史。有家族史者符合性联隐性遗传规律。女性纯合子型极少见。

（2）关节、肌肉、深部组织出血。有或无运动过久、用力等创伤史，术后（包括小手术）出血史，关节反复出血可引起关节畸形。

2.实验室检查

（1）凝血时间（试管法）重型延长，中型可正常，轻型、亚临床型正常。

（2）活化的部分凝血活酶时间，亚临床型正常，轻型稍延长，重型明显延长。

（3）血小板计数、出血时间、血块收缩正常。

（4）简易凝血活酶生成试验或 Bigg 凝血活酶生成试验示缺乏因子Ⅷ（Ⅷ:C）。

（5）Ⅷ:Ag 正常或稍增高。

（6）复钙或 KPTT 交叉纠正试验，以明确有无抗体形成及排除单纯由于抗凝物质所致Ⅷ:C 减低或缺乏。

3.分型

测Ⅷ:C（一期或二期法）：

重型：Ⅷ:C<2%。

中型：Ⅷ:C 为 2%～5%。

轻型：Ⅷ:C 为 6%～25%。

亚临床型：Ⅷ:C 为 26%～45%。

4.其他

排除获得性因子Ⅷ缺乏症。

（二）血友病乙

（1）临床表现：同血友病甲，但中、轻型较多。

（2）实验室检查：简易凝血活酶生成试验不能肯定诊断时，应以 Bigg 法为准。

（3）分型、方法同血友病甲。

血友病必须与血管性假血友病区别。后者出血时间延长，阿司匹林耐量试验阳性，血小板黏附率降低，对瑞斯托霉素血小板无聚集反应，血浆中因子Ⅷ:C 和ⅧR:Ag 减少或Ⅷ:C/ⅧR:Ag 降低外，其他实验室检查均正常。本病也需与循环性抗凝物质患儿加以区别，后者的部分凝血活酶时间不能用加入正常人血浆纠正。

五、治疗

（一）一般治疗

避免创伤，有活动性出血时，应限制活动，尽量避免肌内注射和手术。忌用阿司匹林、保泰松和吲哚美辛类抑制血小板功能的药物。

（二）替代治疗

1.输新鲜全血或血浆

适用于轻症患者，输全血 2 mL/kg 或血浆 1 mL/kg 可提高患儿血中Ⅷ因子 2%。

2.冷沉淀物

冰（−20℃）冷沉淀制剂中，每袋含因子Ⅷ的活性平均为 100 U，可使因子Ⅷ的血浆浓度提高到正常的 50%以上。

3.因子Ⅷ、Ⅸ浓缩剂

因子Ⅷ、Ⅸ浓缩剂为冻干制品，每单位的因子Ⅷ、Ⅸ活性相当于 1 mL 正常人新鲜血浆内平均的活性。每瓶内含 200 U。每千克体重注入 1U 的因子Ⅷ，可使体内因子Ⅷ的活性升高约 2%，但注入每 1 U 因子Ⅸ仅提高活性 0.5%～1%。因子Ⅷ及Ⅸ在循环中的半衰期短，必须每 12 小时补充 1 次，以维持较高因子水平，控制出血。对早期出血少、关节积血，一般用 10 U/kg 即有效。对明显的关节积液或危险部位出血，应按病情加大剂量。对中度或严重出血及进行手术前准备。应强调首次大量的替代治疗,并持续维持有效浓度,直至出血被控制或创口愈合为止。

4.凝血酶原复合物

每瓶200 U,相当于200 mL血浆中含有因子Ⅸ,适用于血友病乙。

(三)对症及药物治疗

1.防治出血

(1)如轻微割破、鼻衄,可用纤维蛋白泡沫、明胶海绵、凝血酶、肾上腺素等局部压迫止血。

(2)关节出血:局部冷敷、制动、固定于功能位,防止关节畸形。

2.1- 去氨基 -8- 右旋 - 精氨酸加压素(DDAVP)

该药是一种人工合成的抗利尿激素的同类物质,有抗利尿作用及增加血浆内因子Ⅷ水平的作用,静脉注射后可使Ⅷ:C及ⅧR:Ag 2~3倍。Ⅷ:C增加的程度与其基础浓度成正相关,常适用于轻型血友病患者和血友病传递者,对严重血友病止血则无效。每次剂量为 0.3 ~ 0.5 g/kg,溶于 20 ~ 30 mL 生理盐水,缓慢静脉注射,注射后 30 ~ 60 分钟作用达高峰。因该药可激活纤溶系统,需同时合用氨甲环酸或氨基己酸(EACA)。每 12 小时 1 次,疗程 2 ~ 5 天,DDAVP 也可滴鼻,每次 0.25 mL(1 300 g/mL)以提高因子Ⅷ的水平。

3.抑制纤维蛋白溶解药物

该药可保护已形成的血凝块不溶解,与替代疗法同时合用,可减少输血或因子Ⅷ的量。常用 6- 氨基己酸、对羧基苄胺或氨甲环酸等,有血尿时忌用。

4.炔羟雄烯异恶唑

该药是一种合成的雄性同化激素。可提高因子Ⅷ浓度,减少出血倾向,减少输注因子Ⅷ制品量。大剂量长期使用可能成为治疗血友病的一种新治疗手段。

5.女性避孕药

有人认为复方炔诺酮可以提高Ⅷ因子浓度,对血尿、深部组织血肿等有一定疗效。

6.肾上腺皮质激素

对控制血尿,加强急性关节积血的吸收,减少局部炎症反应均可有一定疗效。与输血或因子Ⅷ浓缩剂合用可减少输血量及浓缩剂的量。

(四)基因治疗

血友病乙的基因疗法已获成功。

六、护理与康复

(一)护理

1.加强护理、避免外伤、防止出血

(1)出血严重患儿应卧床休息、细心照料,以免跌倒或受外伤引起出血,勿给易致外伤的玩具。

(2)少用注射药物,采血时尽量用浅静脉,穿刺或注射后注意压迫止血,并继续观察局部有无血肿。

(3)出血时对患儿进行安慰,以解除其焦虑、恐惧心理。

2.密切观察病情,注意生命体征

观察病情时要特别注意肌肉有无深部血肿,关节有无疼痛肿胀、活动受限,颈部和口腔有无软组织肿胀出血,有无腹痛、黑便、血尿、烦躁不安、呕吐、瞳孔改变等内脏出血的表现,注意脉搏、血压,如患者面色苍白、冷汗、脉微细、血压明显下降,即刻通知医生采取抢救措施。

3.关节出血的护理

有关节出血时抬高患肢,局部加压包扎,置于功能位置,减少关节活动。随着出血停止,肿痛减轻,逐渐增加活动范围,慢慢恢复到正常活动,以防肌力减退或关节畸形。

(二)康复

血友病是一种性联隐性遗传病,对患儿家长应进行遗传咨询,使家长了解本病的遗传规律以及筛选基因携带者的重要性。基因携带者的女性在妊娠期应进行基因分析,如基因诊断阳性并为男性,可建议终止妊娠。

经综合治疗,患儿病情可获缓解或好转,应指导家长让患者养成安静的生活习惯,以避免外伤引起出血。并向家长讲解本病的出血特征、简易的止血方法以及需要长期治疗的重要意义,以便及时发现异常,及时进行治疗,使患儿获得正常的生活。

出院后定期门诊随诊,按医嘱服药。加强营养,年长儿可让其多吃花生米,以促进凝血。预防感染,避免服用阿司匹林、磺胺等引起出血的药物。尽量避免手术,如必须手术时,应在手术前后输注氨甲苯酸,以减轻出血。

(郭玲)

第六节　急性白血病

白血病是造血系统的原发性恶性肿瘤,是小儿时期最常见的恶性肿瘤,约占该病所有恶性肿瘤的35%。其特征是造血组织中某一系的细胞失去正常控制在骨髓中恶性增生,并浸润至其他组织与器官,从而产生一系列临床症状。儿童白血病90%以上为急性,以淋巴细胞白血病最为多见。

一、病因和发病机制

(一)病毒因素

近年从成人T细胞白血病和淋巴瘤患者分离出人类T细胞白血病病毒(HTLV),它是一种C型反转录病毒。在日本人T细胞白血病患者的血清中也发现抗HTLV结构蛋白的抗体。这种病毒株中存在诱导正常细胞恶性转化,并使其获得新生物特性的肿瘤基因,称为病毒癌基因。当这些基因异常激活转化肿瘤基因时,就具有了致癌活性。

(二)理化因素

一些化学物质有致白血病的作用。如接触苯及其衍生物的人群白血病发生率高于一般人群。亚硝胺类物质,保泰松及其衍生物,氯霉素等诱发白血病的报告也可见到,但还缺乏统计资料。某些抗肿瘤的细胞毒性药物如氮芥、环磷酰胺、丙卡巴肼、VP16、VM26等,都公认有致白血病的作用。

电离辐射、放射线、放射物质导致白血病的发生取决于人体吸收辐射的剂量,整个身体或部分躯体受到中等剂量或大剂量辐射后都可诱发白血病。然而,小剂量的辐射能否引起白血病,仍不确定。日本广岛、长崎原子弹爆炸后,受辐射严重地区白血病的发病率是未受辐射地区的 17~30 倍。爆炸后 3 年,白血病的发病率逐年增高,5~7 年时达到高峰。放射线工作者,放射物质经常接触者白血病发病率明显增加。接受放射线诊断和治疗可导致发生率增加,这些物质可以诱导正常细胞恶性转化,并使其获得新生物特性的肿瘤基因,称为细胞癌基因,在某种状态下就具有了致癌活性。

（三）遗传因素

有染色体畸变的人群白血病的发病率高于正常人。如 21- 三体综合征的患儿在 10 岁以内白血病的发病率为 1/74,Bloom 综合征在 26 岁以内的发病率为 1/3,Fanconi 综合征在 21 岁以内的发病率为 1/12。当家庭中有一个成员发生白血病时,其近亲发生白血病的概率比一般人高 4 倍。单卵双生胎中如一个患急性白血病,另一个的发生率为 20%~25%。以上事实均提示白血病的病因可能与遗传有关。

二、分类与分型

急性白血病细胞分化阻滞在较早阶段,故骨髓中恶性细胞为原始细胞及早期幼稚细胞,其自然病程一般不超过半年。根据增生的白细胞种类不同,可将急性白血病主要分为急性淋巴细胞白血病和急性非淋巴细胞白血病两大类。小儿多数为急性淋巴细胞白血病。

急性白血病的 MIC 分型:

1.形态学分型

目前国内外普遍采用 FAB 分类。依次分类,急性淋巴细胞白血病分三个亚型,即 L_1、L_2、L_3。急性非淋巴细胞白血病又分 7 型,即 M_1、M_2、M_3、M_4、M_5、M_6、M_7。

2.免疫分型

用特异于细胞表面抗原的单克隆抗体可以更精确地分析正常细胞与恶性细胞的免疫表型,准确鉴别正常不成熟白细胞和白血病细胞,划分细胞的发育阶段。

3.细胞遗传学分型

应用细胞遗传学技术对白血病进行染色体核型和分带的检测。最近对小儿急性淋巴细胞白血病的研究结果表明,90%以上具有克隆性染色体异常。

MIC 分型更全面地反映了白血病的生物学特性,有助于制订化疗方案和判断预后。

三、临床表现

注意收集患儿有否遗传病家族史、病毒感染史、放射线接触史及一些特殊化学物质接触史,如苯、农药、砷剂等的接触史。对病史中有贫血表现的 3 岁以上儿童,分析其贫血发病特点,此年龄患儿,不是营养性贫血的好发年龄,尤其是曾用常规补血药如铁剂、叶酸、维生素等治疗后无效的,均应警惕白血病的可能。

（一）发热及贫血

约有 60%的患儿就医的主诉为发热及面色苍白。发热常呈不规则热型,可能系白血病细胞增生,代谢亢进所造成的"癌性热",或因正常白细胞减少,吞噬作用减弱以及身体免疫功能低下而引起继发感染所致。贫血多由于白血病细胞浸润,影响红细胞的生成,且红细胞生存期缩短。

（二）出血

出血多在皮肤、口腔及鼻腔等处,一般为瘀点或瘀斑,但亦有持续多量出血者。其次为消化道及泌尿道出血,多表现为大量呕血、便血或尿血。出血与血小板减少,毛细血管受白血病细胞浸润破坏有关。有时严重出血倾向系因 DIC 造成。

（三）肝脾肿大

通常淋巴性白血病较粒细胞性白血病的肝、脾肿大严重,而慢性白血病又较急性白血病明显。早期肝脾大不明显。

（四）淋巴结肿大

多见全身浅表淋巴结稍大,质软或偏硬,无压痛。

（五）疼痛

骨及关节或全身性疼痛,有时类似风湿热。以急性淋巴细胞白血病多见。

（六）神经系统症状

神经系统症状可表现为截瘫和面神经瘫痪等。主要是由于白细胞直接浸润神经系统或周围神经组织受压。

（七）突眼

白血病细胞侵犯颅骨、眼眶骨、鼻窦等处,由于浸润压迫引起复视、失明、耳聋、耳痛等。因肿块切面外观呈绿色,故也称绿色瘤。大多见于急性粒细胞白血病。

（八）泌尿系统症状

约 1/2 的患者于病程中出现微量蛋白尿及尿中出现红细胞和管型。少数有肉眼血尿。

（九）呼吸系统症状

气管、支气管及肺都可以发生白血病浸润,由此可继发感染,如支气管肺炎、胸膜炎及血性胸腔积液等。

（十）心血管系统症状

据尸检统计,1/3 的患儿具有心脏病变。亦有因白血病性心肌炎而引起心衰者。

四、实验室及其他检查

（一）血常规

白细胞计数多数在正常范围,增高者约占 30%,涂片可见大量原始细胞。红细胞与血小板常同时有不同程度减少。

（二）骨髓象

骨髓象是诊断与评定疗效的重要依据,骨髓中有核细胞数增加,原始及幼细胞(早幼、幼淋巴或幼单核细胞)占 40%以上,幼红细胞则显著减少。

（三）组化染色

组化染色是区别急性淋巴细胞白血病与急性非淋巴细胞白血病的主要方法。如过氧化酶在急性粒细胞白血病阳性而急性淋巴细胞白血病为阴性。苏丹黑 B 虽在急性淋巴细胞白血病可呈阳性但在原淋细胞中仅为点状，并局限，而在原粒细胞中则极浓集或呈红色。脂酶用于区别急性非淋巴细胞白血病，而淋巴细胞呈阴性。嗜天青颗粒可出现在 5% 的急性淋巴细胞白血病原淋细胞中，因而易被误诊为急性粒细胞白血病，但急性淋巴细胞白血病不易见到早幼粒以下的细胞，并见不到 Auer 小体，且具有淋巴细胞的免疫标记。发生脑膜白血病如脑脊液中细胞数不高，则很难诊断，但白血病细胞末端脱氧核苷酸转移酶阳性，而脑脊液中的正常细胞呈阴性反应。

（四）染色体测定

据统计，约 45% 的患儿有染色体异常，其中包括单倍体、超二倍体和各种标记染色体。在儿童急性淋巴细胞白血病中，已发现近 40 种非随机的染色体结构异常，其中 5% 为染色体易位，如 $t(9;22)$ 和 $t(4;11)$ 皆提示预后不良。急性非淋巴细胞白血病的染色体改变多于急性淋巴细胞白血病，约占 60%，染色体异常多与形态相关，如 M_2 多为 $t(8;21)$，$t(15;7)$ 多见于 M_3，M_5 多为 $t(119)$；M_4E_0 多见 $inv(16)$，$M_1(9;22)$ 等。

（五）乳酸脱氢酶

急性淋巴细胞白血病时测定明显升高。

（六）脑脊液

疑有中枢神经系统白血病时，应查脑脊液，若脑脊液细胞数增加且见白血病细胞，即可确诊。

（七）淋巴结穿刺活检

可有助于诊断。

（八）血沉

绝大多数急性白血病患者血沉明显升高。

（九）X 线检查

注意纵隔有无肿块，必要时摄颅骨片。

五、诊断和鉴别诊断

典型患儿根据临床表现、血常规和骨髓象的改变即可做出诊断。发病早期症状不典型，特别是白细胞数正常或减少者，其血涂片不易找到幼稚白细胞时，可使诊断发生困难。须与以下疾病鉴别。

（一）再生障碍性贫血

本病血常规呈全血细胞减少；肝、脾、淋巴结不肿大；骨髓有核细胞增生低下，无幼稚白细胞增生。

（二）传染性单核细胞增多症

本病肝、脾、淋巴结常肿大；白细胞数增高并出现异型淋巴细胞，易与急性淋巴细胞白血病混淆。本病病程经过一般良好，血常规多于 1 个月左右恢复正常；血清嗜异性凝集反应阳性；骨髓无白血病改变。

（三）类白血病反应

为造血系统对感染、中毒和溶血等刺激因素的一种异常反应，以外周血出现幼稚白细胞或白细胞数增高为特征。当原发疾病被控制后,血常规即恢复正常。此外,根据血小板数多正常;白细胞中有中毒性改变(如中毒颗粒和空泡形成);中性粒细胞碱性磷酸酶积分显著增高等,可与白血病区别。

（四）风湿性关节炎

有发热、关节疼痛症状者易与风湿性关节炎混淆,须注意鉴别。

六、治疗

（一）一般治疗

1.防治感染

加强口腔、皮肤、黏膜清洁消毒护理,加强保护隔离;化疗前应做结核菌素(OT)试验,尽可能清除急慢性感染灶;可预防性应用复方磺胺甲唑,酌情应用大蒜注射液、冰冻血浆、丙种球蛋白等;并发细菌感染时应选择敏感的抗生素治疗;并发真菌感染者可选用制霉菌素、克霉唑等;并发疱疹病毒感染可用阿昔洛韦治疗;怀疑并发卡氏肺孢子虫者,应及早用复方磺胺甲唑治疗。

2.输血和成分输血

明显贫血者可输血。血小板减少致出血者,可输浓缩血小板。因粒细胞减少并发感染而抗生素治疗无效者,可输浓缩粒细胞。

3.预防高尿酸血症

诱导化疗期充分水化及碱化尿液,对于白细胞大于 $50 \times 10^9/L$ 者,要同时服别嘌醇每日 $200 \sim 300 \ mg/m^2$,共 7 天。

4.其他

并发 DIC 时可用肝素治疗。加强营养,注意休息。

（二）化学药物治疗

目的是杀灭白血病细胞,解除白血病细胞浸润引起的症状,使病情缓解以至治愈。

中华医学会儿科分会血液组于 1993 年 4 月总结国内治疗急性白血病的经验,制订治疗方案如下:

原则:按型选方案。尽可能采用强烈诱导化疗方案。采用联合、足量、间歇、交替、长期治疗的方针。

依次进行诱导缓解,巩固治疗,髓外白血病预防,早期强化治疗,维持及加强治疗。

1.高危急性淋巴细胞性白血病的化疗

（1）诱导缓解

方案 1:VDLP4 周,长春新碱(VCR)1.5 mg/(m²/ 次),静脉滴注,每周 1 次,共 4 周;泼尼松 60 mg/(m²·d),口服,1~28 天;DNR20 ~ 30 mg/(m²·d),静脉滴注,每周 1 次,第 1、8、15、22 天,或连用 3 天;左旋门冬酰胺酶(L-ASP)6 000 ~ 10 000 U/(m²·次),静脉滴注或肌内注射,于第 1 ~ 15 天共给 10 次或隔日 1 次,共用 10 次。

方案 2:CODP+L-ASP:CP(Pred、VCR)同上;DNR30 ~ 40 (m²·d),第 1~2 天;环磷酰胺(CTX)600 ~ 1 000 mg/m²,静脉滴注,第 1 天;L-ASP 剂量同方案 1,于第 15~28 天间共给

10 次。

诊断时白细胞 >100×10⁹/L 者先用 VP 方案 1 周左右，低增生性白血病或伴显著感染者，亦可先用 VP 方案 1 周左右，待好转后再开始正式诱导方案。

（2）巩固治疗（4 周）

CAT 方案：CTX600～1 000 mg/m²，静脉滴注，第 1 天；阿糖胞苷（Ara-C）75~100 mg/（m²·d），分 2 次肌内注射，第 1~4 天、8～11 天；硫鸟嘌呤（6-TG）或巯嘌呤（6-MP）75 mg/（m²·d），口服，第 1~21 天。

（3）早期强化治疗（4 周）

强化方案 1：用 VDLP2 周，然后继用长春新碱（VM-26）+Ara-C2 周。具体方法：VM-26160 mg/m²+10%葡萄糖液 500 mL/m²，静脉滴注 4 小时，继给 Ara-C 200~300 mg/m²，静脉滴注 1 小时，每周 1~2 次。

强化方案 2：COAP2 疗程［VP 同上，CTX 600~800 mg/m²，静脉滴注，第 1 天；Ara-C 100 mg/（m²·d），分 2 次肌内注射，第 1~7 天］。待血常规恢复后再用第 2 疗程。

（4）维持及加强治疗

维持治疗：6-TG（或 6-MP）75 mg/（m²·d），持续口服；MTX20～40 mg/（m²·次），静脉滴注或口服，每周 1 次，连用 4 周休息 1 周，再用 4 周休息 1 周，如此反复维持，遇强化治疗时暂停。

加强治疗：每隔 10～12 周用 COAP 强化 1 个疗程或 VCP2 周。

加强强化治疗：维持治疗期每年第 6 个月用 VDP+VP-16，1 个疗程［VP 方案同前，DNR20~30 mg/（m²·d），静脉滴注，连用 2~3 天；VP-16，100～150 mg/（m²·d），静脉滴注，连用 2~3 天］。

每年第 12 个月用 VM-26 或 VP-16+Ara-C1 个疗程（同早期强化方案）。注意 DNR累积量不超过 360 mg/m²。维持治疗期间：三联（MTX、Ara-C、DXM）鞘内注射，每 3 个月 1次。总疗程：维持治疗至持续完全缓解（CCR）2~4 年可停药观察。

（5）髓外白血病的预防

三联鞘注（iT）：于诱导治疗期间每周鞘注 1 次，巩固及早期强化治疗期间，各用 1次。大剂量氨甲蝶呤－四氢叶酸疗法（HDMTX-CF）：于巩固治疗休息 1~3 周后血、尿常规及肝、肾功能正常者开始治疗，每 10 天为 1 个疗程，共 3 个疗程。每疗程 MTX3 g/m²，1/6量（不超过 500 mg/ 次）作为突击量在 30～60 分钟快速静脉滴入，余量于 12 或 24 小时内均速滴入。于突击量 MTX 滴入后。行 iT1 次，滴注 MTX 开始后第 25～36 小时（即输完后12 小时）时用 CF 解救，首剂 60 mg/m²，以后 24 mg/m²，每 12 小时 1 次，共 6～8 次。治疗前后 3 天口服碳酸氢钠 1.0 g，每日 3 次，必要时治疗当天给 5%碳酸氢钠 3～5 mL/kg 静脉滴注，使尿 pH 值 >7。用 HDMTX 当天及后 3 天需水化治疗［2 000～3 000 mL/（m²·d）］。HDMTX 治疗期间同步用 VP 方案。

颅脑放疗：用于 3 岁以上患儿，于完全缓解（CR）后 6 个月开始，总剂量是 18 Gy，分15 次于 3 周期间完成，同时每周 iT1 次。放疗期间口服 6-TG（或 6-MP）和 MTX，或用VP 方案。

2.标危急性淋巴细胞白血病(急淋)的化疗

(1)诱导缓解:方案同高危急淋。

(2)巩固治疗:方案同高危急淋。

(3)髓外白血病预防:iT 及 HDMTX-CF 疗法同高危急淋;对标危急淋可不用进行颅脑放疗,而采用定期重复 HDMTX-CF 疗法。如有条件,也可酌情行颅脑放疗,总剂量 18 Gy。

(4)早期强化治疗:同高危急淋。

(5)维持治疗:6-TG、MTX 维持用药同高危急淋;每 4 周用 VP 加强 1 周,或每隔 10 周用 VCP 或 VDP 加强 2 周,未行颅脑放疗者可每半年重复 HDMTX-CF 疗法 1~2 次,已行颅脑放疗者每半年用 COAP 方案强化 1 次。总疗程维持 CCR3~3.5 年,然后停药观察。

3.急性非淋巴细胞白血病的化疗

(1)诱导缓解

方案 1 DA:DNR30~40 mg/(m²·d),静脉滴注,第 1~3 天;Ara-C150~200 mg/(m²·d),分 2 次静脉滴注或肌内注射,第 1~7 天。

方案 2 HA:H(高三尖杉碱)4~6 mg/(m²·d),静脉滴注,第 1~9 天;Ara-C 同 DA 方案。

方案 3 DA+VP-16:DNR20 mg/(m²·d),静脉滴注,第 1~4 天、15~18 天;Ara-C150 mg/(m²·d),分 2 次肌内注射,第 1~4 天、15~18 天;VP-16,100~150 mg/(m²·d),静脉滴注,第 1~4 天、15~18 天。

(2)巩固治疗:共 6 个疗程,每疗程 28 天,即用大剂量阿糖胞苷(HDAra-C)与 DA、HA、VP-16+Ara-C 方案交替治疗半年。

具体方案如下:第 1、3、5 疗程用 HDAra-C 治疗。方案有 2 种:

方案 1 HDAra-C-L-ASP:Ara-C1~2mg/(m²·次),每 12 小时 1 次,共 8 次,静脉滴注,第 1、2、8、9 天,每 4 次 Ara-C 后 42 小时给 L-ASP6 000 U/m²,静脉滴注,第 4、11 天。

方案 2 VP-16-HDAra-C 疗法:先给 VP-16,100 mg/m²,静脉滴注,第 1~3 天,之后用 HDAra-C1~2 g/(m²·次),每 12 小时 1 次,共 6 次,第 4、5、6 天。第 2、4、6 疗程分别用 HA、DA、EA 方案[EA 即 VP-16,100 mg/(m²·d),静脉滴注第 1、2、3 天;Ara-C100~150 mg/(m²·d),第 1~7 天]。

完成巩固治疗后可停药观察,亦可进入下述维持治疗。

(3)维持治疗:选用 COAP、HA、EA、AT(Ara-C+6-TG)中的 3 个方案,定期序贯治疗,至 CCR 达 2 年停药观察,第 1 年每 2 个月 1 个疗程,第 2 年每 3 个月 1 个疗程。

(4)中枢神经系统白血病预防:iT 鞘注,诱导缓解期每 2 周 1 次,共 4 次。缓解后巩固治疗中第 2、4、6 疗程各鞘注 1 次,维持治疗期每 3~6 个月 1 次。急性髓细胞白血病、急性白血病 ms 型可加颅脑放疗。

(5)复发病例治疗:对于急性白血病复发病例,需换用更强的诱导方案(如大剂量化疗方法;换用新药去甲柔红霉素、米托恩琨、异环磷酰胺),停药复发者仍可试用原有效方案。

(三)睾丸白血病的预防和治疗

近年来对于睾丸是白血病细胞的庇护所的消息已得到证实。在急性淋巴性白血病的治疗过程中,有 10% ~ 15% 的男孩发生睾丸白血病细胞浸润。

对于白细胞高、T 细胞亚型和纵隔肿物的高危急性淋巴细胞白血病患者,现在正试验进行睾丸白血病的防治。最好在化疗停止前做两侧睾丸活检,以判断有无睾丸复发的可能。对于睾丸复发者可进行两侧睾丸放疗。

（四）其他治疗措施

在强烈化疗期间可酌情用大蒜注射液 1 ~ 2 支静脉滴注,每日 1 次,共 10 天;输注冰冻血浆 100 ~ 200 mL,每周 2 次,或大剂量丙种球蛋白静脉输入 2 ~ 4 g/ 次,每周 2 次。必要时输新鲜全血。预防性应用磺胺甲唑 25 mg/(kg·d),每周 2 ~ 3 天,严防感染。

（五）造血干细胞移植

这是将正常的造血干细胞移植到患儿骨髓内,使其增生和分化,以取代患儿原来的有缺陷的造血细胞,重建其造血和免疫功能,从而达到治疗目的。造血干细胞取自骨髓者称骨髓移植,取自外周血和脐带血者分别称外周血造血干细胞移植和脐带血造血干细胞移植。造血干细胞移植法不仅可提高患儿的长期生存率,而且还可能根治白血病。随着化疗效果的不断提高,目前造血干细胞移植多用于急性非淋巴细胞白血病和部分高危型急性淋巴细胞白血病患儿,一般在第 1 次化疗完全缓解后进行,其 5 年无病生存率为 50% ~ 70%;标危型急性淋巴细胞白血病一般不采用此方法。

七、护理与康复

（一）护理

(1)病室清洁,阳光充足,空气新鲜。每日用 0.1% 有效氯洗消液擦拭门窗、桌椅、床、床头柜一次,地面以消毒液拖擦。每周用消毒液擦墙壁一次,每月彻底打扫病室卫生一次。每日定时开窗通风,每周用紫外线消毒空气一次,使室内空气中细菌总数不超过 500 个 /m³。病床间隔距离符合要求,严防交叉感染。

(2)轻度贫血患儿可以下床活动,重度贫血患儿应绝对卧床休息,一级护理。

(3)给予高热量、高蛋白、易消化食物,以补充患者的营养和水分。化疗期间给予清淡可口的食物。

(4)高热患儿使用降温药后,应协助其多饮水,出汗多时用干毛巾擦干全身,及时更衣,勿用温水擦浴,以免受凉引起感冒。为患儿行乙醇擦浴时,应注意保暖,防止受凉。如有并发出血者禁用乙醇擦浴。

(5)做好口腔护理,化疗期间嘱患儿勤饮水以减少口腔内细菌积存和感染的机会。用 0.1% 新霉素或 0.1% 红霉素溶液漱口,每日 3 次,有霉菌感染时,用 4% 碳酸氢钠溶液漱口,1% 甲紫或制霉菌素甘油涂溃疡面。

(6)注意皮肤清洁、干燥,避免皮肤擦伤,以防感染,内衣经常更换,出汗多的患儿每日应用温水擦澡一次。女患儿注意外阴清洁,以防尿路感染。

(7)各种操作应轻柔,严格无菌,以防外源性感染与出血。

(8)做好精神护理。白血病患儿多有恐惧和焦虑情绪,必须体贴关心患儿,给予鼓励和安慰,使儿树立与疾病作斗争的信心和决心,并安心养病。

(9)应严密观察急性白血病患儿的生命体征,对发热患儿应观察热型及伴随的症状和体征,注意有无恶心、呕吐、毒血症症状。仔细检查患儿口腔、鼻腔、咽喉、肛门、皮肤等部位有无局部感染灶。高热时,可给予物理降温。将冰袋置于头、颈、腋窝、腹股沟等处,不要用乙醇擦浴,以免引起皮下广泛出血。此外应经常检查患儿皮下、齿龈、口腔黏膜等部位有无出血,关心患儿大便和小便的情况。女患儿经期要注意月经量。如患儿出现头痛、烦躁、呕吐、视物模糊等症状,应考虑颅内出血可能,应及时报告医生,以便及早处理。

皮肤黏膜出血时,嘱患儿身体勿受挤压或碰撞,以防加重皮下出血或发生血肿。少量鼻衄时,可用1%麻黄碱或0.1%肾上腺素棉球填塞鼻腔,局部给予冷敷;出血严重时可用凡士林纱布条填塞或单囊双腔管压迫止血。

(10)在给患儿抽血检查时,要注意患儿凝血情况,如发现迅速凝血,或全身皮肤黏膜尤其是注射部位出血、渗血,提示可能并发DIC,应及时报告医生并协助处理。

(11)应注意观察患儿瞳孔及意识改变,如出现脑神经麻痹、截瘫或颈项强直,应考虑白血病细胞浸润至脑膜或中枢神经系统,应及时通知医生,并使患儿安静卧床,密切监护。

(12)患儿常有不同程度的贫血,并随病情进展而加重。须密切注意观察,如有严重贫血,可给予新鲜血液或输注红细胞悬液。输血时应控制输血的量及速度,防止发生输血反应。

(13)按医嘱准确及时给化疗药物,如患儿骨髓抑制及消化道反应重时,应及时通知医生处理。联合应用广谱抗生素时,注意有否二重感染,若发现口腔出现鹅口疮样变,立即行涂片镜检,并通知主管医生。按医嘱备血、输血、协助医生行骨髓穿刺及椎管内用药等治疗。由于化疗而致的粒细胞缺乏患者,应加强隔离措施,以预防感染。长期应用马利蓝或靛玉红等药物治疗时,应观察其疗效,如缩脾速度及血常规改变。观察药物的不良反应。

(二)康复

针对处于疾病不同时期的患儿,直接或间接使患儿对诊断、治疗计划和预后有所了解,教育患儿正确对待疾病,接受各项治疗与护理。解释可能发生的并发症,使患儿充分了解积极配合预防及治疗。介绍治疗白血病的信息和治疗后长期缓解的患儿,以建立治疗信心。宣教良好生活、卫生、饮食习惯,指导预防感染、出血的方法,做好自我保护。教育患儿及家属必须按照治疗计划坚持治疗,定期随访。

(郭玲)

第八章 神经系统疾病

第一节 概 述

中枢神经系统是人体各种活动的最高调节部位,借兴奋和抑制两种活动过程来实现机体内部的各个器官和组织之间的生理功能相互协调和统一,保证人体生理功能的正常进行。

一、大脑

小儿的脑生长很快,出生时大脑的平均重量约 370 g,相当于体重的 1/9~1/8。其外观已与成人的大脑外观十分相似,脑表面有主要沟回,但较浅且发育不完善,皮质较薄,细胞分化较差,髓鞘形成不完全,对外来刺激反应缓慢且易泛化。大脑皮质下中枢发育已较为成熟,而大脑的皮质及新纹状体发育尚不成熟,灰、白质分界不清,故出生时的各种活动主要靠皮质下中枢调节。小儿的脑耗氧量,在基础代谢状态下占总耗氧的 50%,而成人则为 20%,缺氧的影响较成人更明显。长期营养不良可引起脑发育落后。

二、脊髓

出生时发育已较成熟,功能基本具备,但其与脊柱的发育不对等。脊髓下端在胎儿期位于第 2 腰椎下缘,4 岁时移至第 1 腰椎。

三、脑脊液

新生儿脑脊液一般为 50 mL,压力低(0.29~0.78 kPa),随着年龄增长,脑脊液的量逐渐增多,压力逐渐升高。正常脑脊液外观无色透明,压力为 0.69~1.96 kPa,白细胞数不超过 10×10^6/L(婴儿 $<20 \times 10^6$/L),糖含量 2.8~4.5 mmol/L,氯化物 117~127 mmol/L,蛋白 0.2~0.4 g/L(新生儿 0.2~1.2 g/L)。

四、神经反射

（一）出生时存在并保持终生的反射

结膜反射、角膜反射、瞳孔反射、吞咽反射等。

（二）出生时存在以后逐渐消失的反射

拥抱反射、握持反射、觅食反射、吸吮反射及颈肢反射等。

（三）出生时不存在以后逐渐出现且不消失的反射

腹壁反射、提睾反射和各种腱反射,新生儿期不易引出,至 1 岁时才稳定。

（四）病理反射

正常情况下,生后 3~4 个月的婴儿肌张力高,凯尔尼格征可为阳性,2 岁以内巴宾斯基征可呈阳性。因婴儿颅骨骨缝和前囟未完全闭合,对颅内压有缓冲作用,即使在病理状态下,脑膜刺激征表现也不明显或出现较晚。

五、小儿神经系统检查

(一)一般检查

包括小儿发育和营养状况,精神发育和行为,意识状态,并根据小儿对外界刺激的反应来判断其意识障碍的程度,皮肤的色素是否异常,脊柱有无畸形、叩击痛、异常弯曲等。

(二)头颅和脊柱检查

应检查头颅大小(头围)、形状、前囟的大小与张力、叩诊头部有无"破壶声"等。脊柱检查包括有无畸形、脊柱裂、叩击痛和异常弯曲等。

(三)运动检查

应观察头、躯干及四肢随意运动的动作,如卧、坐、立、走、跑、跳及手的运动,注意是否达到该年龄小儿的正常标准。运动系统疾病、发育落后和智力低下者可表现出随意运动障碍或落后。在小儿哭闹时检查肢体的肌张力多不准确,应反复进行。新生儿肌张力较高,手呈握掌状态,3个月后才自然松开,否则属异常。6个月做"蒙面试验",发育正常小儿能将覆盖物从脸上移开,智力低下及肢体瘫痪小儿往往不能完成该动作。

(四)反射检查

深反射,如肱二头肌腱反射、肱三头肌腱反射、膝反射、跟腱反射等。浅反射,如角膜反射、咽反射、腹壁反射、提睾反射等。病理反射,如巴宾斯基征、戈登征、霍夫曼征、查多克征等。

(五)感觉检查

深感觉,如位置觉、振动觉、皮质感觉。浅感觉,如痛觉、触觉、温度觉等。

(杜长虹)

第二节 化脓性脑膜炎

化脓性脑膜炎(简称化脑)是由各种化脓菌感染引起的脑膜炎症。小儿,尤其是婴幼儿较常见。其临床特征为发热、头痛、呕吐、惊厥、脑膜刺激征及脑脊液改变。自使用抗生素以来,化脓性脑膜炎病死率已由50%~90%降至10%以下,但仍是小儿严重感染性疾病之一。由脑膜炎双球菌所致者称流行性脑脊髓膜炎,临床表现有其特殊性,为传染病,不在本节叙述,本节着重介绍化脓性脑膜炎的共同特点及其他较常见细菌引起的非流行性化脓性脑膜炎。

一、病因与发病机制

病原菌种类与发病年龄有关,新生儿期以大肠杆菌、副大肠杆菌、金黄色葡萄球菌多见。婴幼儿以肺炎双球菌、流感杆菌多见,3岁以后以金黄色葡萄球菌多见。

细菌从呼吸道侵入者最多,也可由皮肤、黏膜或新生儿脐部创口侵入,经血液循环到脑膜。患中耳炎、乳突炎、脑脊膜膨出等病时,细菌可直接侵入脑膜而发病。

小儿时期机体免疫能力较弱,血—脑屏障功能也差,在新生儿和婴幼儿期更为明显,因此患病率较高。营养不良、恶性肿瘤或白血病患儿长期使用肾上腺皮质激素,或有先天性免疫缺陷等,其免疫能力差,甚易继发感染,甚至平常不致病或低致病细菌也可成为化脓性脑膜炎的病原。

二、临床表现

肺炎链球菌引起的化脓性脑膜炎发病率仅次于脑膜炎奈瑟菌,其次为流感杆菌。由葡萄球菌所致者多为化脓灶所致的败血症的一部分。大肠杆菌脑膜炎多见于新生儿。

(一)共同症状

感染中毒症状,颅内压增高和脑膜刺激征为各种病原菌所致化脓性脑膜炎的共性症状。病前可有上呼吸道或胃肠道感染,随即高热、头痛、精神萎靡、烦躁不安、嗜睡。重者出现谵妄、昏迷、惊厥,甚至休克、呼吸困难。多见面色发灰、凝视、脑膜刺激征(颈项强直、克氏征和布氏征)阳性。渗出物增多时出现颅内高压症,如频繁呕吐,心率减慢,血压升高及视盘水肿,甚至出现瞳孔大小不等、呼吸节律不齐等脑疝征象。

(二)相异症状

1.因年龄而异

(1)新生儿期:感染中毒症状重而脑膜刺激症状轻。起病隐匿,常缺乏典型症状和体征,主要表现为少动、反应差、哭声小、拒乳、嗜睡、尖叫、凝视甚至惊厥(或仅有面肌抽动)、面色发灰、前囟紧张及隆起。

(2)2岁以内非新生儿期:症状趋于典型。多有发热、呕吐、烦躁、易激惹、精神萎靡、嗜睡或昏迷、前囟隆起,脑膜刺激征阳性。

(3)2岁以上:可自诉头痛、关节痛及肌肉酸痛,脑膜刺激征明显。

2.因病菌而异

(1)肺炎链球菌:多发于1岁以内,冬春多见。常继发于肺炎、中耳炎、乳突炎、鼻窦炎、败血症及脑外伤后。早期脑膜刺激征不明显,易形成包裹性脓肿,药物难入病灶,以致病程迁延,多次复发。并发症有硬膜下积液、脑脓肿、脑积水。脑脊液混浊,涂片可见大量肺炎链球菌。

(2)流感杆菌:多见于3个月至3岁的婴幼儿。夏季少见。起病多急,常由咽部侵入,引起败血症,再发展为化脓性脑膜炎。脑脊液涂片易找到病菌。

(3)葡萄球菌:各年龄组均可发生,而以新生儿及年长儿较多见,无明显季节性。常继发于化脓性感染,如新生儿脐炎、脓疱疮,也可伴有肺脓肿、骨髓炎等化脓灶,约半数患者可见猩红热样皮疹、荨麻疹样皮疹或小脓疱。脑脊液呈脓性混浊。

(4)大肠杆菌:多见于新生儿。发病无明显季节倾向。病菌主要来自母体产道和婴儿脐部、肠道。预后差,病死率高。

三、并发症

化脓性脑膜炎在治疗过程中可出现神经系统和其他系统并发症。

(一)硬脑膜下积液

约30%的化脓性脑膜炎患儿发生硬脑膜下积液,但其中85%~90%可无症状。1岁以内患儿及流感嗜血杆菌性脑膜炎患儿较多见。其特点为:

(1)化脓性脑膜炎在治疗中体温不退,或热退数日后复升。

(2)病程中出现进行性前囟饱满、颅缝分离、头围增大、呕吐、惊厥、意识障碍等。应进行颅透光检查,必要时做CT扫描。确诊后可经前囟做硬脑膜下穿刺放液,积液应做常规检查和涂片找细菌。正常情况下硬脑膜下积液 <2 mL,蛋白质定量 <0.4 g/L。并发硬脑膜下积液时,液体量增多,少数可呈脓性。

(二)脑性低钠血症

由于炎症累及下丘脑和垂体后叶,30%~50%的患儿可发生抗利尿激素不适当分泌,临床呈现低钠血症和血浆渗透压降低,使脑水肿加重而产生低钠性惊厥和意识障碍加重,甚至昏迷。

(三)脑室管膜炎

脑室管膜炎多见于诊断治疗不及时的革兰阴性杆菌感染所致的婴儿脑膜炎患者,常造成严重后遗症。患儿往往在治疗中发热不退、惊厥频繁、前囟饱满;CT可见脑室稍扩大;脑室穿刺检查脑脊液,如白细胞数 >50×10⁶/L、糖 <1.6 mmol/L,或蛋白质 >400 mg/L时,即可诊断。

(四)脑积水

炎症渗出物阻碍脑脊液循环可导致交通性或非交通性脑积水。

(五)其他

脑神经受累可产生耳聋、失明等。脑实质病变可产生继发性癫痫和智力发育障碍。

四、实验室及其他检查

(一)脑脊液

化脓性脑膜炎的确诊主要通过脑脊液的检查。

1.脑脊液的常规检查

典型患儿的脑脊液压力增高,外观混浊;白细胞总数显著增加,多在1 000×10⁶/L以上,以中性粒细胞为主;糖含量降低,常 <1.11 mmol/L;蛋白质含量增加,多在1 g/L以上。

2.脑脊液的病原学检查

(1)细菌培养及涂片找细菌:涂片做革兰、亚甲蓝2种染色找病菌是早期、快速、简便、实用的方法。细菌培养应争取在抗生素治疗之前,加药敏试验能指导临床用药。

(2)特异性抗原检测:其原理是利用当地常见的化脓性脑膜炎细菌株提纯抗原(多糖抗原)制备抗体。利用已知的抗体(诊断血清)测定标本中的细菌抗原快速诊断。目前有多种检测方法。

（二）外周血常规

白细胞总数明显升高,分类以中性粒细胞为主;严重感染患儿白细胞总数有时反而减少。

（三）头颅 CT、MRI 检查

出现局灶性神经系统异常体征或疑有并发症时应进行 CT 或 MRI 检查,以便及时诊断和处理。

（四）其他

血培养不一定能获阳性结果,但阳性有助明确病原菌。皮肤瘀斑涂片找细菌是脑膜炎奈瑟菌脑膜炎的病因诊断方法之一。

五、治疗

（一）一般治疗

注意合理喂养,流质饮食,给易消化、营养丰富的食物。维持水电解质和酸碱平衡。保持呼吸道通畅、及时吸痰,保持皮肤黏膜的清洁。

（二）抗生素治疗

1）用药原则

（1）尽量明确病原体,根据药物敏感试验选择用药。

（2）考虑到药物对血—脑屏障的穿透能力,必须使用穿透能力差的药物时可同时加用鞘内注射。

（3）足够的剂量和恰当的用药方法。脑脊液中达不到有效浓度的药物,应鞘内注射。

（4）恰当的疗程,一般为 2~4 周。

（5）脑脊液复查是指导治疗的重要依据。

2）病原菌未明者的治疗

应选择对常见的脑膜炎奈瑟菌、肺炎链球菌和流感杆菌都有效的抗生素,如青霉素加氯霉素、青霉素加氨苄西林等。

3）病原菌明确后的治疗

（1）流感嗜血杆菌性脑膜炎:对西林敏感又无并发症者可用氨苄西林,如耐药则改用第二、三代头孢菌素,疗程不少于 2 周。

（2）脑膜炎奈瑟菌性脑膜炎:无合并症者用青霉素,每日 30 万 U/kg,静脉注射 7~10 天,对青霉素耐药者可改用二、三、四代头孢菌素。

（3）肺炎链球菌性脑膜炎:无合并症且对青霉素敏感者可用青霉素每日 30 万 ~60 万 U/kg 静脉分次注射,不少于 2 周,对青霉素耐药者选用头孢曲松,高度耐药者选用万古霉素和（或）氯霉素。

（4）B 组链球菌脑膜炎:选用氨苄西林或青霉素,疗程不少于 14 天。

（5）大肠杆菌、绿脓杆菌、金黄色葡萄球菌性脑膜炎:选用头孢呋辛,疗程不少于 3 周或至脑脊液无菌后 2 周,也可联合应用氨苄西林及庆大霉素等。

（三）对症及支持疗法

保证足够的能量和营养供给,注意水电解质平衡;急性期应用肾上腺皮质激素,以减轻脑水肿、防止脑膜粘连;降低颅内压;控制惊厥;纠正呼吸循环衰竭等。

（四）防治并发症

1.硬脑膜下积液

化脓性脑膜炎治疗过程中,如体温不降或更高,出现明显的颅内高压症,颅骨透照检查阳性,则要及早做硬脑膜下穿刺,以明确是否并发了硬脑膜下积液。少量积液能自行吸收,液量多时需反复穿刺。首次穿刺最好不超过 10 mL,以后每次放液不超过 20 mL,以免颅内压骤然降低引起休克。每日或隔日放液 1 次,直至积液消失。

2.脑室管膜炎

除全身抗感染治疗外可做侧脑室控制引流,减轻脑室内压,并注入抗生素。

3.脑性低钠血症

限制液体入量并逐渐补充钠盐纠正。

六、护理与康复

（一）护理

(1)使患儿保持安静,取侧卧位,以防止呕吐物吸入气管而窒息。减少不必要的刺激,室内温、湿度要适宜。

(2)保证足够的液量和热量,给予富有营养、清淡、易消化的流质或半流质饮食,呕吐频繁、不能进食者,应静脉输液,静脉输液量可按每日 60～80 mL/kg 计算,其中含钠液占 1/5～1/4,液量不宜过多,速度不宜过快,电解质浓度不宜太高(有电解质紊乱者例外),以免发生脑水肿、脑疝。对病危昏迷患者,给予鼻饲,以保证营养的供给。

(3)呼吸困难者给氧。

(4)保持呼吸道通畅,及时清除呼吸道分泌物,必要时做气管插管或气管切开。

(5)昏迷患者执行昏迷护理常规。

(6)做好患者的生活护理,保持口腔、皮肤的清洁干燥,避免发生并发症。

(7)密切观察病情变化,如体温、脉搏、呼吸、血压、瞳孔、面色及肢体活动等情况的变化。观察精神状态、颅内压增高征象等,发现异常及时报告医生处理。

(8)备好抢救物品,如氧气、吸痰器、压舌板、开口器、舌钳,及镇静剂、脱水剂、强心剂等。如有惊厥应采用急救措施,镇静止惊、吸痰、给氧气吸入,牙关紧闭者用开口器撑开口腔,用舌钳将舌牵出,防止咬伤或舌后坠而窒息。

(9)执行医嘱,及时准确应用抗生素。静脉滴注青霉素时,溶液配制应新鲜,最好应用钠盐制剂。应用青霉素钾盐时剂量不宜过大,滴速不宜过快,以免发生高血钾,并应注意青霉素过敏反应,加强巡视,如发现患者呼吸困难、发绀、面色苍白、皮疹等应及时通知医生,并协助抢救。

(10)注意保护静脉。小儿静脉较细,又不合作,往往不易顺利刺入,护理人员应熟练掌握技术,尽量一次穿刺成功,以免多次穿刺而损坏静脉。

(11)注意监测患者体温,根据患者年龄和体温情况调节病室的温度和湿度。体温超过 39℃给予物理降温和(或)药物降温,减少大脑对氧的消耗,防止高热惊厥。

(12)评估患者的意识水平、行为、烦躁程度;检查瞳孔大小、对光反射,眼外肌的运动,对声响的反应,肌肉的张力;评估生命体征;床旁备吸引器;治疗及护理操作集中进行,避免声、光刺激;必要时给镇静、止惊药;评估视、听能力,若有感觉丧失,为患儿制订合适的康复训练计划。

(13)评估患者体液状态,观察有无脱水或水分过多的表现,监测血清电解质的变化;准确记录出入量;能口服时逐渐减少静脉补液量。

(14)硬脑膜外积液较多并出现颅内压增高症状时,协助医生做硬脑膜下穿刺术,术后盖以无菌纱布,注意有无液体渗出。

(15)患者要定期做腰椎穿刺,以掌握脑脊液变化,作为药物治疗的参考。腰椎穿刺后患者应去枕平卧4~6小时,切忌突然坐起,以免引起脑疝。

(二)康复

居室要保持空气新鲜,阳光充足,要加强体格锻炼,经常坚持户外活动,提高机体抵抗力,以减少各种感染性疾病的发生。对上呼吸道感染、中耳炎、鼻窦炎及皮肤感染的患儿,应及时彻底治疗。

(单金霞)

第三节 急性炎症脱髓鞘性多发性神经病

急性炎症脱髓鞘性多发性神经病又称吉兰－巴雷综合征,是病因不明的急性或亚急性多发性神经根和周围神经的病变。其临床特点为对称性四肢弛缓性瘫痪,伴有感觉及(或)脑神经的瘫痪。

一、病因和发病机制

病因尚未完全明了,一般认为本病与病毒感染或自身免疫有关。如本病大多数急性起病常有非特异性上呼吸道感染等前驱症状,或继发于某些病毒性疾病,如流行性感冒、水痘、带状疱疹、腮腺炎、非典型肺炎等。多数轻型患者的病程呈自限性,数周后即恢复,预后良好。

二、临床表现

80%的患儿在发病前8周,多数在2周内有持续数日的上呼吸道、胃肠道或其他部位的感染史。

(一)运动障碍

四肢对称性、松弛性瘫痪,腱反射减退,常自下肢开始逐渐向上发展,1~2周达高峰,四肢近端较远端重,下肢较上肢重,重者有呼吸肌麻痹或中枢性呼吸衰竭、脑神经麻痹。

(二)感觉障碍

轻微,四肢可麻木或疼痛,有轻度手套袜子型感觉减退。

（三）其他

可多汗、发热、面潮红、尿潴留、心律不齐、血压增高、肢体肿胀。

三、实验室及其他检查

（一）脑脊液

典型改变是蛋白细胞分离现象，即蛋白含量增高，细胞数正常。起病 1 周内蛋白质含量可正常。第 3 周后蛋白质含量明显增高，细胞数正常或偶可略有增多。

（二）神经传导速度

早期正常，仅 F 波潜伏期延长。后期传导速度明显减慢，常超过 60%，波幅可无明显改变。早期肌电图可正常。

四、治疗

（一）心理治疗

由于瘫痪或呼吸肌麻痹需行气管插管或切开，生活不能自理，更不能说话，患儿常存在焦虑和紧张情绪，医护人员应随时发现和满足患儿的需要，及时处理各种不适，消除其恐惧心理，鼓励患儿树立战胜疾病、渡过瘫痪期的信心，必要时可以用少量镇静剂。

（二）保证足够的营养和水分

供给足够的热量、蛋白质、维生素及水分，吞咽困难者可采用鼻饲或静脉输注高营养剂。

（三）保持呼吸道通畅

保持呼吸道通畅是维持正常通气功能的先决条件，亦是降低病死率的关键。因此，应注意吸痰，给雾化吸入，勤翻身，保持皮肤清洁干燥，防止压疮和感染。并严密观察呼吸循环功能变化。

（四）脱水及改善微循环

在急性期可用甘露醇、甘油或呋塞米等脱水剂治疗以减轻受损神经组织水肿，同时应用山莨菪碱等改善微循环。

（五）药物治疗

1.免疫抑制剂

肾上腺皮质激素治疗本病的疗效尚有争论，故目前不主张常规应用。在急性进展期，患者免疫功能亢进又无感染或其他禁忌证时，可选用地塞米松或氢化可的松静脉滴注，一般 3 ~ 5 天即可，亦有人采用地塞米松椎管内注射，以提高神经病变部位的药物浓度，对病变的改善可能更有益处。目前有试用硫唑嘌呤 2 ~ 2.5 mg/kg 口服，疗程视病情与毒性反应而定。亦有使用环磷酰胺等治疗，但此类药物尚有骨髓抑制、肝脏损害等不良反应，故应用时须小心。

2.免疫增强剂

有人提出对体液免疫功能低下者，可用被动免疫增强剂——丙种球蛋白，每次 2 ~ 5 mL 肌内注射，3 周 1 次，以促进体液免疫应答反应。对细胞免疫功能低下者，可试用转移因子，免疫核糖核酸治疗，能激活细胞免疫应答。转移因子一般采用皮下注射，注入上臂内侧或大腿内侧腹沟下端,一次注射 1 支,每周 1~2 次,1 月后改为 2 周 1 次。

3.促代谢药

维生素 B_1、B_6、B_{12} 能促进神经系统代谢,可用一般剂量。对急性期患儿也可加用维生素 E 治疗,每日 $100 \sim 200$ mg 口服或鼻饲,可使急性期进展时间缩短,提前进入恢复期。

4.抗生素

严重吉兰－巴雷综合征患者的咳嗽反射和清除呼吸道分泌物的功能均减弱,分泌物不易排出,从而有利于细菌在呼吸道繁殖。青霉素、头孢菌素均可应用以防治感染。

（六）血浆置换疗法

血浆置换疗法是近年来开展的新疗法,国外应用较多,从患者静脉放出血液,离心分为血细胞、血浆两部分,弃去血浆,将洗涤过的血细胞与血浆交换液体一并输回体内,$5 \sim 8$ 次为 1 个疗程。

（七）血浆输入疗法

健康人血浆 200 mL 静脉输入,每周 1~2 次,可提高机体免疫力,有利于疾病恢复。

（八）呼吸肌麻痹的治疗

呼吸肌麻痹是本病的主要致死原因,必须采取积极有效的治疗措施。有明显呼吸肌麻痹的患者,要保持呼吸道通畅,必要时应做气管切开,并及时地使用人工呼吸器。

气管切开指征如下:①Ⅱ度呼吸肌麻痹伴有舌咽、迷走神经麻痹或（和）肺炎,肺不张者;②Ⅲ度呼吸肌麻痹;③年龄较小,心功能及营养状况不良和不能耐受吸痰者或暴发型病例宜早期切开;④插管吸痰后缺氧状况仍不能改善者。近年来,有些资料报道经鼻气管插管代替气管切开治疗本病取得效果。由于经鼻气管插管损伤轻,致严重的、不可逆的并发症少,操作简单,抢救及时并可重复应用,值得今后提倡应用。气管切开后严格执行消毒隔离制度及加强护理,注意防止交叉感染。

（九）恢复期的治疗

继续应用维生素 B 族、γ－氨酪酸、地巴唑、中药等治疗。加强肢体功能锻炼,有条件可进入正规的康复医院。

五、护理与康复

（一）护理

患儿由于瘫痪、呼吸肌麻痹,容易并发肺炎、肺不张、压疮等疾病而加重病情,因此,细致的护理工作对促进患儿早日恢复健康将起重要作用。

1)与感染性疾病患儿分室居住,病室定时通风,每日紫外线照射一次,消毒液擦地两次。严格执行消毒隔离制度,注意洗手。

2)急性期应卧床休息,医疗护理集中进行,动作要轻柔,保证患儿充分休息。

3)给予高热量、高蛋白、高维生素的流质或半流质。进食及饮水时,要防止呛咳或误吸,吞咽困难者,应给予鼻饲混合奶。

4)患儿需多吃水果、蔬菜及果汁等,以保证大便通畅,必要时用开塞露塞肛及灌肠治疗。

5)肢体瘫痪者注意保持功能体位,防止足下垂。

6)保持皮肤清洁干燥,每天擦浴 1~2 次。床褥上使用水褥垫,保持被褥平整,无渣屑。每 2 小时翻身一次,做好受压部位的护理,预防压疮。

7)口腔护理,每日 3 次。

8)眼睛不能闭合者,每日滴 0.25%氯霉素眼药水,晚间涂抗生素眼膏,并用温盐水纱布覆盖,防止角膜损伤。

9)加强心理护理,由于瘫痪或呼吸肌麻痹需行气管插管或切开,生活不能自理,更不能说话,患儿常存在焦虑和紧张情绪,医护人员应随时发现和满足患儿的需要,及时处理各种不适,消除其恐惧心理,鼓励患儿树立战胜疾病、渡过瘫痪期的信心,必要时可以用少量镇静剂。

10)呼吸肌麻痹的护理

(1)保证入水量:以防脱水和痰液干稠。

(2)清除呼吸道分泌物:盲插吸痰时患儿痛苦较大,次数不应过频,可根据痰量多少而定。

(3)雾化吸入:每日 3 次,气道湿化可使痰液稀薄,易于咳出或吸出。

(4)拍背及体位引流:可使肺内深部痰液顺体位咳出,坚持每 4 小时拍背一次,拍背从下向上,从周围到中间,使气管内痰液松动、干痂脱落,并按重力方向,由支气管向外引流,再经辅助咳痰(刺激患儿咳嗽,在吸气末时双手紧按胸部,咳嗽后松手)或盲插吸痰方法,以助痰液排出。

(5)密切观察病情:呼吸肌麻痹是本病的主要致死原因,应密切观察呼吸频率、节律的变化,如有咳嗽无力、呼吸运动减弱或出现不规则呼吸,提示呼吸肌麻痹,应及时通知医生。采取积极有效的防治措施。有明显呼吸肌麻痹的患者,要保持呼吸道通畅,必要时应做气管切开,并及时地使用人工呼吸器。

气管切开指征如下:呼吸肌麻痹较重,患儿在安静状态下呼吸微弱、浅快,并伴有唇绀、鼻扇、三凹征等周围性呼吸衰竭征象;呼吸肌麻痹伴有较重的呼吸道并发症(肺炎或肺不张),痰液黏稠,病情处于发展阶段;呼吸肌麻痹伴有第Ⅸ、Ⅹ对脑神经麻痹,引起吞咽障碍,分泌物有可能经常反流入气管者。近年来,有些资料报道经鼻气管插管代替气管切开治疗本病取得效果。由于经鼻气管插管损伤轻,导致严重的不可逆的并发症少,操作简单,抢救及时并可重复应用,值得今后提倡及应用。此外,对于气管切开后要严格执行消毒隔离制度及加强护理,注意防止交叉感染。每 2 小时翻身 1 次,翻身前后可根据需要进行吸痰。结合翻身每 4 小时拍打胸背 1 次,每次 3 分钟,使胸腔振动,以利于黏稠的痰液或干痂脱落,易于向外引流。当套管脏污或被分泌物阻塞时应及时更换,并注意套管系带的更换。

11)脑神经麻痹的护理:密切观察脑神经麻痹表现,若有声音嘶哑,咽反射迟钝或消失,进食、进水呛咳,应停止经口进食进水,给予鼻饲。

12)抢救准备:备好各种抢救用物,如氧气、加压面罩、吸引器、心电监护、血压监护、插管用物、气管切开包、人工呼吸器、中枢神经兴奋药、升压药等。

(二)康复

避免受凉,防止感冒。做好出院指导,防止各种感染及过劳,避免受凉及潮湿,定期复查。观察肢体麻痹程度,判断病情进展情况,注意保持肢体功能位置。定时帮助患儿做全瘫肢体的被动运动及轻瘫肢体的主动运动,应尽早进行,运动量可不断增加,配合推拿及按摩。也可采用红外线、超短波等治疗,促使麻痹部位的恢复。

(单金霞)

第四节　癫　痫

癫痫在各年龄小儿均可发生,本病对于小儿的精神及智力发育可有严重影响;癫痫是由于脑部兴奋性过高的神经元产生过度的放电,而引起短暂的大脑功能紊乱。

一、病因

通常将癫痫按照病因分为,①原发性:未能找到任何获得性致病因素的癫痫,遗传因素可能起主要作用。②继发性或症状性:具有明确的导致脑功能受累的病因者。③隐源性:指尚未找到确切病因者。

(一)遗传因素

在小儿癫痫的病因中有重要的作用。遗传可以影响神经元放电,影响惊厥阈。许多对单卵双胎皆同时有癫痫,这一事实证明癫痫与遗传有关。家族史研究发现,特发性癫痫患者的亲属比一般人群的癫痫发病率高出数倍,特发性癫痫患儿的近亲中脑电图有癫痫波形者也比对照组多几倍。在继发性癫痫中,近亲患病率也略高于一般人群,其遗传方式并不依照任何已知的规律。癫痫患者的亲属做脑电图检查,则发现符合常染色体显性基因遗传规律的痫性脑电活动异常,呈不完全外显率,可能是多基因遗传。在症状性癫痫中遗传因素也起一定的作用。高热惊厥与癫痫有密切关系,也有明显的遗传倾向。因此,癫痫发病的倾向,是遗传性的,但是否表现为临床发作,则尚需结合多种环境因素,后者在原发性癫痫中尚隐蔽不明。

(二)继发因素

继发性癫痫的病因可分为:

(1)脑发育异常:如脑回畸形、胼胝体缺如、灰质异位、各种染色体畸变和遗传代谢病所导致的脑细胞及髓鞘发育异常、神经皮肤综合征等。

(2)脑血管问题:如颅内出血、血管内膜炎、血栓、栓塞、血管畸形、胶原病等。

(3)各种原因导致的脑损伤:如病毒或细菌感染、药物或化学物质中毒、颅外伤、缺氧缺血、水和电解质紊乱、内分泌功能紊乱和低血糖、维生素缺乏等。

(4)颅内占位病变:如颅内寄生虫、原虫、结核瘤、脑脓肿等。

(5)变性病:如各种脱髓鞘病、慢病毒感染等。

二、分类和临床表现

根据本病发作时的表现,癫痫主要分为以下几种类型:

（一）大发作

大发作发作时突然神志丧失、呼吸暂停、青紫、瞳孔散大、光反应消失；抽搐开始为四肢强直，双手握拳，然后转为阵挛性抽动、口吐白沫、心率增快、血压升高、出汗流涎；可有舌咬伤及尿失禁。年长儿可有先兆，如上腹部不适等。婴幼儿大发作少见，常无先兆。发作一般历时 1～5 分钟，发作后入睡，醒后头痛、周身酸痛和无力，但对发作毫无记忆；有时在清醒前出现精神错乱和自动症。

（二）失神小发作

失神小发作典型表现是，患者突然停止一切活动，呼之不应，双目直视，茫然若失，阵挛性眼肌抽动，2～20 秒钟意识恢复。发作频繁，每日可达数次、数十次，甚至数百次。

（三）小运动型发作

小运动型发作为早年发病，常见于 6 个月至 6 岁小儿，临床发作形式多样，如肌阵挛发作、失张力性发作、强直性发作、非典型失神小发作，有些患儿是从婴儿痉挛症发展而来，伴智力落后，治疗困难。

（四）婴儿痉挛症

婴儿痉挛症又称 Mest 综合征，是婴儿时期所特有的一种严重的肌阵挛发作。多在 3～8 个月时发病；典型发作为阵发性头及躯干急骤前屈，上肢伸直，然后屈曲内收，下肢屈曲，偶尔伸直。每次抽搐持续 1～2 秒钟，往往呈一连串的发作；抽搐后喊叫一声，部分患儿可有不完全或不典型的发作，常在入睡或醒后发作，每日发作几次至几十次不等。

（五）局限性运动发作

局限性运动发作以一侧肢端开始，出现抽搐或异常感觉，迅速扩张到一肢或一侧肢体，发作短暂，自数秒钟至数十秒钟，一般无意识障碍。

（六）精神运动性发作

精神运动性发作又称复杂性部分发作，临床发作有精神、意识、运动、感觉及自主神经等方面的症状，发作前数小时或数日内患儿可有易激动、不安、头痛不适等先兆，婴幼儿常有恐惧感。每次发作数分钟或更长时间。

（七）癫痫持续状态

癫痫持续状态系指持续的、频繁的癫痫发作，形成了固定的癫痫状态。包括 1 次癫痫发作持续 1 小时以上或连续多次发作、发作间期意识不恢复者。

三、实验室及其他检查

（一）实验室检查

应常规进行血、尿、便检查；血液生化常需测血糖、钙及肝、肾功能检查；疑有颅内感染时应做脑脊液检查，必要时做先天代谢病筛查和染色体检查。

（二）脑电图检查

脑电图检查是诊断癫痫的主要辅助手段。每例都要做脑电图，发作间期脑电图的痫性放电的阳性率仅 30%～50%，进一步做过度换气等诱发试验可提高阳性率 20% 左右，脑电图阴性结果不能排除癫痫的诊断。发作间脑电图应包括清醒和睡眠记录，因许多类型的癫痫患儿在入睡时异常波形明显增多。多采用睡眠剥夺法记录睡眠脑电图，脑电图记录时间不应少于 20 分钟。当出现棘波或尖波、棘慢或尖慢综合波、高幅阵发性慢波等波型时方能确定为癫痫波型。对诊断不明确者,有条件时应做 24 小时长程脑电图磁带记录或录像脑电图监测,可对其发作行为进行同步观察,并可更确切地了解癫痫起源的脑区。

(三)神经影像学检查

包括 CT、MRI、正电子发射断层扫描(PET)和单光子发射断层扫描(SPECT)。凡神经系统有异常体征、部分性发作、脑电图有局限性异常、新生儿惊厥及抗痫药物疗效不佳等情况均应进行神经影像学检查。CT 检查最易发现小钙化灶,MRI 检查可发现隐匿的脑皮质畸形,灰质异位,血管异常等,PET 和 SPECT 具有检测脑血流和脑代谢率的功能,可找出发作期高代谢率的癫痫起源区。

四、诊断

诊断小儿癫痫重点在于明确:①是否确实是癫痫;②癫痫与癫痫综合征及其发作的类型;③病因。

(一)部分性(局限性、局灶性)发作

1.简单部分性发作

(1)局限性运动性发作:包括局限性躯体运动性发作,杰克森(Jackson)发作、转侧性发作等。

(2)局限性感觉性发作:包括躯体感觉性发作或特殊感觉性(如视、听、嗅、味、眩晕等)发作。

(3)局限性自主神经性发作。

(4)局限性精神症状性发作:包括失语、记忆障碍、认知障碍、错觉、幻觉及其他高级脑功能紊乱。

2.复杂部分性发作(精神运动性发作)

开始为简单部分性发作,继之(或开始即)出现意识障碍(程度不等),伴有自动症。

3.部分发作演变为全身性发作

个别患儿可由部分发作演变为全身性发作。

(二)全身性(广泛性、弥散性)发作

(1)强直—阵挛性发作(大发作)。

(2)强直性发作。

(3)阵挛性发作。

(4)失神小发作。

(5)肌阵挛性发作,其中包括婴儿痉挛症。

(6)失张力性发作。

(7)其他包括分类不明的各种发作。

五、治疗

癫痫治疗的目的是控制发作、去除病因,尽可能减少脑损伤。治疗越早,脑损伤越小,预后越好。因此,必须抓紧时机,分析临床类型,坚持适当正规治疗。

（一）病因治疗

有代谢、内分泌紊乱者,如低血糖、低血钙等的治疗应针对病因采取适当措施。有局限性病灶者,如脑肿瘤、脑囊肿、脑脓肿、血肿等,应考虑手术治疗。即使在顺利切除病灶的患儿中,残余的病灶和手术瘢痕形成仍可使半数患儿在术后继续发作,仍需药物治疗。

（二）药物治疗

1.抗癫痫药物的应用:抗癫痫药物有些是广谱的,对各类发作都有效,有些药物只对某些类型有效,合理用药才能提高疗效,选药原则见表8-1。

表8-1 各型癫痫的抗癫痫药物选择

发作类型	选用药物
大发作 局限性运动发作	苯巴比妥、苯妥英钠、扑癫痫、卡马西平、丙戊酸钠
失神小发作	乙琥胺、苯巴比妥、硝西泮、丙戊酸钠
小运动型发作	氯硝西泮、硝西泮、丙戊酸钠、苯巴比妥、卡马西平、激素
婴儿痉挛症	激素、氯硝西泮、硝西泮、苯巴比妥
精神运动性发作	卡马西平、苯巴比妥、扑痫酮、苯妥英钠、氯硝西泮

注:按顺序常用者排列在前。

2.运用抗癫痫药时的注意事项

（1）药物的选择:需参照癫痫发作类型和治疗后的效果而定。用量一般自最低治疗量开始,逐渐调整剂量至能控制发作又不出现毒性反应为度。在儿科多数人主张先用苯巴比妥。尽量使用单一药物治疗;对混合型发作顽固的耐药患儿需联合用药。

（2）药物的更换:应逐渐过渡,更换期间可在原药上加用新药物,然后逐渐减少或停用原药物。突然换药或停药,均可导致癫痫持续状态,应避免。

（3）凡原发性癫痫或继发性癫痫原因无法去除者,应进行有计划的长期的药物治疗,一些继发性癫痫在病因治疗中或其后也需药物控制癫痫发作。颅内占位性病变所致的癫痫,手术前后都需要进行一段时间的抗癫痫治疗。

（4）大发作和局限性发作在完全控制2~5年,小发作完全控制1年,可考虑终止治疗。停药须通过缓慢减量,其过程在大发作和局限性发作不少于1年,在小发作不少于6个月;停药后若复发,则重新如前给药。精神运动性发作很少能完全控制,抑或有之,也须长期维持较小剂量。

（5）用药期间除应经常进行躯体及神经系统检查外,须定期化验血常规及检查肾功能,以便及时发现中毒现象,并采取相应的措施。

3.几种新的抗癫痫药

1)拉莫三嗪:属叶酸拮抗剂,通过抑制突触前膜兴奋性氨基酸谷氨酸的释放,抑制钠通道的开放,从而稳定过度兴奋的神经元膜。可用于单纯部分性发作,复杂部分性发作,全身强直—阵挛发作,肌阵挛发作等,也可用于治疗Lennox-Gastaut综合征,半衰期约为

29 小时,无自身诱导作用,也不抑制肝酶系统,小儿用量见表 8-2,本药不良反应较少。初始剂量过大容易发生皮疹,治疗时通过逐渐加量到维持量可减少发生皮疹的机会。

表 8-2 2~12 岁小儿拉莫三嗪用量　　　　　　　　　　单位:mg/(kg·d)

	第 1~2 周	第 3~4 周	维持量
未服用丙戊酸钠时	2(分 2 次服)	5(分 2 次服)	5~15(分 2 次服)
同时服用丙戊酸钠	0.2(1 次服)	0.5(1 次服)	1~5(分 1~2 次服)

2)加巴喷丁:加马喷丁为 GABA 类似物,口服吸收好,主要用于治疗强直—阵挛发作、顽固性部分发作及失神发作,半衰期 5~7 小时,无酶诱导作用,与常用抗癫痫药合用时无相互影响,多用于联合治,剂量为 10~30 mg/(kg·d)。不良反应多见于治疗之初,有困倦、头晕、共济失调等,发生率为 5%~13%。

3)托吡酯:托吡酯商品名妥泰,其抗癫痫作用有多种机制,既可阻滞钠通道,又可增强 GABA 能作用,还可拮抗谷氨酸受体,从而起着阻止癫痫扩散作用。对单纯部分性发作、复杂部分性发作、继发性强直—阵挛发作、Lennox-Gastaut 综合征有效。口服可迅速吸收,半衰期为 18.7~24 小时,与肝酶诱导剂如苯妥英钠、卡马西平等合用,血药浓度会降低。治疗宜小剂量开始,每晚服 0.5~1 mg/kg,之后每 5~10 天加 0.5~1 mg/kg,最后达维持量,每日 5~10 mg/kg,分 2 次口服。不良反应有头晕、疲倦、头痛、思维异常,偶有低热。研究表明,此药治疗各型少儿癫痫,40%的患儿发作能完全控制,76.9%发作减少 50%以上,其中部分性发作、Lennox-Gastaut 综合征患儿和婴儿痉挛症的完全控制率为 46.9%、40.4%和 32%,与卡马西平相比,疗效较高。

(三)发作时的治疗

强直—阵挛发作患儿可扶其卧倒或躺在大人怀中,防止跌伤。解开衣领,保持呼吸道通畅。将毛巾或外裹纱布的压舌板塞入上下磨牙之间,以防舌部咬伤。惊厥时不可按压患儿肢体,以免发生骨折或脱臼;惊厥停止后,将头转向一侧,让分泌物流出,避免吸入窒息。如惊厥时间较长,或当日已有过发作,可给予苯巴比妥肌内注射,否则不需特殊处理。对自动症要注意防护,避免自伤或伤人。

(四)癫痫持续状态的治疗

对癫痫持续状态必须分秒必争,紧急抢救。持续发作时间越长,控制越难,病死率也越高(病死率约 10%)。选用的抗惊厥药物应具有以下特点:见效快,作用时间长,能保持有效的血药浓度,对呼吸循环的抑制作用最小,不影响患者觉醒;维持生命功能,预防和控制并发症;病因治疗。

1.一般治疗

及时给氧,保持呼吸道通畅,防止缺氧加重,必要时做气管切开。如有高热、脱水,应降温补液。有脑水肿时,可给甘露醇,以降低颅内压。抽搐时将毛巾或压舌板置入患者口中,以防咬伤唇舌。使用抗生素预防感染。

2.控制发作

(1)地西泮:是治疗各型癫痫持续状态的首选药物。剂量为每次 0.25 ~ 0.5 mg/kg。10 岁以内小儿 1 次用量也可按每岁 1 mg 计算。幼儿 1 次不得超过 5 mg,婴儿不超过 2 mg。静脉注射。

地西泮的优点是作用快,静脉注射后 1~3 分钟即可生效,有时注射后数秒钟就能止惊。如惊厥控制后再次发作,第一次注射地西泮后 20 分钟可重复注射 1 次,24 小时内可重复应用 2~4 次。地西泮原药液可不经稀释,直接缓慢静推,速度每分钟 1 mg;也可将原药液稀释(注射用水、0.9%盐水、5%葡萄糖液等)后注射,注射过程中如惊厥已控制,剩余药液不再继续注入。由于地西泮水溶性较差,静脉注射会有沉淀,甚至发生血栓性静脉炎,注射完后用少量 0.9%生理盐水冲洗静脉。

应用地西泮时应密切观察呼吸、心率、血压。曾用过苯巴比妥或水合氯醛等药物时,更要注意呼吸抑制的发生。

根据药物学的研究,地西泮静脉注射后数分钟即可达血浆长效浓度,但在 30 ~ 60 分钟内血浆浓度即降低 60%,故应及时给予长效抗惊厥药物。由于地西泮肌内注射吸收比口服还慢,不宜采用肌内注射给药。

(2)氯硝西泮:氯硝西泮是较好的抗癫痫持续状态的药物,一般用量 1 ~ 4 mg,不超过 10 mg,静脉或肌内注射。注射后可使脑电图的癫痫放电立即停止。对于非惊厥性的癫痫持续状态也有较好的效果。可有嗜睡、肌弛缓等不良反应。

(3)苯妥英钠:本药静脉给药 15 分钟可在脑内达高峰浓度。用法:一次苯妥英钠负荷量为 15 ~ 20 mg/kg,溶于 0.9%生理盐水中静脉滴注,速度为每分钟 1 mg/kg,12 小时后给予维持量,按每日 5mg/kg 计算,每 24 小时给予 1 次维持量。

(4)苯巴比妥:本药作用较慢,注射后 20 ~ 60 分钟才能在脑内达到药物高峰浓度,可在地西泮控制发作以后作为长效药物使用。用其钠盐每次 5 ~ 10 mg/kg,肌内注射。

(5)副醛:本药抗惊厥作用较强,疗效好且安全,很少发生呼吸抑制。用量每次 0.2 mL/kg,每次不超过 5 mL,肌内注射;也可灌肠肛门给药,每次用量为 0.3 ~ 0.4 mL/kg。最大量 8 mL,用矿物油或花生油稀释后灌肠,最好在肠内保留 20 ~ 30 分钟。本药不宜用塑料管或 1 次性注射器注射,以免产生毒性物质。

(五)难治性癫痫的治疗

难治性癫痫常见因素有:小儿肌阵挛性癫痫和部分婴儿痉挛症易发展为难治性癫痫;1 岁内起病者较难治,而 2 ~ 3 岁起病者比 11 ~ 19 岁起病者预后好;继发于肿瘤以及部分外伤、感染、脑血管病或慢性退行性病变的癫痫较难治;有癫痫家族史并伴有精神障碍者,抗癫痫药物(AED)血药浓度已达治疗范围而脑电图仍有痫样放电者(卡马西平治疗者例外)可能较难治等。目前解决"难治"的主要途径是,开发新药、扩大手术治疗的机会,以更合理更复杂的方式使用现有药。

1.药物治疗

(1)γ－氨基丁酸(GABA)转化酶抑制剂:以 γ－乙烯基氨基丁酸(GVG)为代表。此药是 GABA 的 γ－乙烯基衍生物,对中枢神经系统内的 GABA 转氨酶有不可逆性抑制。GVG 对难治性癫痫有辅助治疗作用,但不单独使用。当某个首选一线 AED 无效时,加用

GVG 后有 51% ~ 57% 的患儿惊厥发作可减少 50% 以上。儿童剂量:开始为每日 50 mg/kg,分 2 次口服,可逐渐增量至每日 150 mg/kg,达到疗效后可适当下调剂量而效果仍佳。

(2)二氨基氯苯三嗪(LTG):此药作用类似苯妥英。对不典型失神及失张力型发作疗效较好,其次为强直—阵挛性发作。

(3)氯巴占(CLB):又称克洛巴扎;此药为 1,5 位苯二氮卓类,结构上与 1,4 类二氮卓(地西泮)类相似,但作用较强,具有抗惊厥、抗焦虑和催眠作用。此药主要用于佐治难治性癫痫,儿童剂量是:每日 0.05 ~ 3.80 mg/kg(平均每日 0.75 ~ 1.50 mg/kg),每日分 2 次或睡前 1 次口服。

2.外科治疗

近年来,借助于 MRI、SPECT 和 Wada 试验(分侧颈动脉注射异戊巴比妥测定消除痫灶源试验)等现代化检查手段,可有效地显示脑内较小结构的病变,如胶质瘤、脑萎缩区、海马区硬化灶、动静脉畸形等,并可确定手术的部位和范围。手术种类有切除局部皮质癫痫灶(如颞叶部分切除术)或半球皮质切除术、胼胝体切开术(阻断癫痫放电的扩散途径)以及立体定向脑深部结构(如杏仁核、视丘内侧区等)损毁术等。

3.合理用药与联合用药

由于国外新药及外科治疗在国内多数地区尚难普及,合理应用现有药物具有较重要的现实价值。临床上出现"难治"现象时,可从以下几方面着手:诊断和分型力求准确,注意调整剂量和血药浓度,大剂量单药治疗。应用其他佐治药物。

(1)钙离子阻滞剂:以钙离子超载拮抗剂氟桂利嗪较好,其他如硝苯地平、尼莫地平效果均不明显。

(2)别嘌醇:文献介绍,某些癫痫性高尿酸症的儿童应用别嘌醇治疗后,发作频率减少,甚至消失。该药可作为一种辅佐药物,用于门诊治疗难治性癫痫。

病程与预后取决于病因及有否进行正规的药物治疗。就多数患者而言,癫痫是一种终身性疾病,但经过治疗可望控制和减少发作,使生命寿期不受影响。新生儿和婴儿癫痫常由产伤或先天性颅脑病变引起,且伴智能低下,发作不易控制,预后较差。学龄期和青春期起病之癫痫为原发性,若能规则治疗,预后较好。继发性癫痫若能去除病因,可望控制发作。

其他如大剂量丙种球蛋白疗法、促甲状腺素释放激素等治疗性癫痫的方法均有报道。

(六)心理行为治疗

癫痫儿童可因恶劣的情绪、过重的心理负担或躯体方面的不适而诱导其发作的增多,此时仅靠增添药物往往很难奏效。研究表明,心理行为治疗在一些因心理因素诱发而药物控制不良的患儿中出现明显的效果。心理行为治疗不仅需要孩子的合作,更需要其家长对孩子疾病及身心情况的理解、支持、鼓励与合作;同时也需要医护人员的深入理解与心理辅导。

六、护理与康复

(一)护理

(1)出现先兆应即刻卧床休息,抽搐发作时取侧卧位,伸颈、下颌向前,抽搐停止后,保证患者安静休息。必要时加床栏,以防坠床。

(2)保持呼吸道通畅,发作时迅速解开衣扣,松解裤带,将患者下颌托起,以防下颌脱位,放置牙垫,避免咬伤舌头。有义齿者应取出,严重抽搐时,不可强力阻止患者,以免肌肉扭伤和骨折。

(3)如有呼吸困难,给予低流量氧气吸入。无自主呼吸者应做人工呼吸,必要时协助医生行气管切开。

(4)发作后患者尚有一时意识障碍或出现精神症状,故应做好护理,以防意外发生。

(5)饮食以清淡为宜,少进钠盐。发作频繁不能进食者,给鼻饲流质饮食,每日供给热量 8.4～12.5 MJ。

(6)加强心理护理,解除患者思想顾虑,正确对待疾病,保持乐观心态,树立治疗信心,积极配合治疗。

(7)注意观察发作的先兆,抽搐发作期间,密切观察意识、瞳孔、面色、呼吸、脉搏、血压变化。观察记录抽搐的部位、顺序、持续及间歇时间,有无小便失禁、呕吐、外伤等。抽搐停止后,注意有无精神错乱、头痛、肌肉抽搐等。出现癫痫持续状态应配合医生给予及时抢救与护理。静脉滴注抗癫痫药物,应随时根据病情调整速度,如静脉注射安米妥钠,一般以每分钟 0.1 g 的速度为宜,但需密切注意意识、瞳孔、呼吸、血压的变化。如瞳孔缩小、血压下降、昏迷加深、呼吸变浅,应及时通知医生考虑药物减量。如呼吸严重抑制,则按医嘱予以抢救药物如洛贝林等。

(8)防止脑水肿导致脑疝,保证脱水剂静脉快速滴注。按医嘱抽血做生化检验,避免碱性药物和液体输入量过多加重脑水肿。

(二)康复

积极防治各种已知的致病因素,给予早期治疗,减少脑损伤。避免精神刺激,居室宜清静,保证充足的睡眠。癫痫患儿随时可发病,应避免单独过马路、游泳、骑自行车等。服药期间,不能随意停药、更换药物或减少药物剂量。间歇发作者保持日常工作和学习,生活应有规律,忌用烟酒,不要登高、游泳或到炉旁等。

(李建美)

第五节　脑性瘫痪

脑性瘫痪简称脑瘫,指出生前到出生后一个月以内因各种原因所致的非进行性脑损伤,以婴儿期内出现中枢性运动障碍及姿势异常为临床特征,可伴有智力低下、惊厥、听或视觉障碍及学习困难,是小儿时期常见的一种伤残情况,其发病率在我国为 1.8%~4%,与国外报道的 1.5%~5% 相近。

一、病因

(一)出生前因素

胚胎期脑发育畸形如先天性脑积水、头小畸形、巨脑症等;母妊娠期因外伤、中毒、放射性照射、感染(如风疹、带状疱疹、弓形虫病等)而影响胎儿大脑发育;早产儿、小样儿易发生缺氧、出血及颅内损伤。

(二)出生时因素

产程过长,使用麻醉剂、镇静剂抑制胎儿呼吸导致脑缺氧,胎盘早剥,脐带扭转、脐带绕颈、宫内窒息等。

(三)出生后因素

母子血型不合或其他原因引起的新生儿高胆红素可产生核黄疸。各种感染、外伤、血管意外、重症窒息均可致脑性瘫痪。

上述因素引起不同程度的大脑皮质萎缩,脑回变窄,脑沟增宽。

二、临床表现

患儿常有早产、难产史及新生儿窒息、严重黄疸病史。

(一)痉挛型脑性瘫痪

痉挛型脑性瘫痪为最常见的类型,约占脑性瘫痪的2/3。表现为肌张力增高,内收肌尤为明显。下肢较重,抱起时两腿交叉呈剪刀样,足跟悬空,足尖着地。上肢屈曲内收。轻症两手动作不灵敏、步态不稳。神经系统检查可见各种深反射亢进、踝阵挛、巴氏征阳性。瘫痪形式可有四肢瘫、偏瘫、截瘫和单瘫。

(二)锥体外系型脑性瘫痪

锥体外系型脑性瘫痪的主要病变在锥体外系,主要表现为肌张力增高,偶尔也有肌张力减低。同时有不自主运动,可呈震颤、舞蹈样动作、手足徐动和扭转痉挛等。一般在睡眠时消失,情绪激动时增强。

(三)肌张力低下型脑性瘫痪

肌张力低下型脑性瘫痪特点是早期肌张力低下,随着病程的演进,肌张力可增高、锥体束征阳性。少数患儿可出现共济失调以及意向性震颤。

(四)混合型脑性瘫痪

混合型脑性瘫痪以痉挛型与锥体外系型混合并存多见。此型常见智力低下、运动障碍;严重者可伴发癫痫发作、语言障碍、视觉及听觉障碍等。

三、诊断

根据病史(详细的病史,对脑瘫病因分析十分重要)、体格检查和神经系统异常的严重性,可行脑电图和影像学检查以明确脑病变的部位、范围,以及有无先天畸形或合并癫痫;应检测听、视觉功能。应排除各种全身性疾病,如进行性中枢神经系统疾病(如变性疾病、脊髓肿瘤)、遗传代谢病和假性肥大性肌营养不良等。由于脑性瘫痪往往合并精神发育异常,因此对患儿进行多科诊断治疗是必要的。

本病的主要诊断依据是:

(1)神经功能不正常,特别是自由运动功能的障碍。

(2)出生后或幼婴时期发病。

(3)病情稳定,非进行性。

(4)基本上非遗传性。如果在发病后 3 个月内继续变重,病程显示进行性,应多考虑先天性代谢病及遗传性变性病。

四、治疗

当发现脑性瘫痪时,对其病因一般已无法去除。对患儿治疗的目的是纠正异常运动和姿态,促进各系统功能的恢复和正常发育,减轻伤残程度。西医无特效药物,强调多学科协作综合治疗本病。中医治疗本病以补为主,补脾以益气养血,补肝以柔筋濡脉,补肾以生精充髓。同时灵活配伍活血通络、涤痰开窍、平肝息风等药。此外,中药与针灸、推拿多种疗法兼施,治疗与教育、训练并举,是提高疗效的关键。

(一)一般治疗

全面关心患儿,不歧视、不厌烦患儿。对患儿父母进行教育,增强信心,学习功能训练手法及日常生活活动作训练方法,注意合理营养及护理。强调早期发现,提倡综合治疗和训练,包括躯体训练、技能训练和语言训练。

(二)药物治疗

1.抗癫痫药物

有癫痫者可根据不同类型选择适当的抗癫痫药物(详见癫痫治疗部分)。

2.苯海索

每次 2~4 mg,每日 3 次,以后逐渐增至每日 20 mg,口服。

3.丹曲林

初始剂量为 1 mg/kg,每日 2 次,口服,逐渐加量直至收到良好效果。最大剂量为 3 mg/kg,每日 2~4 次,每次不超过 100 mg。

4.谷氨酸

每日 0.3 ~ 0.5 mg/kg,分 2~3 次口服。用于情绪过分紧张及肌肉过度紧张而阻碍活动者。

(三)体育锻炼和理疗

应适当进行肌肉训练和肢体锻炼,并以此作为治疗中的一个重要部分。推拿、按摩、捏脊疗法以及电疗、光疗对瘫痪肌肉的功能恢复都有帮助。

(四)矫形手术

对肢体变形有多种手术方法,应请儿外科医生仔细研究后决定处理方法。对轻度肌肉挛缩可采用神经阻滞后进行石膏固定。

五、护理与康复

(一)护理

1.营养维持

(1)评估进食自理的程度,提供进餐环境,尽可能鼓励患儿自己进食,挑选容易下咽的食品。

（2）协助进餐时,态度要和蔼,进食不可过快,保证患儿有充分的咀嚼时间。进食中,嘱患儿不要说话,注意力要集中,以免发生误吸。如有疲劳感时,可适当休息,疲劳缓解后继续用餐。吞咽有困难者遵医嘱给予鼻饲。保持口腔卫生,每次进餐前后,做好口腔护理。

（3）评估患儿的营养状况,每周测体重1次。

（4）供给高蛋白、高热量、高维生素、易消化的饮食,少量多餐,及时增加铁剂,积极预防贫血。

2.加强训练

（1）评估躯体运动障碍的程度。加强健康教育指导,说明活动及锻炼的重要性。

（2）协助生活护理。

（3）鼓励患儿每天活动各个关节,指导并协助患儿移动。对痉挛型患儿,除做按摩、推拿治疗外,应鼓励患儿多做某些动作及语言训练,锻炼肌肉的力量和耐力,协助肢体恢复。

3.防止外伤与意外

评估可能受伤的程度。加床档保护,防止坠床发生;勿强行按压患侧肢体,以免引起骨折;锻炼活动时,注意周围环境,移开阻挡物体,并加以保护。

4.皮肤口腔护理

对于长期卧床的患儿,护理人员要常帮助患儿翻身,白天尽量减少卧床时间;及时清理大小便,保持皮肤清洁,防止压疮产生或继发其他感染。每次进食后用清水漱口,保持口腔清洁无味。

（二）康复

做好产前保健,在妊娠早期预防感染性疾病,如风疹、弓形虫等感染。避免外伤和难产,预防胎儿受损。避免早产,因为体重过低是脑性瘫痪的一个重要因素。做好新生儿期的预防,主要是预防新生儿呼吸暂停、低血糖、胆红素脑病及颅内感染等疾病。做好患儿的特殊教育,应对他们进行一些特殊的教育和职业训练,培养其克服困难的信心。

应适当进行肌肉训练和肢体锻炼,并以此作为治疗中的一个重要部分。推拿、按摩、捏脊疗法以及电疗、光疗对瘫痪肌肉的功能恢复都有帮助。对肢体变形有多种手术方法,应请儿外科医生仔细研究后决定处理方法。对轻度肌肉挛缩可采用神经阻滞后进行石膏固定。

（杜长虹）

第九章　内分泌系统疾病

第一节 概 述

机体内各种脏器功能的协调和稳定是由神经、内分泌和免疫三个系统共同构成的网络进行调控的。内分泌系统是人体内分泌腺及某些脏器中内分泌组织所形成的一个体液调节系统，其主要功能是促进和协调人体代谢过程、脏器功能、生长发育、性成熟和生殖等生命现象，维持体内环境的相对稳定，以适应体内、外环境的变化。

内分泌学的发展大致经历三个阶段：

1.腺体内分泌的研究

如脑垂体、甲状腺、甲状旁腺、胰岛、肾上腺和性腺等以及对从腺体中提取激素的生化、生理、药理和制备其衍化物等方面的研究。

2.组织内分泌的研究

发现散布在某些脏器或全身组织的内分泌细胞，前者如分泌肾素—血管紧张素、促胸腺生成素、促红细胞生成素、胃泌素、促胰液素等激素的分泌细胞和参与维生素D代谢的细胞等；后者如分泌前列腺素和各种生长因子（如胰岛素样生长因子、表皮生长因子、成纤维细胞生长因子、神经生长因子）的细胞等，以及下丘脑神经激素和神经递质的发现研究。

3.分子内分泌的研究

应用重组DNA和单克隆技术对激素的基因表达和调控、激素的生物合成和释放、激素受体的结构与功能、激素和受体的结合及结合后细胞内反应等的研究。

激素是内分泌系统调节机体生理代谢活动的化学信使，它们由各种内分泌细胞所合成、贮存和释放，在细胞之间传递信息。内分泌腺体或细胞合成的各种激素大都以内分泌方式，即被释放入血液循环，并转运至相应的靶细胞发挥其作用；也有由细胞分泌后直接弥散到邻近细胞的旁分泌方式；或对分泌细胞自身发生效应的自分泌方式。后两者对胚胎和胎儿的生长发育和性器官的分化至关重要。

根据激素的化学本质，可分为蛋白质（肽）和非蛋白质（脂溶性激素）两大类：前者包括蛋白、肽、多肽类激素，如下丘脑和垂体所分泌的胰岛素、胰高血糖素、甲状旁腺素和降钙素等；后者包括类固醇激素和氨基酸衍生物激素，如肾上腺皮质激素、性激素、甲状腺素和维生素D等。激素通过与细胞膜受体和核受体结合两种方式发挥其效应。两类激素传递信息的方式不同。肽类、生物胺和前列腺素与其相关的膜受体结合实现有关效应。除胰岛素、胰岛素样生长因子Ⅰ和表皮生长因子外，这类激素与膜表面特异受体结合后，在兴奋性或抑制性鸟苷核苷酸结合蛋白作用的参与下，激活胞内第二信使而发挥激素的生物效应。胰岛素、胰岛素样生长因子和表皮生长因子、生长激素、泌乳素等蛋白（肽）激素在与受体结合后即可激活内源性酪氨酸激酶，使胞内磷酸激酶和蛋白激酶等磷酸化，通过一系列酶的作用使细胞发生功能性应答。非蛋白质类激素则与其相应的核受体结合以实现有关效应。此类核受体含有激素结合区、易变的调控区和高度保存的 DNA 结合区。DNA 结合区含有 2 个锌指结构形成受体的蛋白表面，与特异的序列或识别要素进行特异结合，由此促进或阻抑基因的表达和转录过程、改变细胞功能。

内分泌系统受神经系统、免疫系统和自身的反馈调节。下丘脑的室上核、室旁核、腹正中核及其附近区域所分泌的神经激素通过神经纤维的输送可直接作用于相应的靶器官或靶细胞，或通过调控垂体分泌间接调节机体的生理代谢过程。下丘脑神经激素又受制于来自中枢神经的各种递质，如去甲肾上腺素、多巴胺、乙酰胆碱等，可调节下丘脑各种促垂体激素的合成和释放。内分泌系统与免疫系统的关系亦极为密切。免疫系统对神经内分泌系统功能有重要调节作用，如细胞因子 IL-1 和 IL-2 可促进 ACTH、皮质醇、内啡肽、生长抑素和 PRL 等激素的分泌，抑制 TRH 合成和 TSH 的分泌；生长激素促进胸腺生长、T 淋巴细胞增殖和 IL-2 的表达，增强 T 淋巴细胞和 NK 细胞的活力，刺激胸腺合成胸腺素和激发巨噬细胞合成超氧阴离子(一种重要的细胞内抗微生物因子)。神经内分泌激素对免疫系统亦具有明显的影响，如生长抑素可抑制 T 淋巴细胞增生和组胺释放；糖皮质激素可全面抑制淋巴细胞因子合成及其效应；胸腺素可刺激下丘脑和垂体分泌促性腺激素释放激素(GnRH)和 ACTH，与性腺轴功能的发育密切相关。在生理状态下，由于反馈调节作用，使下丘脑、垂体和靶腺激素的相互作用处于相对平衡状态。起兴奋作用者为正反馈，起抑制作用者为负反馈。据此可以估计内分泌功能状态。

近年来，由于各种精确的结合测定法，如放射免疫法(RIA)、免疫放射法(IBMA)、酶联免疫吸附法(ELISA)、荧光免疫法(FIA)和化学荧光免疫法(CLIA)等被广泛应用于各种激素的检测，DNA 分析技术的不断深入发展以及 B 超、CT、MRI 等影像学检查的应用，不仅更新了儿科临床对内分泌疾病的诊断和治疗内容，提供了新的基础理论概念，而且为儿科内分泌学开拓了新的研究领域。

(杜长虹)

第二节　生长激素缺乏症

生长激素缺乏症(GHD)是由于下丘脑或腺垂体功能障碍，导致生长激素(GH)分泌不足而引起的小儿生长发育障碍性疾病。发病率为学龄期儿童的 1/4 000。临床上主要表现为身材矮小(身高处于同年龄、同性别正常儿童生长曲线第三百分位数以下或低于两个标准差)。其中，由于生长激素基因缺陷、下丘脑或(和)垂体分泌功能不足或发育异常导致生长激素缺乏者称为原发性生长激素缺乏症；由于颅内的病变(肿瘤、炎症、创伤、放射损伤等)累及下丘脑或(和)垂体引起生长激素缺乏者，称为继发性生长激素缺乏症。

一、病因

下丘脑、垂体功能障碍或靶细胞对生长激素无应答反应均造成生长落后。导致生长激素缺乏的原因如下：

(一)特发性

垂体功能减低的患儿未能找出垂体或下丘脑病变，又证明为 GH 缺乏者，称为特发性垂体功能减低(目前认为,特发性大部分与围产期病变造成下丘脑损伤有关)。其中因神经递质—神经激素功能途径的缺陷,导致 GHRH 分泌不足而最终身材矮小者,称为生长激素神经分泌功能障碍(GHND),这类患儿的 GH 分泌功能在药物刺激试验中可能表现正常。但是测 24 小时或夜间 12 小时 GH 分泌节律,可发现峰值低,分泌峰减少。GHND 患儿用 GH 治疗有效。由于下丘脑功能缺陷所造成的生长激素缺乏症远较垂体功能不足导致者多。

(1)单纯 GH 缺乏。

(2)垂体前叶多种激素缺乏。

(二)遗传性(GH 基因缺陷)

约有 5%的 GH 患儿是由遗传因素造成的。

(1)家族性单纯 GH 缺乏。

(2)家族性垂体多种激素缺乏。

(3)垂体前叶先天性缺如或移位。近年来,经用 MRI 或 CT 检查证实 GHD 患儿中垂体不发育、发育不良或空蝶鞍等并不罕见。其中有些伴有视中隔发育不全、唇裂、腭裂等畸形,合并有脑发育严重缺陷者常在早年夭折。

(三)获得性

各种颅内病变常可引起垂体前叶多种内分泌功能不全和(或)伴有垂体后叶的功能不全。

(1)肿瘤:常见者有下丘脑肿瘤,如颅咽管瘤、神经纤维瘤、错构瘤、垂体腺瘤和神经胶质瘤等。

(2)感染:如脑炎或脑膜炎等。

(3)头部创伤:常见于产伤(如发生在臀位产或产钳助产后的垂体柄损伤)、手术(如颅咽管瘤术后)或颅底骨折等情况,其中产伤是国内 GHD 患儿最主要的病因。

(4)浸润病变:如朗格罕(Langerhans)细胞组织增生症等。

(5)放射损伤:发生在对颅内肿瘤或急性白血病脑部放疗以后。

(6)大剂量肾上腺皮质激素的应用:糖皮质激素能加强糖的异生,拮抗胰岛素的作用,使血糖升高,因而抑制 GH 的分泌;抑制蛋白质合成,加速分解;影响骨基质的合成,促进骨溶解和骨质吸收;直接抑制软骨生长,因此过多的糖皮质激素可阻滞生长。

(四)心理社会性

因家庭环境不良刺激使小儿遭受精神创伤,因而 GHRH 及 GH 分泌减少,这种功能障碍在外界不良因素消除后即可恢复。

二、临床表现

重点询问生产时是否存在难产,尤以臀位产多见;家族中是否存在生长发育迟缓史;发现身高发育落后的时间,每年身高生长的速度,特别是入院前一年的情况;父母的身高;以及导致继发性生长激素缺乏症的颅内病变的相关表现。

(一)原发性生长激素缺乏症

男性多见(为女性的3倍),出生时身高和体重都正常,多数在1岁以后呈现生长迟缓,身高增长速度仅为每年3 cm左右,骨龄落后于年龄2岁以上,但身体各部分比例与实际年龄相符,智能发育正常。面容幼稚,可见较多的面痣,头发纤细柔软,皮下脂肪较多。牙齿萌出迟缓,恒牙排列不齐,手足小,男孩阴茎小。

(二)继发性生长激素缺乏症

可发生于任何年龄。除出现生长迟缓外,常有颅内原发疾病的相关症状和体征,如颅内肿瘤多有头痛、呕吐、视野缺损等颅内高压和视神经受压迫的表现。

三、实验室及其他检查

(一)生长激素释放的刺激试验

正常小儿休息时血清GH值甚低(0~3 mg/mL),因此,单次测定血清GH无助于GHD的诊断,临床上采用刺激试验来判断GH的功能是否正常。

1.药物刺激试验

(1)胰岛素低血糖刺激试验:短效胰岛素0.1 U/kg,静脉注射,分别于0、30、60、90、120分钟取血,同时测GH、血糖及皮质醇(以了解是否有ACTH缺乏),血糖降低50%或<2.2 mmol/L为有效的低血糖刺激。注意,当严重GHD并ACTH缺乏时可发生严重的低血糖,家属应床旁守护。正常GH>10 μg/L,5~10 μg/L为部分缺乏,<5 μg/L为完全缺乏。

(2)10%精氨酸试验:0.5 g/kg,总量<30 g,用注射用水配成10%的溶液,静脉滴注,30分钟,采血时间及判断标准(包括以下试验)同上。

(3)左旋多巴(L-dapa)试验:10 mg/kg,总量<0.5 g,口服,少数人可有轻度头晕、恶心,个别有呕吐。

(4)可乐定试验:4 μg/kg或0.15 mg/m²,口服,有困倦反应和有轻度血压下降。

(5)GHRH刺激试验:1 μg/kg,静脉注射,用于鉴别垂体性和下丘脑性GHD。

2.生理性试验

(1)运动试验:空腹状态下,中等强度运动15分钟,然后剧烈运动5分钟,分别于20、40分钟抽血。

(2)睡眠试验:分别于入睡后60、90分钟(或在睡眠Ⅲ、Ⅳ期)抽血查GH,判断标准同上。

(二)IGF-1、IGFBP-3测定

血液循环中的ICF-1主要由肝脏合成。90%以上IGF-1与肝脏合成的IGFBP-3及不稳定酸亚单位(ALS)组成的IGF-1-IGFBP-3-ALS三聚体,只有1%左右的ICF-1呈游离

形式,是具有生物活性的部分。IGFBP-3 是人类血液中含量最高、作用最强的 IGF-1 结合蛋白,它使 IGF-1 的半衰期从小于 10 分钟延长到 12 小时。IGFBP-3 作为 IGF-1 的储存和运输载体,常与 IGF-I 同时产生,对游离 IGF-I 浓度起着重要调节作用。IGF-1 血药浓度主要受 GH 调节和营养状态的影响,此外还受年龄及性激素的影响。GH 在刺激 IGF-1 合成的同时也促进 IGFBP-3 的产生。IGF-1 对 GH 又有负反馈作用,是 GH 的生理调节因子。因 IGF-1 血液浓度 24 小时无明显变化,又主要依赖 GH 而变化,因此,在排除营养不良、肝功能异常及外周靶器官异常情况下,单一血清 IGF-1 和(或)IGFBP-3 测定可更好地反映个体 GH 生理状态下的分泌功能。

(三)血甲状腺功能测定

伴 TSH 缺乏者,T_3、T_4、FT_3、FT_4 可降低,TSH 正常或降低。

(四)促性腺激素及性腺激素测定

若伴有 FSH/LH 缺乏,性激素低于同龄儿。FSH、LH、E_2、To 等均降低,且后二者比例失常。

(五)肾上腺皮质功能测定

若伴有 ACTH 缺乏,皮质醇明显降低。

(六)骨龄检查

左腕部骨化中心数明显减少,常较实际年龄落后 2 年以上。年龄较大时应加拍膝关节正位片。

(七)下丘脑—垂体形态检查

垂体 MRI 或 CT 或 X 线片可显示占位、钙化点、垂体变小、垂体柄移位、垂体后叶高信号消失或空蝶鞍等改变,特发性 GHD 可无明显下丘脑—垂体形态学改变。

(八)基因检测

对遗传性 GHD 有确诊价值。人类 GH 基因组位于第 17 号染色体长臂(q22 ~ q24),共有 5 个基因组成。可用于诊断 GHD1A 型(hGH 基因缺失)及 1B 型(GRF 基因缺陷)。

四、诊断

国外专家认为,当有以下临床表现时通常提示 GHD:

(1)匀称性矮身材(身高低于同年龄、同性别均值 2 s 或身高在同年龄、同性别正常儿童第三百分位数以下)。

(2)生长速度减慢(3 岁以前 <7 cm/y,3 岁至青春期前 <5 cm/y,青春期 <6 cm/y)。

(3)骨成熟延迟(骨龄在同年龄、同性别均值 2 s 以下)。

(4)特殊的临床表现(如小阴茎,低血糖,头部外伤史,中枢神经系统肿瘤,缺氧或颅内出血)。此外,即使患儿身高在正常范围内,生长速度突然减慢或停止怀疑有下丘脑、垂体病变时,应及时做垂体功能检查。应根据情况做上述各种实验室及影像学检查。

1995 年国际上 16 位专家联合提出建议,具备下列条件时即可诊断 GHD:①匀称性矮身材且生长速度减慢;②IGF-1 和 IGFBP-3 降低;③随机血标本中 GH 不升高;④无 Laron 侏儒家族史,无营养不良和肝病史。他们强调,准确的身高测定和计算身高增长速度是诊断 GHD 的基本条件,同时还须注意是否存在下丘脑—垂体轴异常病史,如脑肿瘤、中隔发育不良、头颅放射、新生儿低血糖、脑积水以及垂体的其他功能异常。

目前我国仍以生长激素刺激试验作为金标准:2 种药物生长激素刺激试验,其峰值均 <5 μg/L,为完全性 GHD,峰值在 5～10 μg/L,为部分性 GHD。

其诊断要点为:①常有难产、新生儿窒息史;②每年生长速度≤4 cm,身高低于同年龄、同性别正常儿童第三百分位数以下或低于 2 s;③智力正常,体型匀称,面容幼稚,腹脂堆积;④男孩外生殖器发育不良;⑤可合并尿崩症、低血糖、甲状腺功能低下等垂体多功能不全;⑥骨龄落后 3 年以上;⑦GH 峰值 <10 μg/L,或 IGF-1 降低而随机 GH 不升高;⑧女孩需染色体需排除 Turner 综合征。

五、治疗

（一）GH替代治疗

基因重组人生长激素(rhGH)已广泛用于本症的治疗。

(1)剂量:一般按 0.1 U/(kg·d),睡前 1 小时皮下注射,每周 6～7 次。

(2)疗程:可持续用至骨骺闭合。

(3)适应证:GHD,GHND(对 Turner 综合征、IUGR、肾脏疾病所致身矮、软骨发育不良等也有疗效)。

(4)疗效:年龄越小效果越好;GHD 越重,效果越好;第一年效果最好,平均(12.4 ± 1.8)cm/y,效果最好的每月增长 2 cm。此外,GHD 患儿除 BMI 升高外,还出现酯谱异常,即 LDL 升高、HDL 降低,rhGH 治疗后可恢复正常。

(5)不良反应:正常用量不良反应很少;基因缺陷者用后开始时效果好,一段时间后可产生抗体,使生长受到抑制。有关肿瘤发病的危险性:有报道白血病发病率是常人的 2 倍,但至今仍未确定二者有因果关系;已证实不增加在治疗前已存在肿瘤的复发率,因此,颅咽管瘤在完成肿瘤治疗后 1 年可开始 rhGH 治疗。

(6)治疗有效的短期指标:于治疗前及第 5 日后 12 小时取血测 IGF-1,较注射前升高 1 倍以上并达儿童正常范围认为有效,此外,ICFBP-3,ALP 等升高也是有效指标。

（二）药物治疗

1.重组人胰岛素样生长因子 1

初步研究对本病有效,特别是 Laron 型及产生 GH 抗体过多者,但缺乏临床长期治疗报告。

2.蛋白同化激素

原则上应与生长激素合用,各种原因不能应用 rhGH 者也可单用。其中氧甲氢龙和苯丙酸诺龙等,可促进骨骺融合,又促进骨纵向生长,并加速蛋白合成,雄激素还有促进 GH 分泌的作用。多主张用苯丙酸诺龙,因其对骨骺融合和性征的影响较小,每次 0.5～1 mg/kg,每周 1 次,肌内注射,用 3 个月停 3 个月,疗程 1～3 年,每个疗程开始之前复查骨龄,落后 3 年以上方可用。每年增长 10 cm 左右。

3.甲状腺素

甲状腺素与 rhGH 合用有协同作用,rhGH 须在甲状腺功能正常时才能正常起效,治疗前及治疗中每 3 个月复查甲状腺激素 1 次,及时纠正甲状腺功能低下。以下剂量为:本病用量较先天性甲状腺功能减退症低(例如,儿童可按 2 μg/(kg·d))。

4.皮质醇

GHD 合并 ACTH 缺乏时极易发生低血糖,若化验检查同时有皮质醇和血糖降低,临床上又有疲乏、无力、恶心、呕吐等症状时,应及时加用氢化可的松,每日 10~15 mg/m²,应急状态下剂量增加 3 倍。剂量不可过大,以免抑制生长。

(三)一般治疗

应保持患儿心情舒畅,睡眠充足,营养充足,多运动,适当摄入微量元素(如锌)等。

(四)病因治疗

垂体或下丘脑肿瘤者及时手术或放疗,术后定期检测垂体功能,及时治疗全身疾病及纠正代谢紊乱。

(五)尿崩症的治疗

人工合成垂体加压素 DDAVP(去氨基 -8-D- 精氨酸加压素),又称弥凝,0.1 mg/ 片,0.05 ~ 0.1 mg/ 次,每日 2~3 次,剂量个体化。

(六)性功能发育不全的治疗

如果阴茎小,则在婴儿期就应考虑用睾酮治疗以增大阴茎,GH 治疗结合小剂量缓释型睾酮(每月肌内注射 25 mg,连用 2~3 个月)。青春期给予雄激素替代治疗。应用庚酸睾酮(或另一种长效睾酮酯),开始用 50 mg,每 4 周 1 次,肌内注射,3 ~ 4 年逐渐增加到全量替代治疗 200 mg,每 2 周 1 次,肌内注射。也可肌内注射 HCG 以促进骨骼发育及青春期出现,男孩效果更好,骨龄≥12 岁时开始用,1 000 ~ 1 500 U,2 次 / 周,肌内注射,连用 10 次,间隔 3 个月重复,可反复应用 1~2 年。当骨骺开始融合(骨龄 =16 岁)时,需用更大剂量的睾酮(200 mg,每 2~3 周肌内注射 1 次)以促进性成熟。另一种方法是同时用人绝经期促性腺激素(HMG)和 HCG 以促进睾丸成熟、男性化及生育能力,二药可用同一注射器注射。

六、护理与康复

(一)护理

1.用药护理

促进生长发育生长激素替代疗法在骨骺愈合以前均有效,应掌握药物的用量。若使用促合成代谢激素,应注意其不良反应,此类药物有一定的肝毒性和雄激素作用,有促使骨骺提前愈合而反使身高过矮的可能,因此,需定期复查肝脏功能,严密随访骨龄发育情况。

2.心理护理

多与患儿沟通,建立信任的护患关系;鼓励患儿表达自己的感情和对自己的看法;鼓励患儿建立信心,坚持治疗;帮助患儿正确对待自己的形象改变;鼓励患儿多与他人和社会进行交往和沟通,以帮助其适应日常生活、社会活动和人际交往,以适应社会生活。

3.病情观察

严密观察病情变化,指导合理用药,促进生长发育。

(1)监测生长发育指标:定期测量身高、体重,观察骨骼系统发育情况并做好记录。

（2）生长激素替代疗法：在骨骺愈合以前均有效，应掌握药物的用量。若使用促合成代谢激素时，应注意其不良反应，此类药物有一定的肝毒性和雄激素作用，有促使骨骺提前愈合，使身高过矮的可能。因此，需要定期复查肝脏功能，严密监测骨龄发育，在骨骺愈合以前坚持用药。

（3）注意观察有无甲状腺功能减退、低血糖表现，有无颅内压增高症状，一旦发现应及时报告医生，遵医嘱给予相应处理。

（二）康复

向家长讲解疾病的相关知识和护理方法。教会家长掌握药物剂量、使用方法，学会观察药物不良反应。在治疗过程中，每3个月测量身高、体重1次，并记录生长发育曲线，以观察疗效。在治疗的前1～2年身高增长很快（8～12 cm/y），以后减速。应向家长强调替代疗法一旦中止，生长发育会再次减缓。

（李建美）

第三节　尿崩症

尿崩症为小儿时期较常见的内分泌疾病，由于垂体抗利尿激素（ADH）分泌释放不足，以致肾小管远端不能回收水，尿浓缩困难。临床上出现多尿、多饮，称为中枢性尿崩症或垂体性尿崩症。

一、抗利尿激素的生理和病理生理

抗利尿激素的生理和病理生理（AVP）是一个9肽，由下丘脑视上核和室旁核神经细胞合成。AVP的编码基因位于20p13，与催产素的编码基因（OXT）毗连，其表达产物——前垂体加压素原，在内质网中裂变成由AVP、运载蛋白Ⅱ和血管加压素糖肽所组成的垂体加压素原，并被包装成神经分泌颗粒，以轴浆流方式沿视上—垂体后叶束被运输至垂体后叶贮存备用。

AVP的分泌受很多因素影响，其中最重要的是细胞外液的渗透压和血容量。位于下丘脑视上核和渴觉中枢附近的渗透压感受器同时控制着AVP的分泌和饮水行为，正常人血浆渗透压为280～290 mmol/L，波动范围为±1.8%，每变动1%即可使血浆AVP浓度增高或下降1 pg/mL，后者可使尿渗透压相应变动200～250 mmol/L，因此渗透压感受器的调节作用甚为灵敏。血循环容量的改变则刺激位于颈动脉的压力感受器和左心房的牵张感受器，所产生的神经冲动通过迷走神经传递至下丘脑，使AVP的分泌量增加或减少。

AVP以游离形态被释放进入血液循环，其半衰期为15～20分钟，故在血中的浓度变动较大。它与肾远曲小管和集合小管细胞膜上的受体结合后即促进水和尿素的重吸收，使尿液浓缩、尿量减少。

二、病因

本病的病因有两大类:一类是继发性尿崩症(毁坏性病变),是下丘脑产生抗利尿激素的神经核及其神经纤维因创伤、肿瘤、感染、血管病变、全身性疾病等病变受到毁坏所致;另一类是原发性尿崩症(退行性病变),是视上核及室旁核神经细胞退行性变所致。

(一)原发性

是下丘脑的视上核或室旁核的退行性变,引起垂体加压素分泌减少所致。垂体加压素是由垂体后叶分泌的,垂体后叶由间脑第三脑室底部向下突出的漏斗底部形成,主要是由来自下丘脑视上核和室旁核神经元的神经纤维、血管、胶原细胞(又称垂体细胞)组成。

下丘脑的视上核和室旁核的退行性变引起的原发性尿崩症,多数为散发性,5%为家族性,称遗传性尿崩症,其遗传方式为常染色体显性遗传病或常染色体隐性遗传病,有的则表现为性连锁遗传。常染色体隐性遗传病的患者可合并有糖尿病、视神经萎缩、神经性耳聋等。另外还有一部分原发性尿崩症患儿找不到明显的病变,又称为特发性尿崩症。

(二)继发性

是下丘脑、下丘脑—垂体神经束或垂体后叶因各种疾病引起破坏性病变所致。常见的病变有以下几种:

1.蝶鞍区或下丘脑视上核附近肿瘤

如颅咽管瘤、第三脑室肿瘤、松果体瘤、畸胎瘤、视神经胶质瘤、错钩瘤以及各种转移瘤。

2.感染

如各种脑炎和脑膜炎引起的中枢神经系统的感染。

3.头部外伤

如颅底骨折或下丘脑部手术,可引起暂时性或永久性尿崩症,是引起尿崩症的常见原因之一,但在儿童相对少见。

4.全身性疾病

如出血、缺氧及肿瘤(白血病、黄色瘤、组织细胞增生症、结节病等)。

5.脑部血管瘤

如血管栓塞等。

6.新生儿期疾病

如生后窒息、脑室出血、血管内凝血及颅内感染等。

三、临床表现

患者男多于女。可发生于任何年龄,多见于儿童期,以多饮、多尿和烦渴为主要症状,尿比重低且较固定。多数患儿发病突然,也可为渐进性。婴儿多尿常是父母最早发现的症状,儿童往往有尿床、排尿次数及尿量增多,每日尿量变化较为稳定,但多尿程度不等,每天多在 4 L 以上,多者在 10 L 以上(每天 300~400 mL/kg 或每小时 400 mL/m²,或者每天

3 000 mL/m²)。继而烦渴多尿,夜间常起来饮水,一般多喜冷饮,饮水量大致与尿量相当,如不饮水,烦渴难忍,但尿量不减少,可有烦躁、夜眠不安、疲倦、头晕、发热、体重下降及皮肤干燥、舌干、无汗等高渗脱水表现,严重者可因高热、高钠血症而发生惊厥昏迷。婴幼儿期发病者,由于供水不足及慢性脱水,常有发热、烦躁不安及呕吐,甚至出现生长障碍,身长及骨龄发育迟缓。

家族性尿崩症不多见,多数自幼起病,也有的起病较晚,青春期后症状减轻,一般不影响健康,预后较好。

继发性尿崩症,可有原发病的症状,如由肿瘤引起,除尿崩症外还有颅内压增高症状,如头痛、呕吐及视力障碍等,另外,还可伴有其他疾病,如侏儒症、巨人症、肥胖、性早熟等。

四、实验室及其他检查

(一)尿液

尿量大于 4 L/d,或大于每天 3 000 mL/m²,尿比重 1.001 ~ 1.005,严重脱水时可达 1.010,尿钠浓度极低。应同时检测尿中葡萄糖,以排除高渗性利尿的可能性。

(二)禁水试验

目的是观察患儿在细胞外液渗透压增高时的浓缩尿液能力。患儿自试验前一天晚 8 时起禁食直至试验结束;试验当日晨 8 时先排空膀胱,测体重,采血测血清钠和渗透压;然后每小时排尿一次,测尿量、渗透压(或比重)和体重,直至相邻 2 次尿渗透压之差连续 2 次 <30 mOsm/L,即再次采血测渗透压和血钠浓度,大多数可在 6 小时内完成试验。正常小儿尿液渗透压可增高达 800 mOsm/L,血清钠和渗透压保持正常;尿崩症患儿持续排出低渗尿,而血清钠和渗透压分别上升至 145 mmol/L 和 295 mOsm/L,体重下降 3% ~ 5%。本试验过程中必须严密观察,注意患儿精神状态、血压、体温等,防止高钠血症,当体重下降 5%时必须终止。

(三)加压素试验

在排尿并采血样后,皮下注射垂体后叶素水溶液 5~6 U/m²,此后 2 小时内多次留取尿样本测定渗透压,如尿渗透压上升超过给药前的 50%,则为完全性中枢尿崩症;渗透压在 9% ~ 50%者为部分性 ADH 缺乏;肾性尿崩症患儿尿渗透压上升不超过 9%。

(四)血浆 ADH 测定

直接测定血浆 ADH 有助于鉴别诊断,必要时可结合禁水试验进行,肾性尿崩症患儿血浆 ADH 浓度升高,但仍持续排出低渗尿。

(五)其他检查

摄颅骨片,眼底检查,头颅 CT 或 MRI 检查,应长期随访。

五、诊断

有典型多尿、多饮症状,多次检查晨尿,比重均低于 1.010,尿量每日超过 4 L 者,应考虑本病。详细询问病史,以发现原发性疾病。有时尿崩症为颅内肿瘤的最早症状,在追踪数月或数年后才出现颅内高压症,故应摄 X 线颅骨侧位片,观察蝶鞍大小与有无缺损;CT 或 MRI 检查以发现微腺瘤。

垂体加压素试验:如静脉注射垂体加压素 5 U10 分钟后,即可见尿量减少,比重上升至 1.015 以上,疗效可维持 1 小时,则可确定为 ADH 缺乏性尿崩症。

六、治疗

应分清尿崩症患儿有无原发病灶。下丘脑和垂体病变的损伤均可引起尿崩症;颅咽管瘤、视神经胶质瘤是常见的肿瘤,肿瘤明显之前数年即有尿崩症的症状;慢性进行性组织细胞增多症(汉—许—克综合征)有 25% ~ 50% 可伴发尿崩症。此外,脑炎、结核、放线菌病和白血病偶可引起尿崩症。必须针对病因治疗。如系原发性中枢性尿崩症,则应观察有无垂体及其他激素缺乏情况。对渴感正常的患儿,应保证水分供给,但如有脱水、高钠血症发生时必须缓慢补给水分,以免造成脑水肿。

(一)一般治疗

渴感正常的人应充分饮水。对于尿崩症伴发的苍白、乏力、体重不增多,给予相应的支持疗法。

(二)激素替代疗法

(1)鞣酸加压素和赖氨酸加压素水溶液:皮下注射,每次 5 ~ 10 U,作用仅维持 3 ~ 6 小时,不宜长期使用。

(2)鞣酸加压素油剂:每次肌内注射 0.1 ~ 0.3 mL(5 U/mL),药效可维持 3 ~ 7 天。使用前应加温,用力摇匀再抽取药物。注射局部易发生硬肿疼痛,多采取深部注射,并更换注射部位。

(3)垂体后叶粉剂:用于年长轻型患儿。可用小指头将粉剂抹在鼻黏膜上,每次抹药 15 ~ 25 mg,作用可维持 3 ~ 8 时,在清晨起床前及睡前各抹药 1 次,白天抹药数次,剂量及间隔时间由患者摸索掌握。鼻粉剂的有效期只有 5 ~ 10 年。由于药物的收缩血管作用,会引起萎缩性鼻炎。粉剂还可以因过敏引起支气管痉挛。

(4)赖氨酸加压素:精氨酸加压素及赖氨酸加压素皆可人工合成。前者不如后者稳定,在贮存时可变质,故用于临床者为赖氨酸加压素,用作鼻腔喷雾剂。每瓶 5 mL,50 U/mL,每侧鼻孔喷 1~2 下,作用可维持 2 ~ 5 小时。对鼻黏膜的刺激较粉剂为小。

(三)其他药物治疗

对部分性 AVP 缺乏患儿尚可选用以下药物以增加 AVP 的分泌或增强肾髓质腺苷酸环化酶对 AVP 的反应。

(1)氯磺丙脲:每日用量为 150 mg/m²,分 1~2 次口服。可加强 AVP 作用,并刺激其分泌,适用于伴渴感减退的尿崩症,与氢氯噻嗪合用可减少低血糖反应。

(2)卡马西平:每日 10 ~ 15 mg/kg,能刺激 AVP 分泌,但作用不及氯磺丙脲。

(3)氯贝丁酯:每日 15 ~ 25 mg/kg,分次口服,不良反应有食欲缺乏、恶心、呕吐、肝功能损害等。

七、护理与康复

(一)护理

1.一般护理

加强生活护理,保证患儿休息,给予营养丰富的低盐饮食,饭前少饮水,代以有营养的汤或饮料。为患儿提供充足的水分,保证患儿床旁有饮料可供随时饮用,但如有脱水、高钠血症时则缓慢补给水分,以免造成脑水肿。备好夜用便器,夜间定时唤醒患儿排尿。注意安全,防止跌伤。保持床单清洁干燥,防止尿频引起的皮肤糜烂。

2.维持体液平衡

密切观察病情,准确记录出入量,保持出入量平衡。监测尿比重、血清钠、血清钾的水平。注意患儿有无高渗性脱水的表现,并及时处理。

3.病情观察

(1)注意神志是否清醒,口渴有无加重,每日测体重,以发现有无体液丢失过多,记录出入量。

(2)监测尿液比重变化和血清钠、血清钾水平。

(3)注意水的入量应与尿量相等。

(4)如患儿出现意识障碍等高渗性脱水表现时,应遵医嘱给予胃肠外补液或抗利尿激素治疗。

4.药物治疗的护理

(1)向患儿和家长解释尿崩症及其治疗方案,说明本病需长期用垂体抗利尿激素替代治疗。

(2)常用药物有鞣酸加压素注射剂,用前需稍加温并摇匀,每次剂量为 0.1～0.3 mL,深部肌内注射,作用时间可维持 3～7 天,一般在患儿多尿症状复现时才第二次给药,用药期间应注意患儿水分摄入量以防水中毒的发生。药物 1-脱氢-8-D-精氨酸加压素滴鼻剂,抗利尿作用甚强,效果持久,宜逐渐加量直至效果满意,并将此量作为维持量,用药期间应注意防止水中毒,偶可见头痛、血压增高等不良反应。氯磺丙脲、卡马西平、氯贝丁酯等药物有食欲缺乏、恶心、呕吐、肝功能损坏等不良反应,应注意观察。

(二)康复

(1)让家长了解疾病的知识,教会其记录患儿出入量及测量尿比重的方法,据此供给适当的饮水量。

(2)帮助家长学会观察患儿的精神状态、皮肤弹性、眼窝、前囟的变化情况,以判断有无脱水及脱水的严重程度。

(3)尿崩症需长期应用垂体加压素制剂替代治疗,嘱家长和患儿遵医嘱用药,并让其了解药物的作用、不良反应及适当的处理方法,以及何种情况下需要到医院治疗。

(4)坚持定期随访,以便观察生长发育情况。

(5)患儿应给予易消化、低盐、高热量、高维生素饮食,并教会家长如何调配该类食物。

(6)避免茶、咖啡等饮料,以免加重利尿。

(7)保证充足的睡眠和休息。

(8)安排适当的活动量,保持良好的心理状态,促进患儿康复。

(李建美)

第四节　儿童期糖尿病

糖尿病是由于胰岛素缺乏引起的糖、脂肪、蛋白质代谢紊乱的全身慢性代谢病。糖尿病新的分型为：1型糖尿病、2型糖尿病、特殊型糖尿病和妊娠糖尿病。98%的儿童期糖尿病是1型糖尿病，常表现为多饮、多尿、多食和体重下降。其急性合并症糖尿病酮症酸中毒和慢性合并症血管病变导致的器官损害均可以危及生命。本节主要叙述1型糖尿病。

一、病因和发病机制

病因尚未完全阐明，可能与以下因素有关：

(一)遗传

易感性糖尿病患儿约40%有家族史，其发病与某些类型的HLA相关联，可能为隐性遗传。有关同卵双生子的研究表明，当其中一人患胰岛素依赖型糖尿病时，另一人发病机会仅为50%，说明本病遗传基因的表达需要外界因素(如病毒感染)的参与。

(二)感染

已发现许多病毒感染如柯萨奇B_4病毒、脑心肌炎病毒、腮腺炎病毒可致实验动物胰岛感染，β细胞遭受破坏而引起糖尿病。胰岛素依赖型糖尿病患者于发病6个月内测血中柯萨奇B_4病毒抗体，发现比正常人或慢性糖尿病患者高。

(三)自身免疫反应

近十余年来的资料表明，糖尿病的发病可能与免疫反应有关，即病毒感染激发自身免疫反应，从而导致胰岛β细胞被破坏，然而患者对病毒的易感性自身免疫都为遗传因素所决定。免疫系统对自身组织的攻击无疑是发生1型糖尿病的病理生理基础。

由于胰岛β细胞被破坏或功能被抑制，患者不能分泌胰岛素或分泌不足，葡萄糖在体内不能得到充分的氧化利用，因而在血中积聚造成高血糖。当血糖>8.9 mmol/L时(小儿肾糖阈值)，肾小球滤出的葡萄糖过多，超过了肾小管重吸收的能力，因而产生糖尿。由于葡萄糖作为能量的来源受到障碍，蛋白质大量分解以供能量需要，同时脂肪亦大量分解，脂肪代谢障碍，产生酮症，更加重了全身代谢障碍。酮体排出同时排出阳离子如Na^+、K^+、NH_3^+而加重水、电解质紊乱，当血糖量显著升高时，可因细胞外液高渗状态而致脑细胞脱水及脑细胞不能充分利用氧而引起一系列神经系统症状。

二、病理生理

(一)糖代谢紊乱

由于胰岛素分泌减少，葡萄糖利用减少，糖原合成障碍，而反调节激素(在饥饿状态下促进能量释放的激素)作用增强，致肝糖原分解和糖原异生增加，导致血糖升高。当血糖浓度超过肾糖阈值 8.9 mmol/L 时出现糖尿，引起渗透性利尿，临床上表现为多尿、脱水、电解质丢失、口渴、多饮。组织不能利用葡萄糖，使能量不足而感饥饿，引起多食。

（二）脂肪代谢紊乱

胰岛素严重不足，使脂肪合成减少而分解增加，患儿出现消瘦。当脂肪代谢障碍严重时，中间产物不能进入三羧酸循环而转化成酮体在血中堆积，形成酮症酸中毒。

（三）蛋白质代谢紊乱

蛋白质合成减少，分解增加，出现负氮平衡。患儿消瘦、乏力、体重下降、生长发育延迟和抵抗力降低，易导致继发感染。

（四）水、电解质平衡紊乱

高血糖使血渗透压增高，引起细胞外液高渗，细胞内脱水。渗透性利尿排出大量的水和电解质，引起细胞外脱水。当呕吐和摄入减少、排出增加时，致血钠、氯减少。血钾早期可不低，随着胰岛素和输液治疗、酸中毒纠正后，若未及时补钾可发生严重低血钾。

三、临床表现

重点了解既往有无糖尿病史及糖尿病家族史，有无多饮、多尿、多食和消瘦的症状及发生的时间。有些患儿不典型，有的只在夜间遗尿时才引起家长的注意。隐匿病者常表现为痴呆、疲乏、体重减轻。部分患儿可以脓皮病为主要表现。约25%的患儿以酮症酸中毒为首发表现。

多数呈急性起病，但往往已有几周乏力、体重减轻等非特异性症状。

（一）典型症状

多尿、多饮、多食和体重下降，简称"三多一少"。一旦出现症状，几乎所有患儿出现多尿、多饮，并出现夜尿及夜间口渴思饮。年长儿昼夜尿量为 3~4 L 或更多。多食为普遍现象，多食程度不等，有些小儿缺乏多食的主诉，但其消瘦及乏力程度更为严重。儿童期起病者多数有"三多一少"的典型症状；婴幼儿期起病者的多饮、多尿症状常不被觉察，有的以夜间遗尿而就诊。

（二）糖尿病酮症酸中毒的表现

主要表现如下：①进食甚少，出现恶心、呕吐、腹泻等胃肠道症状；②精神不振、萎靡、乏力、嗜睡等；③严重脱水、酸中毒（呼吸深大、口唇樱红、呼气时带有酮味）、心率增快、血压下降、肢冷等休克表现；④也可有腹痛表现，甚至被误诊为外科急腹症。

四、实验室及其他检查

（一）尿液检查

1.尿糖

未经治疗的患儿尿糖应为阳性，其呈色强度可粗略指示血糖水平。在糖尿病患儿进行胰岛素治疗过程中，应监测尿糖变化，以判断饮食和胰岛素用量是否恰当。通常分段收集一定时间内的尿液，以了解24小时内尿糖的变动情况。以三餐及睡眠来划分为4段，如每次餐后至下次餐前半小时留的尿，称为段尿。留段尿后间隔半小时再排尿称为次尿（即相隔半小时两次排空膀胱），依此类推，次尿更有助于反映血糖。留1日4段尿及4次尿,共验 8 次尿糖。餐前半小时排尿后对再留存的尿液进行尿糖测定有助于胰岛素剂量的调整。

2.尿酮体

尿酮体在糖尿病伴有酮症酸中毒时呈阳性。

3.尿蛋白

尿蛋白在糖尿病酮症酸中毒时常阳性,急性代谢紊乱控制后很快转阴,为了及时了解肾脏继发病变,应选用较敏感的方法,如尿微量白蛋白、β-微球蛋白、IgG 等。

(二)血液检测

1.血糖

空腹血糖≥7.0 mmol/L,餐后 2 小时或任意血糖≥11.1 mmol/L 时即可确诊为糖尿病。

2.糖化血红蛋白

生理状态下,红细胞的血红蛋白可与血糖在不需酶的作用下相结合,即 HbA 的 β 链 N 端由酮胺键形式与葡萄糖相连,合成的产物为 HbA1。HbA1 代表 HbA1a、HbA1b 及 HbA1c 三个部分的总和。糖化血红蛋白(HbA1c)是结合葡萄糖的血红蛋白。HbA1c 与总的 HbA1 部分密切相关。HbA1c 的形成是缓慢和不可逆的,而且在红细胞的生命中是持续的,即 HbA1c 水平与所接触血糖水平的高低和持续时间呈正相关。糖化血红蛋白反映了红细胞半衰期,即 8~12 周血糖的综合平均浓度。对于诊断和判断糖尿病患儿长期血糖控制的状况,是一个可靠的、客观的、稳定的指标。对于定期 2~3 个月门诊复查的糖尿病患儿,HbA1c 的检查结果可提供自前次就诊以来家庭管理糖尿病的总的治疗效果,正常人 HbA1c 为 4%~6%。糖尿病控制良好时 HbA1c<8%,可延缓慢性并发症的发生,如 >12% 时则表明治疗不当。

3.糖化血清蛋白

血清蛋白也可发生非酶糖化反应。糖化血清蛋白的主要部分是糖化白蛋白。由于白蛋白的半衰期是 17~20 天,故糖化血清蛋白可反映测定前 1~2 周的平均血糖水平。糖尿病患儿的糖化血清蛋白平均为健康人的 2~3 倍。

4.β 细胞功能

以碳水化合物——馒头标准早餐代替葡萄糖负荷做耐量试验。测血糖的同时,测各时相的胰岛素及 C-肽水平。1 型糖尿病患者由于注射外源性胰岛素,胰岛素的测定受干扰,而 C-肽比较稳定,半衰期长,且测定时不受胰岛素抗体的干扰,故测定 C-肽可较准确地反映 β 细胞的功能。健康儿童于给馒头餐后,血清胰岛素与 C-肽的分泌明显增加后 60 分钟达高峰。峰值分别为空腹时的 6.3 倍和 3.0 倍。1 型糖尿病患儿 β 细胞功能明显降低,空腹及峰值胰岛素和 C-肽均显著降低,曲线低平。

5.血生化、血气分析

糖尿病酮症酸中毒时血 pH 值 <7.3,二氧化碳结合力 <15 mmol/L,阴离子间歇增高(正常值为 8~16 mmol/L),血酮升高,血渗透压升高、正常或降低,K^+、Na^+、Cl^- 降低。

6.血脂

控制不良的糖尿病有血脂升高表现。糖尿病酮症酸中毒时常伴有严重高脂血症。血清胆固醇、甘油三酯及游离脂肪酸等均明显增加。经适当治疗后可使之降低,故定期检测血脂水平有助于判断病情控制情况。

7.脏器功能

糖尿病酮症酸中毒重度脱水时可有一过性心、肝、脑、肾功能受损,控制不好者各脏器功能逐渐降低,晚期可出现慢性心、肝、肾功能衰竭表现。可因高血糖毒性、营养不良、胰岛素样生长因子 –1(IGF–1)降低及继发性生长激素减低而身材矮小,肝脏因脂肪浸润而肿大。

8.白细胞

糖尿病酮症酸中毒时无论有无感染均可见白细胞总数增多、中性分叶核增多。此外,高血糖抑制白细胞的吞噬力,易继发感染。

9.自身免疫性抗体

1 型糖尿病新发病的患儿中有 70% ~ 80% 的胰岛细胞自身抗体（ICA）阳性,60% ~ 80%的谷氨酸脱羧酶（GAD）自身抗体阳性,32% ~ 37%的胰岛素自身抗体(IAA)阳性,部分患儿还具有胰岛素受体自身抗体(IRAb)及胰岛 β 细胞膜自身抗体(ICSA)等。

（三）葡萄糖耐量试验

对有以下情况的疑似患者做口服葡萄糖耐量试验（OGTT）:有糖尿病家族史;尿糖阳性而空腹血糖正常;餐后 2 小时血糖≥9.0 mmol/L 但低于 11.1 mmol/L。

OGTT 方法:试验当日自 0 时起禁食;在清晨按 1.75 g/kg 口服葡萄糖,最大量不超过 75 g,每克加水 2.5 mL,于 3 ~ 5 分钟服完;在口服前（0 分钟）和服后 60、120 和 180 分钟,各采静脉血测定血糖、胰岛素及 C– 肽含量。正常人口服前血糖 <6.2 mmol/L,口服葡萄糖后 60 和 120 分钟时血糖分别低于 10.0 mmol/L 和 7.8 mmol/L;糖尿病患儿口服葡萄糖后 120 分钟血糖值 >11 mmol/L,且血清胰岛素及 C– 肽峰值低下。

五、诊断

具有"三多一少"的临床症状,空腹血糖≥7.0 mmol/L,餐后 2 小时或任意血糖≥11.1 mmol/L 时即可确诊。

糖尿病酮症酸中毒诊断标准:血糖 >16.7 mmol/L;血 pH 值 <7.3,HCO_3^-<15 mmol/L;阴离子间隙(AG)增高;血酮或尿酮体及尿糖阳性。

六、治疗

治疗应采取综合措施,包括安排合理的饮食、生活制度及药物治疗。重症患儿应及时治疗并发症,纠正糖尿病酮症酸中毒及代谢紊乱。待病情稳定后,应让患儿及其家长学习有关糖尿病的知识,共同治疗和护理。

（一）饮食调节

适当限制患儿的饮食,以减轻胰岛 β 细胞的负担,同时应满足患儿生长发育的需要。饮食的种类应随当地和每一个家庭的习惯而定。初期应减少碳水化合物食物,以后逐渐增加。碳水化合物的进量应中度限制。每日所需热量按下列公式计算:每日所需热量等于 4.18 MJ+ 年龄×（293 ~ 418 kJ）,其中 3 岁以内用 418 kJ 乘年龄计算,10 岁以上用 293

kJ 乘年龄计算,热量分配为蛋白质占 20%、脂肪占 30%、碳水化合物占 50%(其中 65% 来自淀粉,35% 来自单糖或双糖),并供给足量的维生素。三餐的分配为早餐 2/10、午餐 3/10、晚餐 3/10。此外可在午后及临睡前各给 1/10 作为点心,特别是婴幼儿,以免发生低血糖。当进行游戏或运动时应给少量加餐,碳水化合物 20 g 即可(如牛奶饼干 4 块)。糖尿病患儿一般要求严格按时进餐,个别情况如过生日、过节时进食偶有一次增加,可随时加胰岛素调节,以免使患儿因饮食限制太严而精神苦恼。

(二)胰岛素的治疗

有正规胰岛素(RI),中效的珠蛋白胰岛素(PH)和长效的鱼精蛋白锌胰岛素(PZI)等 3 类制剂可供选择。PZI 在儿童中甚少单独应用。

1.胰岛素用法

(1)开始治疗时用正规胰岛素 0.5 U/kg 皮下注射。随后一般 5 岁以下 2 U,5～10 岁 5 U,10 岁以上 5～10 U。每 6 小时于餐前 30 分钟皮下注射 1 次。

(2)正规胰岛素治疗 2~3 天可改用中效胰岛素,剂量为原用 RI 一日量的 1/2～2/3,每日 1 次在早餐前 30 分钟注射,必要时可按 2：1 或 3：1 混以 RI,总量分为 2 次注射,2/3 在早餐前 30 分钟,1/3 在晚餐前 30 分钟。并根据患儿对胰岛素的反应、饮食、活动量及应激水平而调整。

2.胰岛素泵的应用

目前有两种胰岛素泵用于临床:一种是持续皮下胰岛素输注泵,另一种是腹腔内植入型胰岛素输注泵。其原理为,把每日所需胰岛素的总量分为基础量和进餐后的追加量两部分,24 小时持续输注,更好地模拟生理胰岛素分泌,能有效地控制血糖,也减少了一日多次注射给患儿带来的痛苦。但费用昂贵,应用受限。

3.胰岛素治疗中应注意的问题

(1)低血糖反应:在胰岛素用量过大或患儿运动后发生,轻者出现心悸、出汗、饥饿感等,重则影响中枢神经系统功能,出现头晕、复视、震颤、抽搐,甚至昏迷。因此,糖尿病患儿应携带少量食物,自己掌握低血糖症状,随时对低血糖进行纠正。

(2)胰岛素过敏:注射部位出现痒、红肿或偶见全身皮疹等,一般可自然消失,重者改用人胰岛素。

(3)慢性胰岛素过量——Somogyi 现象:由于慢性胰岛素过量,出现不明显的低血糖。多发生在夜间,不易发现。在夜间发生低血糖后,于清晨出现高血糖现象。患儿血糖波动大,而胰岛素用量已近 2 U/kg 时,病情仍控制不好,应首先排除胰岛素慢性过量。

(4)慢性胰岛素用量不足:持久的慢性胰岛素用量不足,患儿长期处于高血糖状态,糖尿病症状未完全消除,24 小时尿糖 >50 g,患儿生长缓慢或停滞、身材矮小、肝大、肥胖等,称为糖尿病侏儒。

(5)胰岛素耐量:在无糖尿病酮症酸中毒情况下,每日胰岛素用量 >2 U/kg,血糖仍不能控制,并排除 Somogyi 现象,可考虑为胰岛素耐药。加用小剂量泼尼松,数日后胰岛素用量可减少。

（三）糖尿病酮症酸中毒的治疗

糖尿病酮症酸中毒为糖尿病的一种严重的急性并发症，是儿童糖尿病急症死亡的主要原因。对每一例糖尿病酮症酸中毒都必须针对高血糖、脱水、酸中毒、电解质紊乱和可能并存的感染等方面制订综合治疗方案。密切观察病情变化、血气分析和血、尿液中糖和酮体等的变动情况，随时采取相应措施，避免医源性损害。

1.液体治疗

首先纠正细胞外液脱水，改善血液循环及肾功能，纠正酸中毒。通常在输液开始的第1小时按 20 mL/kg 自静脉快速输入 0.85%氯化钠溶液，以纠正血容量、改善血液循环和肾功能。在第 2～3 小时，即换用 0.45%氯化钠溶液，按 10 mL/kg 液量静脉滴注。当血糖 <17 mmol/L 后，可改用含有 0.2%氯化钠的 5%葡萄糖液静脉滴注，要求在第一个 12 小时内至少补足累积损失量的一半。在此后的 24 小时内，可视情况按 60~80 mL/kg 静脉滴注同样溶液，以供给生理需要量和补充继续丢失液量。

2.胰岛素治疗

目前大多数主张小剂量胰岛素治疗，0.1 U/(kg·h)足以维持血中的有效浓度。轻症患儿可用 0.25 U/kg，每 4～6 小时皮下注射 1 次；重症患儿可先用 0.1 U/kg 静脉注射，以后以 0.1 U(kg·h)的速度静脉滴注（加在 240 mL 生理盐水中），一般 4 小时或每 4～6 小时皮下注射同样剂量。在静脉滴注中每 1～2 小时测血糖 1 次，当血糖 <1.7 mmol/L 时，于输液瓶中加入 5%葡萄糖，并皮下注射胰岛素 0.5 U/kg1 次后停止胰岛素滴注。此后 4～6 小时（皮下）注射胰岛素 1 次，患者能进食后则停止输液。

（四）控制感染

糖尿病酮症酸中毒常系感染诱发，故必须在急救同时判明感染灶，采用有效抗生素治疗。

糖尿病酮症酸中毒处理不当时，可引起脑水肿、低血糖、低血钾、碱中毒、心功能或肾功能衰竭等，因此，在治疗过程中必须严密观察，随时修正治疗计划，避免因处理不当而加重病情。

（五）糖尿病高渗性的治疗

昏迷患者血糖显著增高（>33.3 mmol/L），脱水，血浆渗透压升高（>350 mOsm/L），血 Na^+>145 mmol/L，有代谢性酸中毒但无酮尿或很轻，故又称高渗性非酮症性昏迷。起病急，有发热、恶心、呕吐表现，48 小时内渐入昏迷状态。本症死亡率高，约 50%，应积极抢救。

1.补液

无休克而血清渗透压明显增高者应给 0.45%～0.6%低渗 NaCl 液，如有休克应给 0.9%等渗液以较快地扩张微循环补充血容量。补液量须视失水程度而定，如失水超过原来体重 10%以上者，应分批于 2～3 日逐渐补足，不宜太快、太多，以免发生脑水肿、肺水肿。补钾须十分谨慎。血渗透压 >380 mOsm/L 时可加用小量肝素治疗，以防发生血栓。当血糖下降至 7.67 mmol/L 时可开始静脉滴注 5%葡萄糖液。

2.使用胰岛素

一般可按血糖每增高 5.6 mmol/L 给短效胰岛素，一半皮下注射，一半缓慢静脉滴注，一日总剂量略小于糖尿病酮症酸中毒患儿。

3.纠正酸中毒

本症发生酸中毒并不少见,轻度酸中毒经胰岛素应用、输液及补钾后可恢复正常。合并乳酸性酸中毒,以及在感染性休克和肾功能不全而出现重症酸中毒时,宜用1.5%碳酸氢钠酌情纠正。切忌使用高渗溶液及乳酸钠。待血二氧化碳结合力恢复到13.48 mmol/L以上时停用碱剂。

4.治疗诱因和并发症

如有感染应早用有效抗生素,并寻找感染源。对心衰、心律失常、肾功能衰竭、脑水肿等均要及时给予相应的治疗。血液有高凝状态,昏迷时间较长或血栓形成时,可考虑抗凝治疗。

(六)运动治疗

运动可促进肌肉对胰岛素的吸收,增加胰岛素的敏感性,有助于降低血糖,此外,运动可降低血脂,增强体质。原则上不限制患儿的运动,并且每日应保持适当的体力活动,应根据年龄、病情和运动的能力安排适当的项目。现主张糖尿病患儿每天有1小时的运动,如球类运动、游泳、跳舞等。应避免攀高和潜水,因攀高和潜水时如发生低血糖则有危险性。运动前减少胰岛素用量或加餐以防低血糖。代谢控制不良的患儿,因为锻炼可引起反调节激素的增加,剧烈活动可促发糖尿病酮症酸中毒。

(七)糖尿病的教育及管理

糖尿病的教育及管理应贯穿于糖尿病诊治的整个过程,定期对患儿进行随访和指导,除上述饮食、胰岛素及运动治疗的教育外,还应加强有关糖尿病知识及心理教育,使患儿树立战胜疾病的信心。

(八)自我监测

出院患者应做好家庭记录,包括饮食、胰岛素用量、血糖、尿糖、尿酮体的检查结果及参加活动等情况,有助于及时根据病情变化及早采取治疗措施,提高生存质量,预防并发症发生。

(九)预防和早期治疗

出现慢性并发症患儿应定期门诊复查身高、体重、血压,做一些必要的生化指标的检查,保持长期良好的血糖控制,并及早发现微血管继发损害所造成的肾功能不全、视网膜和心肌等病变;早期进行干预。

七、护理与康复

(一)护理

1.一般护理

患儿多尿和烦渴,须详细记录出入液量及进食量,以计算入量及热量摄入。对多尿患儿应及时提供便盆并协助排尿;对遗尿小儿夜间定时唤醒其排尿。尿糖刺激会阴部可引起瘙痒,需每日清洗局部2次,婴儿需及时更换尿布。对烦渴小儿提供足够的饮用水,以防脱水发生。

2.饮食管理

遵医嘱给予低糖饮食或按营养师要求提供饮食。营养需要量与相同年龄、性别、体重和活动量的健康儿相似,每日所需热量为 1 000+(年龄×80~100)kJ,年幼儿宜稍偏高。饮食中能源的分配为:蛋白质 15%~20%;碳水化合物 50%~55%;脂肪 30%。蛋白质成分在 3 岁以下应稍多,其中一半以上应为动物蛋白。碳水化合物则应以米饭为主,因为米饭造成的血糖波动较面粉或土豆等制品小。

限制纯糖和饱和脂肪酸的摄入。饮食需定时定量,并督促患儿吃完每餐所给食物,勿吃额外食品。详细记录进食情况,饮食控制以能保持正常体重,减少血糖波动,维持血脂正常为原则。

3.指导胰岛素的使用

(1)胰岛素的注射:每次注射时尽量用同一型号的 1 mL 注射器以保证剂量的绝对准确。注射部位可选用股前部、腹壁、上臂外侧、臀部,每次注射须更换部位,一个月内不要在同一部位注射 2 次,以免局部皮下脂肪萎缩硬化。

(2)监测:根据血糖、尿糖监测结果,每 2~3 天调整胰岛素剂量 1 次,直至尿糖不超过"++"。鼓励和指导患儿及家长独立进行血糖和尿糖的监测,教会患儿及家长用纸片法检测末梢血糖值。

4.预防感染

患儿长期血糖、尿糖偏高,代谢紊乱,免疫功能受损,是易感染的人群,特别是皮肤和尿路感染。应保持皮肤清洁,勤剪指甲,避免皮肤抓伤、刺伤和其他损伤。如有毛囊炎或皮肤受伤时应及时治疗。做好会阴部护理,防止尿路感染。

5.糖尿病酮症酸中毒患儿的护理

糖尿病酮症酸中毒是儿童期糖尿病致死的主要原因,需进行紧急处理,包括纠正高血糖、脱水、酸中毒、电解质紊乱和可能并存的感染等。应制订综合治疗方案。

(1)密切观察病情变化,监测血气、电解质以及血和尿液中糖和酮体的变化。

(2)纠正水、电解质、酸碱平衡的紊乱,保证出入量的平衡。

(3)协助胰岛素治疗,严密监测血糖波动。

6.运动锻炼

糖尿病患儿应每天做适当运动,但注意运动时间以进餐 1 小时后、3 小时以内为宜,不在空腹时运动,运动后有低血糖症状时可加餐。

(二)康复

(1)由于糖尿病治疗的复杂性和长期性,必须动员患儿和家庭成员共同参与治疗。

(2)医生和护士应向患儿及家长做耐心细致的思想工作,对其进行糖尿病知识的教育,解释疾病的病因、发病机制和进程,使他们了解病情,掌握糖尿病治疗的技能及护理方法,并自觉地长期进行治疗。

(3)出院前教会家长测血糖、尿糖方法,使其了解胰岛素的药理作用,掌握其用法,学会观察药物的治疗作用及不良反应。

(4)强调控制饮食的重要性,能为患儿提供适当的饮食。

（5）让其充分休息好，并安排适当的活动量。

（6）注意观察感染及并发症的早期征象及适当的治疗方法，并告知家长定期到医院复查，以便医生及时给予指导和帮助。

（李建美）